跟中医专家学养生

GEN ZHONGYI ZHUANJIA XUE YANGSHENG

主 编　杜发斌　蔚林兰

副主编　魏玉凤　陈世囯

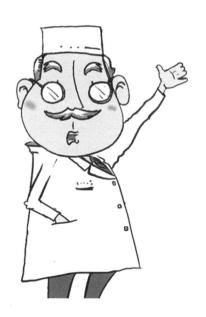

河南科学技术出版社

· 郑州 ·

内容提要

本书根据中医专家在养生课堂授课讲稿整理汇编而成，分上下两篇共24章。上篇重点介绍独具特色的中医养生学特点与方法，以《黄帝内经》"天人合一、神形共养、未病先防"养生理论为指导，阐述中医"恬淡虚无、顺应四时、饮食有节、起居有常、不妄作劳"的养生内涵，深入浅出地讲解如何学习掌握四时养生、饮食养生、运动养生、起居养生、心理调理养生、体质养生等具体要领和方法。下篇详细讲述感冒、冠心病、高血压、糖尿病、慢性支气管炎、慢性胃炎等中老年常见疾病的防治措施和饮食调养。本书是中老年朋友学习掌握正确养生方法、预防疾病、提高生活质量、促进健康长寿不可多得的参谋和助手。

图书在版编目（CIP）数据

跟中医专家学养生/杜发斌，蔚林兰主编. —郑州：河南科学技术出版社，2020.10

ISBN 978-7-5725-0162-3

Ⅰ.①跟… Ⅱ.①杜… ②蔚… Ⅲ.①养生（中医） Ⅳ.①R212

中国版本图书馆 CIP 数据核字（2020）第 166931 号

出版发行：河南科学技术出版社
北京名医世纪文化传媒有限公司
地址：北京市丰台区万丰路 316 号万开基地 B 座 1-115　　邮编：100161
电话：010-63863186　010-63863168
策划编辑：赵东升
文字编辑：郭春喜
责任审读：周晓洲
责任校对：龚利霞
封面设计：中通世奥
版式设计：崔刚工作室
责任印制：陈震财
印　　刷：河南省环发印务有限公司
经　　销：全国新华书店、医学书店、网店
开　　本：720 mm×1020 mm　1/16　　**印张**：16　　　　**字数**：287 千字
版　　次：2020 年 10 月第 1 版　　　2020 年 10 月第 1 次印刷
定　　价：48.00 元

如发现印、装质量问题，影响阅读，请与出版社联系并调换

前　言

学中医数十年,临床数十年,诊治疾病无数,治疑难病无数,然而,患者越看越多,疾病也越来越复杂。静而思之,疑惑不已,什么是医学发展的方向？难道没有一种让人不生病、让人少生病、让人健康的方法吗？带着这些疑惑,余重新走进了中医学的海洋,从头开始学习中医学的经典。幡然醒悟,如醍醐灌顶！原来,在几千年的中华文化、中医文化里早已有最好方法,并做了精辟的论述,形成了较为系统的理论,创立了许多行之有效的实践方法,那就是中医学的养生理论和中医的养生文化。这是一个使人健康的医学,使人不生病、使人少生病的医学,其博大精深,让人激动不已,于是开始了潜心励学,认真研学,探其精微,痴迷而乐于其中。

2008年初春,正值学习小有所获之时,广东省江门市老干部大学筹备成立,老干部大学的校长和江门市五邑中医院院长均力荐我开设养生保健专业并承担养生保健课程的教学。当时既无教学大纲,又无教材,一切从头开始,但正好所教内容与我潜心学习的内容相同,于是我决心以中医养生理论为中心,结合现代医学的相关理论,开始编写养生保健专业的教材,开学之后在教学中试用。在教学实践中,一边教、一边学,不断完善、不断修改,数易其稿,终于成书,作为江门市老干部大学养生保健专业的正式教材用于教学。

健康长寿是人类永恒的追求目标,而实现这一目标的重要方法是养生。综观当今的养生学和养生方法,其方法众多,各有所长,但到目前为止,还没有一种养生学和养生方法能与中国传统的养生学——中医的养生学相媲美。因为中医养生学经过了几千年的实践、充实与完善,形成了系统的养生理论,是目前最先进、最完美、最具有实践性的养生保健学。

西医学通常是指"现代西方国家的医学体系",是以解剖生理学、组织胚胎学、生物化学与分子生物学作为基础学科的医学学科,其发展有三百多年的历史。西医学主要从微观分析的角度研究人体的生命和疾病,注重于疾病的研究;而中医学是在数千年临床实践的基础上,在中国传统文化之阴阳五行的哲学思想指导下,以天人合一的整体观念、藏象学说、辨证施治等为基础,注重人体的健康、养生、治未病(疾病的预防等)。因此,中医学在《黄帝内经》开篇的《上古天真论》中就已做了论述:"上古之人,其知道者,法于阴阳,和于术数,食饮有节,起居有常,不妄作劳,故能形与神俱,而尽终其天年,度百岁乃去。"这既是中医养生的总纲,又是中医学的起源。于是中医数千年的研究与发展,便从健康养生开始,形成不朽的中医养生文化和中医文化。

二千多年前,中医养生文化就形成了比较完整的理论体系和较好的养生方法,历代医家对养生学进行了不断深入的研究、实践和发展,尤其是唐代医学家——药王孙思邈对养生学的系统研究,使中医养生学得以不断地完善与充实。到目前为止,中医养生学已成为了最为先进的养生保健学。中医养生学提出的天人合一、神形共养、未病先防的养生理论,以及恬淡虚无、精神内守、顺应四时、合于阴阳、饮食有节、起居有常、不妄劳作、节制房事、虚邪贼风、避之有时等,直到现在仍是实践中应用广泛、行之有效、最为先进、最为实用的养生方法。

在十多年的教学实践中,我们以中医养生理论为主线,深入地讲授、研究、讨论四时养生、饮食养生、运动养生、心理养生、体质养生等,受到了广大师生的好评。老年养生保健学课程也成为学校的学科品牌,养生保健专业也发展成为养生保健学院。《跟中医专家学养生》作为教材也在十年的教学中不断完善、充实、成熟,得到师生们的充分肯定。

为了惠及更多的中老年朋友,许多老干部大学的师生建议将该书公开出版,于是,经过一年多的重新审阅、修改、精练,并经相关专家和学者提出许多宝贵的意见和修改建议,最终成书,献给读者。

本书虽然经过了十年的教学实践和不断地完善修改,但书中有许多是个人学习中国文化和中医文化的体会,尚存不足之处,希望读者能予以斧正,以利于养生保健学的不断完善和改进,笔者感激万分。

杜发斌　蔚林兰

2019 年 12 月

目　录

上篇　总　论

下篇　各　论

上篇　总　论

第1章

概　述

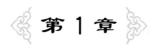

健康长寿是人类永远追求的目标,养生是实现这一目标的重要方法。通过养生的各种手段和方法来调动人体的生理功能、增强生命的活力、保持身心的健康、防止疾病的发生、推迟或延缓老化的进展,以达到延年益寿的目的。

中医老年养生保健学是以传统中医理论为指导,研究人类老年阶段生理功能、病理变化,老年性疾病防治及养生保健规律的一门学科。通过怡养心神,调摄情志,调剂生活等科学的调养方法,使人类在老年阶段保持身心健康,以提高生活质量,延长生命时间,防治疾病发生,让老人们度过一个幸福美满的晚年生活。

养生产生于上古的劳动人民,经过亘绵数千年的实践、总结,从两千多年前的《黄帝内经》开始,历代有众多医药学家、道家、释家、儒家对养生之道做过详细而深刻的发掘和论述,逐步形成了一套系统的中医养生理论和养生文化,是中华民族传统文化的精髓和瑰宝,是中华文明和中华文化的重要组成部分,是我们的先民在长期的生活实践中认真总结的硕果。

目前,尽管在世界许多国家有一些不同的养生保健方法,但中国传统的养生方法仍是目前全世界最好、最先进、最全面的,其理论和方法已被全世界所关注。

第一节　养生的概念

养生又称摄生、道生、养性、卫生、保生、寿世等。生,就是生命、生存、生长的意思;养,即培养、养育、保养、调养、补养的意思。所谓养生,就是培养健康的生命。养生学就是根据生命的发展规律,研究保养生命、健康精神、增进智慧、延长寿命的科学理论和方法的一门学科。

中医学就是广义的养生学。《吕氏春秋》中将医学定义为"生生之道",前一个"生"是动词"提高",后一个"生"是名词"生命力","道"是根本性的规律。养生就是人类提高自身健康、自我康复能力的学问，或者说是提高人体生命力，从而消除和防止疾病的学问。因此，其有别于现代西方治疗疾病的"医学"。《黄帝内经》中黄帝与老师岐伯有一段精彩对话。谈到瘟疫时，黄帝问老师在同样的面临（病）温邪情况下，为什么有些人被传染而患病，有些人却不患病。岐伯的回答是"正气存内，邪不可干"。意思是说，当人体身体健康，抗病能力强，则任何致病因素（包括传染病）都不能侵犯，人体就不会生病。中医学在防病治病方面，十分强调人之正气（身体素质和抗病能力），通过提高人的正气而达到防病治病的目的。从这个角度上讲，整个中医学就是大养生学。对人们的养生防病具有重要的指导意义。

自古以来，人们把养生的理论和方法叫作"养生之道"。例如，《素问·上古天真论》说："上古之人，其知道者，法于阴阳，和于术数，食饮有节，起居有常，不妄作劳，故能形与神俱，而尽终其天年，度百岁乃去。"此处的"道"，就是养生之道。能否健康长寿，不仅在于能否懂得养生之道，而更为重要的是能否把养生之道贯彻应用到日常生活中去。历代养生家由于各自的实践和体会不同，他们的养生之道在静神、动形、固精、调气、食养及药饵等方面各有侧重，各有所长。从学术流派来看，又有道家养生、儒家养生、医家养生、释家养生和武术家养生之分，他们都从不同角度阐述了养生理论和方法，丰富了养生学的内容。

在中医理论指导下，养生学吸取各学派之精华，提出了一系列养生原则。形神共养、协调阴阳、顺应自然、饮食调养、谨慎起居、和调脏腑、通畅经络、节欲保精、益气调息、动静适宜等，使养生活动有章可循、有法可依。例如，饮食养生强调食养、食节、食忌、食禁等；药物保健则注意药养、药治、药忌、药禁等；传统的运动养生更是功种繁多，如动功有太极拳、八段锦、易筋经、五禽戏、保健功等。静功有放松功、内养功、强壮功、意气功、真气运行法等；动静结合功有空劲功、形神桩等。无论选学哪种功法，只要练功得法，持之以恒，都可收到健身防病、益寿延年之效。针灸、按摩、推拿、拔火罐等，亦都方便易行，效果显著。诸如此类的方法不仅深受中国人民喜爱，而且远传世界各地，为全人类的保健事业做出了重要贡献。

第二节 养生学形成的历史沿革

中医养生学的形成有数千年的历史，上古时期劳动促进了人类的社会进步。在漫长的劳动实践中，人们逐步认识到人与自然的关系及生命规律，并学会了改善人类生活环境，增长智慧，以强壮身体，延长寿命。这是养生思想的原始萌芽。

"养生"一词，最早见于先秦《庄子·养生》："文惠君曰：'善哉！吾闻庖丁之言，得养生焉'"。

中医养生保健体系的形成，在《黄帝内经》时代就已经较为成熟。《内经》总结了先秦诸子理论及医药学实践，奠定了中医养生学理论基础。《内经》论述了生命起源,认为生命与自然界息息相关。《素问·宝命全形论》指出"天地合气,命之曰人",认为自然界的阴阳精气是生命之源,这种认识是符合实际的。《内经》首先提出了天人相应,顺应自然的养生原则。《灵枢·本神篇》指出,"顺四时而适寒暑。"《素问·四气调神大论》则提出了"春夏养阳,秋冬养阴"的顺四时的养生原则。《素问·上古天真论》又明确指出"虚邪贼风,避之有时",从而开辟了中医防病养生的先河。《内经》对人体生、长、壮、老、已的生命规律有精妙的观察和科学的概括,不仅注意到年龄阶段的变化,也注意到了性别上的生理差异。如《素问·上古天真论》中,男子八岁为一生理阶段,女子七岁为一生理阶段的生理阶段递变规律;《灵枢·天年》以十岁为一阶段的递变规律,分别详细阐述了人的生理变化特点。《内经》详细论述了衰老的变化过程及衰老表现,并指出情志、起居、饮食、纵欲、过劳等方面调节失当,是导致早衰的重要原因,初步建立了抗老防衰及老年病防治的理论基础。同时,《内经》提出了许多重要的养生原则和行之有效的养生方法,如调和阴阳、濡养脏腑、疏通气血、形神共养、顺应自然等原则,以及调情志、慎起居、适寒温、和五味、节房事、导引按跷、针灸等多种养生方法。特别强调"治未病"这一预防为主的原则,将养生和预防疾病密切结合在一起,这一点具有极其重要的意义。

汉张仲景在《伤寒杂病论》中提出养慎,调和五味,提倡导引的养生观点。体现了中医防治结合、预防为主的原则。华佗对导引健身术十分重视,创造了模仿虎、鹿、熊、猿、鸟五种动物动作的"五禽戏"。方法简便,行之有效,大大促进了导引健身的发展。东晋医家葛洪精研道教理论,在养生方面做出很大贡献。他从预防为主的思想出发,首先提出"养生以不伤为本",认为良好的生活习惯有利于长寿。唐代医学家、养生学家孙思邈在养生学方面做出了较大的贡献,他的养生专著《摄养枕中方》,内容丰富,方法众多,在我国养生发展史上具有承前启后的作用。他提出了养性、食养、性保健、妇幼保健等,并融道、佛、儒、医于一体,极大地丰富了中医养生学的内容。

宋元时期,学术昌明,刘完素主张养生重在养气,张子和提倡祛邪扶正,李东垣注重调理脾胃,朱丹溪强调阴气保养。这不仅充实和发展了前人的养生理论、原则和方法,而且对老年病学的防治和摄生保健有了突出的发展,形成了比较完备的中医养生体系。

明·清时期,出现了以赵献可、张景岳为代表重视养生的医学家,中医养生专著大量出版发行,促进了养生学的深入和普及。在养生理论上丰富了明以前的养生学内容,提出了温补肾阳、治形保精、调养五脏、动静结合等养生法则。同时,全面地发展了养生方法,使其具体实用。提倡导引保健、武术健身,使老年养生保健又得到深入发展。总之,在这一时期,中医养生学发展成为了既有理论,又有实践的较为正统的、科学的、完整的专门学说。

近年来,中医养生学也因之而得到较大发展,随着医学模式的转变,医学科学研究的重点已开始从临床医学逐渐转向预防医学和康复医学,"治未病"理论的深入研究、推广和全面的临床实践,中华文化和中医文化的复兴,使传统中医的养生保健得到更加迅速的发展,出现了蓬勃向上的局面。

第三节 健康、疾病、亚健康

1. 健康概念

世界卫生组织章程序言中提出"健康不仅是躯体没有疾病,还要具备心理健康、社会适应良好和有道德"。健康是指一个人在身体、精神和社会等方面都处于良好的状态。传统的健康观是"无病即健康",现代人的健康观是整体健康,因此现代人的健康内容包括躯体健康、心理健康、心灵健康、社会健康、智力健康、道德健康、环境健康等。健康是人的基本权利,是人生最宝贵的财富之一;健康是生活质量的基础;健康是生命存在的最佳状态,是长寿的保证。

由上可知,健康应包括三个要素:①生理健康,即身体没有器质性疾病或明显的功能损害,即没有心脏病、肝疾病、肾疾病、高血压、糖尿病等及功能的异常,如心功能不全、肝功能不全、贫血等。②心理健康,要有良好的心理状态,即要有宽容、仁善的心理和良好的道德水准,善待他人,乐于助人,正确地应对各种成败得失的变化,保持一种良好的、积极向上的心理状态;③有良好的社会适应能力,能较好地适应社会的各种变化,特别是在逆境之中能应对自如,能承受社会的各种压力,保持一种旺盛的生命力。健康是长寿的保证,健康是幸福生活之必备,健康是人类全面发展的基础。

2. 健康的十项标准

世界卫生组织(WHO)给健康下了一个科学的定义。具体衡量是否健康,有以下十项标准。

(1)精力充沛,能从容不迫地应付日常生活和工作。

(2)处事乐观,态度积极,乐于承担任务,不挑剔。

(3)善于休息,睡眠良好。

(4)应变能力强,能适应各种环境变化。

(5)对一般感冒和传染病有一定的抵抗力。

(6)体重适当,体态均匀,身体各部位比例协调。

(7)眼睛明亮,反应敏锐,眼睑不发炎。

(8)牙齿洁白,无缺损,无疼痛感,牙龈正常,无蛀牙。

(9)头发光洁,无头屑。

(10)肌肤有光泽,有弹性,走路轻松,有活力。

3. 中医对健康的认识

中医认为,一个人健康的关键在于人体是否处于一种"阴平阳秘",即阴阳平衡的生理状态。形神合一是健康状态的标志。所谓形,指形体,即肌肉、血脉、筋骨、经络、脏腑等组织器官,是物质基础;所谓神,是指情志、意识、思维为特点的心理活动现象,以及生命活动的全部外在表现,是功能作用。二者是相互依存、相互影响,密不可分的一个整体。健康既要形体健壮,又需精力充沛,二者相辅相成,相得益彰,从而使身体和精神都得到均衡统一的发展。这样才能达到"形与神俱,而尽终其天年"。中医学对于人体健康的认识,特别注重心、肾和脾、胃的健康状况。中医学认为:心藏神,主管人的精神意识思维活动,"心为君主之官,为十二官之大主",对人体各脏腑的功能活动起着重要的调节作用;肾为先天之本,主管人的生长发育,在一生的生命活动中起着重要的作用;"脾、胃为后天之本",人出生之后,一切饮食和活动的供养完全在于脾胃的功能,是人赖以生存和身体健康的重要保障。

4. 疾病

与健康相对应的是疾病,养生的目的之一是要防止疾病的发生。什么是疾病?对疾病这个概念目前医学尚没有一个明确的定义,英国的《不列颠百科全书》曾给疾病下了一个定义:疾病是"人体在致病因素的影响下,器官组织的形态、功能偏离正常标准的状态"。尽管这个定义在许多方面尚不够全面和准确(如对心理疾病、抑郁症等尚不能界定),但这个定义还是被人们广为接受。

中医学对疾病含义的认识颇为深刻,中医整体观认为,人是一个有机的整体,人与自然是一个有机的整体,人体本身、人与自然的任何一点不协调都会产生疾病,因此人体的一切疾病均可以概括为"阴阳失调"。这个认识提示了人类疾病的本质,也为养生、防病治病提供了可靠的理论依据。

5. 亚健康

亚健康是健康与疾病这两个状态的中间状态。世界卫生组织将机体无器质性病变,但是有一些功能改变的状态称为"第三状态",我国称为"亚健康状态"。

亚健康状态主要包括:首先是没有生物学意义上的疾病及可明确的精神、心理障碍;其次,它可以涉及躯体上的不适;再次,它还可涉及精神心理上的不适,以及社会生存意义上的适应不良。亚健康的主要表现如下。

(1)疲劳,体力上、精神上、心理上的"累"。

(2)虚弱、免疫失调、消化不良、性功能低下等功能失调(代谢、内分泌、自主神经系统等)。

(3)抑郁、焦虑倾向,情绪不稳定、注意与观察能力下降、记忆与思维力下降、自信心不强。

(4)睡眠困难、便秘、健忘和非特指的疼痛等。

目前我国亚健康现状:占人群的 60%～70%的人处于亚健康状态。而成年人各个年龄段亚健康比例最高,达 88.4%。现在中、小学生有增长的趋势。

引起亚健康状态的主要原因有:不良的生活环境、不良的生活方式和不良的心理状态。由于竞争的日趋激烈,人们用心、用脑过度,过度疲劳造成的精力、体力透支,使身体的主要器官长期处于入不敷出的、非正常负荷状态;人体的自身老化,表现出体力不足、精力不支、社会适应能力降低;现代疾病(心脑血管疾病、肿瘤等)的前期,在发病前,人体在相当长的时间内不会出现器质性病变,但在功能上已经发生了障碍,如胸闷气短、头晕目眩、失眠健忘等;人体生物周期中的低潮时期。即使是健康人,也会在一个特定的时期内处于亚健康状态,如女性在月经来潮前表现出的烦躁不安、情绪不稳、易激动等,也是造成亚健康的因素。

第四节 衰 老

1. 衰老的定义

从生物学上讲,衰老是生物随着时间的推移,自发的必然过程,它是复杂的自然现象,表现为结构和功能衰退,适应性和抵抗力减退。在生理学上,把衰老看作是从受精卵开始一直进行到老年的个体发育史。从病理学上,衰老是应激和劳损,损伤和感染,免疫反应衰退,营养不足,代谢障碍及疏忽和滥用积累的结果。从社会学上看,衰老是个人对新鲜事物失去兴趣,超脱现实,喜欢怀旧等。

2. 衰老的概念

衰老是一种自然规律,因此我们不可能违背这个规律。但是,当人们采用良好的生活习惯和养生保健措施并适当地运动,就可以有效地延缓衰老,降低衰老相关疾病的发病率,提高生活质量。因此,养生是延缓衰老,保护健康的有效方法。

就衰老理论和延缓衰老而言,中医学具有深刻阐述和丰富实践。《素问·上古天真论》就详细论述了女子以七岁,男子以八岁为基数递进的生长、发育、衰老的肾气盛衰曲线,明确指出机体的生、长、壮、老、已,受肾中精气的调节,总结衰老的内因,是"肾"起主导作用。老年期会出现肾气衰退的表现,如发齿脱落、耳鸣耳聋、腰酸腿软、夜尿频多等。

3. 衰老的规律

衰老是机体老化的动态改变,机体老化是生命过程中的一种必然现象,它是由生命科学的内在规律决定的。一般来说,人体在发育成熟以后,才会出现老化改变。随着年龄的增长,老化日趋加重。一般老化过程的规律是:最早出现的组织是动脉血管,一般在 10 岁左右(有资料报道在婴幼儿时)便开始发生动脉粥样硬化;20 岁时脑细胞开始减少,50 岁时脑细胞减少速度加快;30 岁时心脏开始老化改变,肺功能下降,免疫功能降低;35－40 岁时内分泌系统开始逐渐老化;50 岁时性功能开始下降等。

4. 衰老的方式

常见有生理性衰老和病理性衰老。生理性衰老:随年龄的增长到成熟期以后所出现的生理性退化,也就是人体在体质方面的年龄变化,这是一切生物的普遍规律;病理性衰老:由于内在的或外在的原因使人体发生病理性变化,使衰老现象提前发生,这种衰老又称为早衰。

5. 中医认识衰老的原因

(1)肾阳亏虚:肾为先天之本,人的生长发育衰老与肾的盛衰关系极为密切。当肾阳不足时,肾精亏虚,可以加速人体的衰老。

(2)脾胃虚衰:脾胃为后天之本,人体所需要的营养需及时补充,以保证机体健康。脾胃亏虚,后天营养不足,不能保证人体生命活动的营养供给,脏腑的功能活动得不到保障而降低,促使机体的衰退。

(3)心脏虚衰:心藏神,主血脉,心为生命活动的主宰,协调脏腑、运行血脉。中医养生学尤其重视保护心脏。当心脏功能衰退时,各脏腑的功能都会受到影响,并出现精神状态和功能的衰减,影响人体整体的功能下降。

(4)肝脏衰惫:肝藏血,主疏泄,在体为筋,关系到人体气机的调畅,具有贮存和调节血量的作用。肝功能衰退时,各脏腑的气血调节和功能调节受到影响,出现功能的紊乱,导致全身功能的衰退。

(5)肺脏衰弱:肺主一身之气,气是人体生命的重要物质基础和人的一切正常生命活动。肺气衰虚,全身功能都会受到影响,出现不耐劳作,呼吸及血液运行功能逐渐减退等衰老表现。

(6)精气衰竭:精气是人体生命活动的基础,人的四肢、九窍和内脏的活动及人的精神思维意识,都是以精气为源泉和动力的。精气,对人的一生的生、壮、老、已有重要的影响。当精气衰弱时,全身功能都会下降,会影响人的生长发育和提前衰老。

（7）阴阳失调：阴阳的盛衰是决定寿命长短的关键，保持阴阳运动平衡状态是延年益寿的根本。阴阳的失调，影响人体整体功能的失调，可出现身体的疲惫和衰退。

6. 病理性衰老（早衰）的原因

（1）社会因素：社会地位的急剧变化，会给人带来精神和形体的衰老。可使人体代谢功能紊乱，导致早衰。

（2）自然环境：自然环境对人体健康影响很大。有害的环境因素可危害健康，促进早衰。

（3）遗传因素：大量事实证明，人类的衰老和遗传有密切关系。

（4）七情太过：此指长期的精神刺激或突然受到剧烈的精神创伤，超过人体生理活动所能调节的范围，就会引起体内阴阳气血失调，脏腑经络的功能紊乱，促进衰老的来临。

（5）劳逸失度：错误的生活方式，如劳伤过度，房劳过度，过于安逸等会促使衰老。

第五节 老年人健康的标准

1. 老年人健康现代标准

怎样才是健康的老人？腰不弯背不驼、无病无痛就是老年人的健康吗？据世界卫生组织对健康的定义，社会医学家认为，对老年人的健康评价应包括以下基本内容。

（1）日常生活能力：首先指可以自理，如洗澡、穿衣、进食等，不需要别人监护。当然也包括老人操持家务能力，如打电话、购物、自理经济、做一点家务等。

（2）精神健康：主要指没有精神障碍和精神症状。由于老年人的神经系统发生了生物学改变，信息加工速度减慢，认知功能会出现不同程度的衰退，容易出现焦虑、抑郁、固执、疑心、自私和偏执等心理障碍。

（3）躯体健康：传统习惯所说的健康，多指躯体健康而言。躯体健康不佳，可表现为多种器质性疾病和症状，如高血压、冠心病、气管炎、糖尿病及肿瘤等。

（4）社会健康：是指个体人际关系的数量和质量及社会参与的程度。如家庭居住情况，婚姻状况，与亲属、朋友、邻里关系，与社会组织关系，职业状况等。一个老人如果长期独自在家里，不与人打交道，不能进行社会参与，就不能算一个全面健康的人。

2. 健康老年人的生理特征

一个健康老人要具备生理健康和心理健康的特征。

（1）生理健康特征

①眼睛有神：眼睛是脏腑精气汇集之地，眼神的有无反映了脏腑的盛衰。因此，双目炯炯有神，是一个人健康的最明显表现。

②呼吸微徐：微徐，是指呼吸从容不迫，不疾不徐。声音洪亮，反映肺的功能良好。

③二便正常：大、小便通畅则是健康的反映。小便是水液代谢的重要途径，与肺、肾、膀胱等脏腑的关系极为密切。小便通利与否，直接关系着人体的功能活动是否正常。大便正常是人体消化功能和排泄功能正常的重要标志，是健康人的重要特征之一。

④脉象和缓：脉象要从容和缓，不疾不徐。能够反映气血是否正常运行。

⑤形体壮实：指皮肤润泽，肌腠致密，体格壮实，不胖不瘦。

⑥面色红润：面色是五脏气血的外荣，而面色红润是五脏气血旺盛的表现。

⑦须发润泽："发为血之余"，头发反映肝血肾精的状况。

⑧牙齿坚固：齿为骨之余，牙齿坚固是肾气旺盛的表现。

⑨双耳聪敏：若听力减退、迟钝、失听，是脏器功能衰退的表现。

⑩腰腿灵便：肝主筋、肾主骨、腰为肾之腑、四肢关节之筋皆赖肝血以养，所以腰腿灵便、步履从容，则证明肝肾功能良好。

⑪食欲正常：饮食的多少直接关系到脾胃的盛衰。食欲正常，则是健康的反映。

（2）心理健康特征

①精神愉快：良好的精神状态，是健康的重要标志。七情和调、精神愉快，反映了脏腑功能良好。

②记忆良好：肾藏精、精生髓，而"脑为髓之海"。髓海充盈，则精力充沛，记忆力良好。

3. 健康公式

有关专家经过长期研究后，得出了一个健康公式：

健康＝（情绪稳定＋运动适量＋饮食合理）÷（懒惰＋嗜烟＋嗜酒）

以上公式说明，有益于健康的是"长寿三要素"，公式中分子越大身体越健康，分母越大身体越差。

第六节 中医养生学的总纲

《黄帝内经》中开篇的《素问·上古天真论》采用黄帝和岐伯的对话,岐伯是黄帝时期的医学家。黄帝向岐伯请教人体衰老的原因,问:"余闻上古之人,春秋皆度百岁,而动作不衰;今时之人,年半百而动作皆衰者,时世异耶? 人将失之耶?"岐伯曰:"上古之人,其知道者,法于阴阳,和于术数,食饮有节,起居有常,不妄作劳,故能形与神俱,而尽终其天年,度百岁乃去。今时之人不然也,以酒为浆,以妄为常,醉以入房,以欲竭其精,以耗散其真,不知持满,不知御神,务快其心,逆于生乐,起居无节,故半百而衰也。"用现在话通俗解释:我听说远古时代的人,大都能活到百岁以上,而且动作灵活而不显得衰老,而现在的人刚到 50 岁就出现衰老之象,这种差别是由于时代和环境的变迁所造成的? 还是由于人们自己违背了养生之道而造成的呢? 岐伯回答道:"远古时代能够懂得养生之道的人,会效法自然界阴阳变化的规律而起居生活,会遵照正确的养生方法来调养锻炼,饮食有节制,起居有规律,不过度操劳,所以才能身心健康,从而活到人类自然寿命的期限,即百岁以上。现在的人则不按照自然界的规律办事,把酒当作饮料来喝,酒醉后行房事,纵情色欲而耗竭肾精、耗散真气,不知道保持自己的正气强盛,不知道调养自己的精神,只图眼前的快乐,违背了养生之道,所以 50 岁就已经衰老了。"

岐伯提出了传统养生方法的总原则,即"法于阴阳,和于术数"。所谓"法于阴阳",就是按照自然界的变化规律而起居生活,做到顺应四时,天人合一。所谓"和于术数",就是根据正确的养生原则,选择多种养生保健的方法进行调养锻炼,如健身运动、心理平衡、生活规律、合理饮食、不过度劳累等。"和于术数"的关键在于"和",所谓和,即中和,和谐,其包括四个方面的"和"。

(1)人与自然要和谐,就是天人合一的思想,人是自然的一部分,大自然养育了我们,我们就要与自然保持一种和谐。适应自然,顺应自然,根据自然的变化来调养我们的生息。

(2)人与社会的和谐,人要顺应时代和社会发展,现在社会上虽然有很多看不惯的事情和现象,但是你要在社会上生存,就要顺应形势和社会需求,不要逆社会而行,不要这也看不上,那也看不惯。这样你生活起来就十分不愉快,人的生活不能脱离社会,必须与社会和谐,才能保持身心的健康。

(3)人与人之间的和谐,同学之间,同事之间,夫妻之间,邻里之间,都要讲和谐,要谦让和容人。对待他人要有平和的心,人无完人,每个人都有优点和缺点。你不要老想改变别人,首先多改变自己的个性和观点,多看别人的长处。即使有你看不惯的人,你就多离此人远点,多保持宽容的心就是了。

(4)人与内心的和谐,就是心态要和谐,人的心态平和是非常重要,中医学提出形与神要相和。内心的阴阳要相和,如果你心态不好,整天怨天怨地,心就生火,火多就产生阳气太多,内心不平衡,产生身体不平衡,一定生病。孔子的"君子和而不同,小人同而不和"一定要牢记。君子可以与他周围的人保持和谐融洽的关系,但他对待任何事情都必须经过自己的独立思考,从不愿人云亦云,盲目附和;但小人则没有自己独立的见解,只求与别人一致,不讲求原则,与别人却不能保持融洽的关系,这是在处事为人方面的差异。其实,几乎在所有的问题上,人都能体现出"和而不同"和"同而不和"的区别。

总之,健康保健的最好方法是养生,养生是通过各种方法调动人体自身的功能,增强生命的活力,保持身心之健康,防止疾病的发生,防止提前衰老,推迟或延缓老化的发生。在养生保健的过程中,我们遵照养生的总则,按照人与自然界和谐的普遍规律,保持人体的阴阳平衡,才能保证健康,延年益寿。

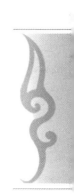

第 2 章

老年人的生理特征

第一节 老年人年龄划分标准

1. 年龄划分标准

目前,国际上对老年人年龄的划分尚无统一标准。发达国家一般将 65 岁以上者定为老年人;而发展中国家多将 60 岁以上定为老年人;我国是发展中国家,目前仍以 60 岁作为老年的起点年龄。

世界卫生组织(WHO)2000 年提出了新的年龄划分标准:根据现代人生理、心理结构上的变化,WHO 将人的年龄界限划分为:44 岁以下为青年人;45—59 岁为中年人;60—74 岁为年轻老人;75—89 岁为老老人;90 岁以上为非常老的老年人或长寿老人。

2019 年,经过对全球人体素质和平均寿命进行测定,世界卫生组织(WHO)对年龄划分标准做出了新的规定:未成年人,0—17 岁;青年人,18—65 岁;中年人,66—79 岁;老年人,80—99 岁;长寿老人,100 岁以上。

这五个年龄段的划分,与以前传统的划分法相较,将人类的衰老期推迟了 10 年,这对人们的心理健康和抗衰老意志将产生积极影响。这个标准兼顾发达国家和发展中国家,既考虑到人类平均预期寿命不断延长的发展趋势,又是人类健康水平日益提高的必然结果。WHO 的标准将会逐步取代我国与西方国家现阶段划分老年人的通用标准。

我国关于年龄的划分界限,自古以来说法不一。民间多用三十而立,四十而不惑,五十而知天命,六十花甲,七十古稀,八十为耋,九十为耄。1982 年 4 月,中华医学会老年医学学会建议,把 60 岁作为我国划分老年的标准。现阶段我国老年人按时序年龄的划分标准为:45—59 岁为老年前期,我们称之为中老年人;60—89 岁为老年期,我们称老年人;90 以上为长寿期,我们称长寿老人;而 100 以上称百岁老人。近年来,我国《老年人权益保障法》第 2 条规定老年人的年龄起点标准是 60 周岁。即凡年满 60 周岁的中华人民共和国公民都属于老年人。

2. 我国将老年人的年龄起点标准规定为 60 周岁的原因

(1)人的生理状况的原因：人的一生分为婴儿、幼年、少年、青年、中年、老年这几个阶段，代表了人从出生、成长到衰老的过程。划分老年人的标准主要是以人的生理功能开始衰老为依据。我国目前人口平均寿命为 77.7 岁，但 60 岁后，体质已发生明显的变化，一般不再承担繁重的工作和重体力劳动。所以，60 岁作为老年人的起点年龄，符合我国大多数人的身体状况。

(2)参考了国际通用标准：国际上发达国家老年人年龄起点标准为 65 岁，发展中国家的标准为 60 岁，我国属于发展中国家，因此采用 60 岁作为标准较为适宜。

(3)同退休年龄相衔接：我国一般规定男 60 岁、女 55 岁为退休年龄，特殊工种的退休年龄虽然较早，但还不能称为老年人。为了与多数人的退休年龄相衔接，将 60 岁作为老年人年龄起点与我国目前情况是相适应的。

3. 老年人四种年龄划分新标准

随着社会的发展和老年人在社会中的作用和地位的变化，仅仅用年龄来确定和划分年龄的标准，已不太符合人类年龄划分的需要，因此国内外老年学家对老年人的定义又有一些新观点。

(1)年代年龄：根据年代年龄确定老年人，也就是出生年龄，是指个体离开母体后在地球上生存的时间。大多西方国家把 45—64 岁称为初老期、65—89 岁称为老年期、90 岁以上称为长寿期。发展中国家规定，男子 55 岁、女子 50 岁为老年期。根据我国的实际情况，规定 45—59 岁为初老期、60—79 岁为老年期限、80 岁以上为长寿期。

(2)生理年龄：根据生理年龄来确定老年人，就是指以个体细胞、组织、器官、系统的生理状态、生理功能及反映这些状态和功能的生理指标确定的个体年龄。生理年龄可分为四个时期：出生至 19 岁为生长发育期、20—39 岁为成熟期、40—59 岁为衰老前期、60 岁以上为衰老期。所以，生理年龄 60 岁以上的人被认为是老年人。但生理年龄和年代年龄的含义是不同的，往往也是不同步的。生理年龄的测定主要采用血压、呼吸量、视觉、听觉、血液、握力、皮肤弹性等多项生理指标来决定。

(3)心理年龄：根据心理年龄来确定老年人，是根据个体心理学活动的程度来确定的个体年龄。心理年龄是以意识和个性为主要测量内容。心理年龄分为 3 个时期：出生至 19 岁为未成熟期、20—59 岁为成熟期、60 岁以上为衰老期。心理年龄 60 岁以上的人被认为是老年人。心理年龄和年代年龄的含义是不一样的，也是不同步的。如年代年龄 60 岁的人，他的心理年龄可能只有 40—50 岁。

(4)社会年龄：根据社会年龄来确定老年人，是根据一个人在与其他人交往的角色作用来确定的个体年龄。也就是说一个人的社会地位越高,起的作用越大,社会年龄就越成熟。

年代年龄受之父母,不可改变。生理年龄、心理年龄和社会年龄却可以通过身心锻炼、个人努力加以改变,推迟衰老,弥补其不足。一个人是否衰老,不能单纯看出生年龄,还要看生理年龄,尤其是心理年龄,人的心理状态对生活有很强的反作用力。老年人只要注意养生保健,充分认识自己的长处和社会作用,积极参与各种社会活动,发挥自己的社会职能,加强锻炼,不仅能使身体健康,而且能在心理上永葆青春。

4. 中国传统对人生的各种年龄划分及称谓

中国古代的年龄划分,根据男子成长过程的生理特点,以十年为单元,将人生大致分为九个阶段。分别是幼、弱、壮、强、艾、耆、老、耄、期。始于战国,成书于秦汉的《礼记·礼上第一》记载:"人生十年曰幼,学。二十曰弱,冠。三十曰壮,有室。四十曰强,而仕。五十曰艾,服官政。六十曰耆,指使。七十曰老,而传。八十、九十曰耄……百年曰期,颐。"大意是说:男子 10 岁称幼,开始进学读书。20 岁称弱,举冠礼后,就是成年了。30 岁称壮,可以娶妻生子,成家立业了。40 岁称强,即可踏进社会工作了。50 岁称艾,能进仕做官。60 岁称耆,可发号施令,指挥别人。70 岁称老,此时年岁已高,应把经验传给众人,将家业交付子孙治理了。80—90 岁称耄……百岁称颐,到了这个年龄,就该有人侍奉,颐养天年了。

古人之所以如此划分,是长期经验积累的结果。尽管这些观点,某些地方有点主观、片面,但总的来说,是符合人生规律的,有一定的科学性和实用性。

第二节 老年人主要生理特征

老年人的生理特征主要是衰老或老化,表现为内脏器官与组织的萎缩,细胞数量的减少,再生能力降低,免疫功能低下,多种生理功能障碍。外貌的老化:头发转白,脱落。皮肤弹性减退,皱纹增加,老年性色素斑的出现。体内水分减少,脂肪增多,显得肥胖。由于椎间盘萎缩和脊椎骨弯曲度增加,下肢弯曲,骨质疏松等原因使老年人身高下降。视、听力减退:眼睑下垂,50 岁左右出现"老花眼",这是由于眼球和它的附属组织老化,晶体弹性减低所致。随着年龄增长听觉也逐渐减弱,对高音的听力比对低音的听力减退为快,常要大声喊叫才能使老年人听到。

现代医学认为,脏器功能变化,老年人脏器组织中的细胞数量减少、老化,再生能力降低,组织器官都有不同程度的萎缩。如肌肉、脾、肝、肾等萎缩较明显。而且老年人的脏器功能都有不同程度的减退,一般可减少 50% 左右。免疫功能变化:具有免疫功能的胸腺萎缩,细胞免疫功能减低,外周淋巴细胞减少,抵抗力减弱。

体液免疫功能表现为对外来抗原产生抗体的能力降低,容易发生自身免疫性疾病。老年人的免疫功能随年龄增长而逐渐减退。老年人的老化程度有明显的个体差异,而不同器官和不同组织之间的退化程度也存在明显的差别,这与遗传、体质、环境、保养程度都有密切关系。

"衰老"与"老年"不能等同。衰老是一个动态的过程;老年则是机体的一个年龄阶段。一切生物都必须经过生长、发育、成熟、衰老及死亡过程。人类的生长发育于 20—25 岁达到成熟期,此后各种生理、代谢功能及形态结构开始出现衰老改变。一般 25—30 岁老化速度缓慢,60—65 岁后衰老速度加快。人老化速度个体差异很大。这种差异与遗传、职业、生活方式、营养状况、文化程度、心理状态、环境及社会等因素有关。各系统衰老的规律简述如下。

1. 循环系统

30 岁以后随年龄增长,心脏功能渐减,心率减慢或加速。心搏出量自 20 岁后每年下降约 1%,60—70 岁时心搏出量可减少 30%～40%,各器官的血液供应随之减少。由于心肌供血渐减少,使心肌细胞内结构发生变化。心肌兴奋性、自律性、传导性和收缩性均减弱。老年人易发心律失常。随着年龄增长,动脉血管壁内膜粥样变性逐渐加大,血管增厚、变硬,导致血压升高。静脉也发生硬化。心脏储备能力降低,60—70 岁时心脏储备仅为 40 岁时的 50%。随年龄增长,50%～60% 人心电图不正常,以 ST-T 改变及心律失常较多见。

2. 神经系统

随年龄增长,脑的体积缩小,重量减轻。25 岁的人脑重量约 1400 克,60 岁时脑重量可减少 50～150 克。脑细胞为有丝分裂后的细胞,出生后其数量就不再增加。脑细胞数目自 20 岁开始每年丧失 0.8%,60 岁时大脑皮质神经细胞减少 20%～25%,小脑皮质细胞减少 25%,脑干蓝斑核细胞约减少 40%,70 岁以上老年人神经细胞总数减少可达 45%。随年龄增长,神经细胞的脂褐素渐增多。脂褐素可阻碍细胞的代谢,故细胞 RNA 的含量相对减少,细胞核内 DNA 肽链可发生断裂。突触囊泡内储存的神经递质(如乙酰胆碱、多巴胺、5-羟色胺、去甲肾上腺素等)随年龄增长渐减少或递质释放障碍,减少突触与突触间的信息传递,导致神经系统调节功能的减退。

脑的血液流速自 30 岁以后逐渐减慢,血流量减少,供血量减少,从而使老年人对内、外环境的适应能力降低,智力减退,记忆力下降。脑组织的蛋白质及脂质随年龄增加逐渐减少,游离脂质增多。随年龄增长脑细胞数目减少,脑组织萎缩,脑室扩张,硬脑膜增厚,蛛网膜纤维化等。30 岁以后脊髓的重量逐年减轻,至 70 岁脊髓的神经细胞大部分出现退行性变,后索及后根变性明显。周围神经系统传导速度随年龄增长逐渐减慢。脑脊液随着年龄增加逐渐增加,蛋白质增加,乳酸脱氢酶、谷草转氨酶也随年龄增加活性增高。

3. 呼吸系统

老年人鼻软骨弹性丧失、鼻腔黏膜萎缩变薄、咽喉黏膜和咽淋巴环退行性萎缩,喉软骨钙化,气管及支气管上皮和黏液腺退行变性,纤毛运动减弱,故老年人易受感染和患老年性支气管炎。随年龄增长胸廓逐渐变形,表现前后径增加,肋间隙加宽,肺泡呈非破裂性扩大,称老年性肺气肿。肺功能随之逐渐减退。老年人肺通气量减小。肺活量随增龄而逐渐减少。30—80 岁约减少 50%,平均每年约减少 0.6%,每增加 1 岁,肺活量减少 20～25 毫升。残气量随增龄而增大,特别是 50 岁以上的人,残气量增大十分显著。老年人因肺泡面积减少,肺泡气体交换功能降低,致血氧饱和度下降,动脉血氧分压降低。老年人肺泡表面活性物质产生量减少,有效成分(磷脂)含量较青年人减少。易发生呼吸困难和呼吸窘迫症。

4. 消化系统

随年龄增长,牙齿易脱落,唾液腺及其他消化腺分泌功能降低,胃酸减少,70 岁时可下降 40%～50%。各种消化酶活性减少,导致胃肠消化、吸收功能减弱,胃肠蠕动减弱,容易发生便秘。随着年龄增加,肝血流量逐渐减少,肝血流的减少率为每年 0.3%～1.5%,一般至 65 岁时可减少 40%～45%。老年人胆囊及胆管壁变厚,弹性降低,胆汁减少,功能减弱,易发生胆囊炎和胆石症。胆石症随年龄增长发生率增加,55—65 岁时发生率约为 10%,至 80 岁时可达 40%。随年龄增加,胰腺细胞数减少,胰液的分泌量逐渐减少,胰蛋白酶、脂肪酶活力下降。老年人胰岛分泌减少,葡萄糖的耐量降低,增加了发生非胰岛素依赖型(2 型)糖尿病的危险性。

5. 泌尿系统

随年龄增长肾重量逐渐减少,80 岁时可减少 20%～30%。从 50 岁开始肾单位减少,70 岁以后肾单位可减少 1/3～1/2。随年龄增长肾小球数量逐渐减少,50—60 岁时减少 1/2 左右。随年龄增长肾功能逐渐减退。40 岁以后肾小球滤过率每年约下降 1%,60 岁以后下降速度加快。老年人的肌酐消除率下降,血尿素氮增加,80 岁以后可增至 21.2 毫克/分升。50 岁后肾小管功能亦减退。神经系统对肾的调节能力随年龄增长而减退,体液对肾功能的调节逐渐占优势。肾调节机体酸碱平衡、电解质平衡的能力随年龄增长而减低。故而老年人易发生酸碱失衡。老年人前列腺素、肾素、促红细胞生成素、肾激肽的分泌减少。老年人输尿管肌层变薄和支配肌由于活动的神经细胞减少,输尿管弛缩力降低。随增龄膀胱肌肉逐渐萎缩,纤维组织增生,膀胱容量减小,膀胱括约肌萎缩,支配膀胱的自主神经系统功能障碍,可发生尿频或尿意延迟。前列腺随增龄而增生。50 岁以下未见增生,51—60 岁增生发生率为 31.7%,61—70 岁为 48.1%,70 岁以上为 60.7%。

6. 内分泌系统

垂体随年龄增加发生质与量的改变,至老年期其体积可减少 30%,激素的合成及代谢均出现变化。下丘脑室周围各核内,肽能性神经元(如多巴胺能神经元可分泌多巴胺)随年龄增加可发生各种变化,在人的某些脑区可见到多巴胺丧失和单胺代谢酶类的老化。以多巴胺改变最为敏感。胸腺分泌减少,40—50 岁时胸腺仅残留 5%～10%的细胞。老年期前列腺素分泌减少,促使动脉硬化的发生。随年龄增加性腺功能逐减,40 岁后明显减低,雌激素及睾酮均减少,引起更年期综合征。

7. 血液系统

血液系统老化主要表现在各种血细胞及骨髓的变化。随年龄增加,血红蛋白仅轻度减少,粒细胞及淋巴细胞总数无明显改变,粒细胞及单核细胞功能变化不定。T 淋巴细胞在老化过程中最早开始,绝对及相对数变小。血小板数目虽无明显变化,但血小板聚集性增加。老年期骨髓细胞减少,粒细胞贮备减少,骨髓细胞遗传学方面出现 Y 染色体丢失。

8. 免疫系统

随着年龄的增长,人体免疫功能逐渐下降,与机体衰老呈平行关系。老年期细胞免疫功能降低。T 细胞一般首先老化,T 细胞绝对数及相对数轻度减少或不变。淋巴细胞分布随年龄增加发生变化,在淋巴生发中心减少,骨髓中增多。T 细胞功能降低。淋巴细胞的酶系统活性减低。老年期血清中免疫球蛋白总量无变化,但其各型分布异常,IgA、IgG 的含量增加,IgM 减少。老年人的自身抗体和单株细胞系免疫球蛋白增加,B 细胞免疫调节功能发生紊乱。随着年龄增加,老年人出现免疫应答减弱,延迟体液免疫效应,抗体滴度降低,白细胞杀菌能力减弱。

9. 肌肉及骨关节

随着年龄增加,肌细胞萎缩,肌肉的弹性、功能减弱。肌腱韧带也出现萎缩且僵硬。55 岁以后,骨钙的重吸收随着年龄增长而明显增加,老年人易发生骨质疏松与骨软化。随着年龄增加,关节的胶原结构改变,软骨素含量减少,软骨变薄、缺损。关节囊结缔组织增生、韧带退行性变及纤维化,关节运动及活动范围缩小。

10. 皮肤与毛发

随年龄增加,皮脂腺的分泌减少,皮肤失水加重,皮下脂肪及弹力组织减少。老年人皮肤干燥且皱纹多。人在 40 岁以后,皮肤出现老年斑、白斑等。老年人皮肤的痛觉、触觉、温度觉减弱,表面的反应衰减,对不良刺激的防御等功能降低。老年人指(趾)甲因毛细血管硬化供血不足等原因,变脆、变薄、失去光泽、变成黄色或浑浊状,易脱落。毛发渐变细、变脆、变白,易脱发。一般在 60 岁时头发变白者占50%以上,脱发者为80%。

第三节　中医学对老年生理特征的认识

中医学非常重视老年人脏腑功能和精气神的作用,又很强调阴阳协调对人体健康的重要意义。

1. 肾阳亏虚

肾为先天之本,人的生长发育衰老与肾的关系极为密切。《素问·上古天真论》曰:"女子七岁肾气盛,齿更发长。二七而天癸至,任脉通,太冲脉盛,月事以时下,故有子。三七肾气平均,故真牙生而长极。四七筋骨坚,发长极,身体盛壮。五七阳明脉衰,面始焦,发始堕。六七三阳脉衰于上,面皆焦,发始白。七七任脉虚,太冲脉衰少,天癸竭,地道不通,故形坏而无子也。丈夫八岁肾气实,发长齿更。二八肾气盛,天癸至,精气溢泻,阴阳和,故能有子。三八肾气平均,筋骨劲强,故真牙生而长极。四八筋骨隆盛,肌肉满壮。五八肾气衰,发堕齿槁。六八阳气衰竭于上,面焦,发鬓斑白。七八肝气衰,筋不能动,天癸竭,精少,肾脏衰,形体皆极。八八则齿发去。"《素问·上古天真论》中"女子七七""丈夫八八"的一段论述,即是以肾气的自然盛衰规律,来说明人体生长、发育、衰老的过程与先天禀赋的关系,从而提示衰老的关键在于肾气的盛衰。肾属水,主藏精,为元气之本,一身阴阳生化之根。肾的盛衰影响着元气的盛衰和生化功能的强弱,肾虚则元气衰,元气衰则生化功能弱,人的衰老就会加速到来。

2. 脾胃虚衰

脾胃为后天之本,水谷皆入于胃,五脏六腑皆禀气于胃。若脾胃虚衰,饮食水谷不能被消化吸收,人体所需要的营养得不到及时补充,便会影响机体健康。从而加速衰老,甚至导致死亡。《内经》明确指出,阳明为多气多血之经,而"阳明脉衰,面始焦、发始堕"是衰老的开始表现。脾胃属土,为一身气机升降之中枢,脾胃健运,能使心肺之阳降,肝肾之阴升,而成天地交泰。若脾胃虚损,五脏之间升降失常,就会产生一系列的病变,从而影响健康长寿。

3. 心脏虚衰

心藏神,主血脉,《素问·灵兰秘典论》称其为"君主之官"。心为生命活动的主宰,协调脏腑、运行血脉。心气虚弱,会影响血脉的运行及神志功能,从而加速衰老,故中医养生学尤其重视保护心脏。认为"主明则下安,以此养生则寿……主不明则十二官危"。

4. 肝脏衰惫

肝藏血,主疏泄,在体为筋,关系到人体气机的调畅,具有贮存和调节血量的作用。如《素问·上古天真论》说:"七八,肝气衰,筋不能动",即说明人体衰老的标志之一——活动障碍,是由肝虚而引起的。

5. 肺脏衰弱

肺主一身之气。《素问·六节藏象论》说:"肺者,气之本。"肺气衰,全身功能都会受到影响,出现不耐劳作,呼吸及血液循环功能逐渐减退等衰老表现。

6. 精气衰竭

精气是人体生命活动的基础,人的四肢、九窍和内脏的活动及人的精神思维意识,都是以精气为源泉和动力的。因此,尽管人体衰老的因素繁多,表现复杂,但都必然伴随着精气的病变,精气虚则邪凑之,邪势猖獗则精损之,如此恶性循环则病留之。《素问·阴阳应象大论》曰:"年四十,而阴气自半也,起居衰矣;年五十,体重、耳目不聪明矣;年六十,阳痿、气大衰、九窍不利、下虚上实、涕泣俱出矣"。具体阐述了由于阴精阳气的亏损,人体会发生一系列衰老的变化。

7. 阴阳失调

阴阳的盛衰是决定寿命长短的关键,保持阴阳运动平衡状态是延年益寿的根本。《素问·阴阳应象大论》中就明确指出人的衰老同阴阳失调有关,即"能知七损八益,则二者可调,不知用此,则早衰之节也"。可见,阴阳失调能导致衰老,而调节阴阳就有抗衰老的作用。人到中年以后,由于阴阳平衡失调,机体即可受到各种致病因素的侵袭,从而疾病丛生,出现衰老。

中医学从人体本身和自然变化论述人的生理的改变。同时它强调,通过较好的调养方法,即顺应自然,天人合一,注重心理调节,调整饮食起居,结合体育运动等,就可以延缓衰老,延年益寿。

第 3 章

老年人的病理特征

第一节　老年疾病的临床特点

人到老年期,生理、代谢功能及形态结构均发生不同程度的变化,应激、储备、适应及防御能力等也发生不同程度的减弱。因此,老年疾病的临床表现存在一些特点。

1. 症状及体征不典型

由于老年人感觉功能降低,往往疾病发展虽很严重,但无明显自觉症状,或症状表现不典型。如急性心肌梗死,老年人很少有心绞痛频繁发作、疼痛加剧、心绞痛发作时间延长等表现,以至无痛性急性心肌梗死增多,容易漏诊。老年人高血压临床常无症状或表现不明显,很少有头晕、头痛、耳鸣等高血压常有的症状。往往在体检时发现血压已很高。

2. 多种疾病同时存在

(1)由于各系统、各器官间有密切联系,一个系统患病可引起有联系的另一系统发生病理变化,如脑血管意外可致心肌缺血及肺部感染。

(2)同时存在数种慢性疾病时,某一种疾病出现急性改变,其他器官也随之发生改变。例如,老年人患高血压,同时心脑血管有不同程度的动脉硬化。当血压突然升高时,可导致脑出血或心肌缺血加重。

(3)各种疾病的累积效应随年龄增加而逐渐增加,如高血压、动脉硬化、糖尿病、肿瘤等常发生于同一个体。

(4)免疫功能障碍易导致多种疾病同时发生,如癌、严重贫血等。

(5)老年人易发生骨折、压疮、骨质疏松、尿失禁、感染、脑血管意外等,且常同时发生。

(6)老年患者,多同时患多种疾病,使用药物种类过多,可导致医源性疾病。

3. 并发症多见

(1)意识障碍:比较常见,如脑血管意外,脑水肿、阿-斯综合征、肺水肿、急性心肌梗死等可致血压下降,引起意识障碍。糖尿病酮症酸中毒、消化道出血、肺性脑病、肾衰竭、感染及电解质紊乱等均易引起意识障碍。另外,使用中枢神经系统抑制药物也可引起意识障碍。

(2)水和电解质紊乱:老年人随年龄增加,组织和体细胞数均逐渐减少,因此常因轻微的原因可使水和电解质紊乱。老年人中枢对口渴反应迟钝,常饮水量不够,如再合并发热、呕吐及腹泻时,易发生高渗性脱水,常合并电解质紊乱。

(3)运动障碍:老年人易患骨性关节炎、类风湿关节炎、痛风等,这些疾病都可引起运动障碍。脑血管意外可引起偏瘫等后遗症。

(4)大小便失禁:老年人肛门括约肌功能减弱,膀胱容积变小、膀胱括约肌松弛,易大、小便失禁。常见于某些疾病的终末期。

(5)压疮:多见于长期卧床、肢体活动障碍的各种慢性疾病的老年患者。

(6)出血倾向:老年人出血倾向多表现为紫癜,女性多见。这种紫癜与凝血机制异常无关,因皮下组织萎缩、皮下血管硬化,轻微外力即可使皮下血管壁破裂出血。在多种老年性疾病的严重期也易发生弥散性血管内凝血。

(7)多器官功能衰竭:老年人在严重创伤、中毒、感染、大手术等应激状态下,易在短时间内同时或相继出现两个或两个以上器官衰竭,死亡率极高。

第二节　老年人五脏病理变化的特点

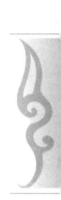

老年人的病理变化和症候表现可以反映在五脏、气血、精、津液、阴阳等几个方面。其五脏病变的症候特点如下。

1. 肾的病理变化和症候表现

中医认为,肾藏精,肾精充足,则骨坚、髓充。脑得其养,则思维敏捷,精力旺盛,耳聪目明;肾气盛,则呼吸有力,吐纳充实;肾为先天之本,主生殖,肾气强盛,则生殖功能旺盛。

老年人肾气日衰,肾精不充,清窍失养,则精神萎靡而健忘,耳聋;肾虚,骨髓失养,骨弱无力,则腰膝酸软;肾主二阴,肾气不充,二阴不固,则大小便失禁,阳痿遗精;肾虚,元阳衰微,则畏寒,肢冷,手足不温,倦怠踡卧。故老年人肾精不足者,常可出现耳目失聪、健忘、精神萎靡;腰酸、腿软、阳痿、遗精、大小便失禁等症。高龄老人还会出现畏寒肢冷、手足不温、倦怠踡卧等症。

2. 肝病理变化和症候表现

肝藏血,指肝是储藏血液的脏器,具有调节周身血量的作用,所谓"人动则血运于诸经,人静则血归于肝脏"。肝血充足,则人动静有序,活动自如。然而,老年人肝功能趋于衰弱,加之年老生化之源不足,故往往是藏血少而调节力差。中医认为,目受血而能视,筋受血而能动,如果肝血不足,使目失其荣,筋失其养。目失其荣,则视物昏花,眼目干涩而眩晕;筋失其养,则拘挛而动作迟缓。肝乃罢极之本,可耐受疲劳,肝血不足,则不胜劳累,稍觉劳累,其症状即加重。故老年人肝血不足者,常可出现眩晕,眼目干涩,视物昏花,筋脉拘挛而动作迟缓等症。肝主疏泄,可条达气机,疏畅情志,流通血脉。老年人肝气衰,则消化力弱;疏泄失常,则情志失调。故老年人肝失疏泄者,常可出现不思饮食,胸胁胀满,烦躁易怒等症。

3. 心脏病理变化和症候表现

心主血,主神志。血为心所主,心脏具有推动血液循环,营养全身的功能。心血充盈,则神得以养,精力充沛。老年人心气衰弱,心脏鼓动无力,则心悸而觉心中空虚;汗为心之液,心气虚,心液外泄,则汗出;心血不足,血不养神,则神疲嗜卧,或失眠、多梦;面、舌均为心之外候,心虚则血不上荣,故面白而舌质淡。

临床上常见的老年患者,心悸、胸闷、胸痛等,均因心气虚弱,心脉瘀阻所致。胸痛,甚则面、唇青紫,冷汗出,四肢厥冷,脉微欲绝,此为心阳暴脱之证,亦属老年病中多见。

4. 脾病理变化和症候表现

脾主运化,为气血生化之源。脾运正常,营养充盈,则肌肉丰满,四肢强健有力。老年人脾虚不运,消化吸收功能失常,则食少纳呆,大便溏泻;升降失职,气机阻遏,则脘腹胀满疼痛;脾主四肢肌肉,中气不足,则四肢倦怠、乏力、消瘦;脾主统血,脾虚血失统摄则见出血等症。此外,还有脾虚不运,水湿内停的水肿;中气下陷的脱肛等,也都是老年脾虚而出现的常见证候。

5. 肺病理变化和症候表现

肺主一身之气,通过呼吸,吐故纳新,与自然界大气进行气体交换,以形成胸中之宗气。肺气通调,则水道畅通。老年人肺气虚损,气机壅塞,则呼吸气促,胸闷憋气;肺气上逆,则生咳嗽。老人虚咳,以干咳无力为其特点;呼吸吐纳不足,则喘息;气虚肌表不固,则汗出;肌肤防御功能减退,则易感冒。故老年人肺气虚损,常见呼吸气促、咳嗽、喘息、胸憋气短、汗出、易感冒等。

第三节　老年人的气、血、精、津液的病变特点

中医认为,气血是生命活动的物质基础,二者相辅相成,维持新陈代谢的各种功能活动。气为血帅,血的运行要靠气的推动;血为气母,是气的营养的主要来源。

气血充足,运于周身,则机体健壮。年老以后,气血不足,脏腑功能衰退,经络失养,不仅容易衰老,而且还会发生疾病。

气虚,气运不畅,则出现胀满、憋闷;气运不通,经络阻滞,不通则痛。老年人脾胃多虚,脾气虚,则升降失职,水谷不化;若气虚较甚者,还会导致气虚下陷之证,如脏器下垂、腹泻、肌肉痿软无力等。故老年人气虚常表现为气短、乏力、懒言、语言低微,自汗等。

血虚,血不养心则心悸;血不养神,则失眠多梦;心主血,其华在面,心血不足,则面色苍白而无华;肝藏血,其华在爪甲,肝血不足,则爪甲不荣;肌肤失养,则毛发干枯,肌肤干燥;筋脉失养,则肢体麻木。此皆为血虚,机体失养的症候表现。

气为血帅,气虚或气滞,易影响血运不畅,即所谓"气滞则血瘀"。气血瘀滞者,则出现疼痛,甚则出现癥瘕、积聚以及痹证等。气虚不能摄血,则会导致血不循经,而出现诸种出血之症,如皮肤紫斑、便血、尿血,老年女性还可出现崩漏证。而种种出血症状,又会导致和加重气虚,即所谓"气随血脱"。

精是生命的物质基础,人体之精充盛,则生命力旺盛,长寿不衰;精不足,则生命力衰弱而导致体弱多病,甚至早衰。老年以后,阴精亏损是一个突出的病理变化。精亏,髓海不充,则脑转耳鸣,目眩昏冒;阴精不足,则虚阳浮越,引起阴虚阳亢诸症,如头晕头痛、急躁易怒;阴精亏损,水火不济,心肾不交,则失眠、健忘、虚烦等。

津液是机体内一切水液的总称,有润肌肤、养脏腑、益脑髓、利关节、润孔窍的作用。津液的输布在于三焦气化,老年人脏气虚弱,三焦气化能力不足,故容易出现津液输布失常的症状。津液不得输布,则为水肿;积于关节,则为关节肿胀;积于脏腑,则成湿痰。气化失职,津液不得约束,在外则成汗泄;在上则涕泣俱出,流涎不止;在下则成尿失禁或水泻。老人遗尿、尿频或尿闭不通或点滴而下者多属此证。

阴阳失调,人体的生理功能活动包括五脏六腑、气血精津,都是以阴阳协调、平衡为健康的保证。老年人的精血虽然已经衰耗,但是体内阴阳仍然应该是相对平衡、相互协调的。只不过这种平衡和协调与一般青壮年相比较,是低度的。正因为如此,老年人对外界的适应能力就会不足,自身平衡的稳定性亦较低。当某些致病因素作用于人体,就会使这种阴阳低度平衡的稳定性遭到破坏,从而发生阴阳失调。阴病,表现为脏腑虚衰,精、气血、津液的不足;阳病,表现为生命活动能力衰减。

中医学认为,阴虚则生内热,故老年患者属于阴虚者大多表现为低热、盗汗、咽干、心烦、失眠、头晕、便秘、视物昏花、腰膝酸软无力、舌红少苔、脉细数等;当阴虚,筋脉失养时则常常出现肢体颤动、步履不稳等。阳虚则生内寒,故老年患者属于阳虚者大多表现为畏寒、四肢不温、面色㿠白、精神萎靡、大便溏泄、小便清长、腰膝冷痛、水肿、阳痿阴缩、舌淡而水滑、脉沉迟等。

第4章

四时养生保健

　　四时养生又称四季养生，是中医养生学的一大特色。四时养生保健是根据自然界气候变化、气温变化对人体的作用，来研究人体生理功能与自然界变化的关系。通过顺应自然的养生保健方法，达到天人合一、健康长寿的目的。

第一节　顺　四　时

1. 四时的概念

　　四时分为一年四时，一月四时，一日四时。一年四时即春、夏、秋、冬四季，气候特点：春温、夏热、秋凉、冬寒。万物随四时变化的规律为春生、夏长、秋收、冬藏。一月四时即满月、新月、上弦、下弦，特点：盈、亏、涨、落。一日四时即一天中之早、午、晚、夜，气候特点：早温、午热、晚凉、夜寒。一日之中，人生阳气的变化规律为平旦阳气升，日中阳气隆，日落阳气消，入夜阳气沉。

2. 顺四时保健的基本原理

　　顺四时保健的基本原理就是"天人相应"。天人相应是指人生天地之间，宇宙之中，一切生命活动与大自然的变化息息相关。天人相应在中国文化中称为"生气通天"。生气通天是指人与自然具有相通、相应的关系，不论四季气候，昼夜晨昏，还是日月运行，地理环境，各种变化都会对人和生物产生不同影响，生物体也会做出相应的反应。所以古人说"四时阴阳者，万物之根本。"

　　四时阴阳：指一年四季寒热温凉的变化，是一年中阴阳之气消长所形成的。万物之根本：根本，即指万物生和死的本源。由于四时阴阳消长的不断变化，才有春生、夏长、秋收、冬藏的生物发展生长的规律，世上才有万物的生命和生长，因此说四时阴阳是万物的根本。在一年四季之中，冬至一阳生，由春至夏是阳长阴消的过程，所以有春之温、夏之热；夏至一阴生，由秋至冬是阴长阳消的过程，所以有秋之凉、冬之寒。在自然界，有四时阴阳以生春夏秋冬四季，有四季不同的变化以产生寒热温凉气候的变化，由于有气候的变化以至万物出现生长收藏变化。人生活在天地之间，人体就有了生长发育的生命过程及生理功能盛衰消长。这就是天人相应,生气通天的原理。

3. 四时变化与人体的关系

自然界四时气候变化对生物和人体的影响是较大的,而且是多方面的。主要有以下几个方面。

(1)四时与情志的关系:人的情志变化是与四时变化密切相关的。《内经》曰:"四气调神者,随春夏秋冬四时之气,调肝心脾肺肾五脏之神志也"。这告诉我们,要遵照自然界生长收藏的变化规律,调摄精神,才能达到阴阳的相对平衡。在中医学里,把四季的变化与人体脏腑组织及人的情志变化联系到了一起,提出四时五脏情志的关系是:春气通于肝,情志反应为"怒";夏气通于心,情志反应为"喜";长夏气通于脾,情志反应为"思";秋气通于肺,情志反应为"悲";冬气通于肾,情志反应为"恐"。揭示了人体情志变化与自然变化相应的规律。

(2)四时与津液代谢的关系:水液代谢是人体最重要的代谢。《内经》说:"天暑腠理开,故汗出……天寒则腠理闭,气湿不行,水下留于膀胱,则为溺与气"。津液的代谢与自然界有密切的关系。春夏阳气发泄,气血易趋向于表,故皮肤松弛、疏泄多汗等;秋冬阳气收藏,气血易趋向于里,表现为皮肤致密、少汗多溺等。

(3)四时与气血人体变化的特征:春天人的气血从内脏向四肢调动。夏天,所有的气血都调动到外面去了,而内里是空虚的,所以夏天容易闹肚子。秋天,秋风一起,人的气血开始从外面向里面走。冬天,人的气血都藏到里面了,而外面不足,就容易外感(感冒)。

(4)四时与脏腑经络的关系:肝旺于春,心旺于夏,脾旺于长夏,肺旺于秋,肾旺于冬。因此,可以根据四时变化之规律,保养五脏,调节身体。

(5)四时与发病的关系:《素问·金匮真言论》说:"故春善病鼽衄(鼻塞、清涕、鼻血等),仲夏善病胸胁(胸闷、胁痛等),长夏善病洞泄寒中(腹泻、腹痛等),秋善病风疟(抽风、疟疾等),冬善病痹厥(风湿、昏厥等)。"

(6)四时与疾病的关系:风、寒、暑、湿、燥、火是自然界六种气候变化。六种气候正变化转换称六气,对一切生物是有利的,也是必需的,如果气候正常,人又顺之,则两相得宜,而健康长寿。异常气候变化并引起疾病者称为六淫。如果人不能顺应四时六气的变化,就会危害健康罹致疾病。四时气候有异,每一季节疾病各有不同特点,一般春季多温病,夏季多暑病,长夏多湿病,秋季多燥咳,冬季多痹证。

(7)现代研究也认为,心肌梗死、冠心病、气管炎、肺气肿等常在秋末冬初和气候突变时发作,精神分裂症易在春秋季发作,青光眼好发于冬季等。掌握和了解四季与疾病的关系及疾病的流行情况,对防病保健是有一定价值的。

4. 一日四时的变化

《灵枢·顺气一日分四时》说:"以一日分为四时,朝则为春,日中为夏,日入为秋,夜半为冬"。《素问·生气通天论》说:"故阳气者,一日而主外,平旦阳气生,日中而阳气隆,日西而阳气已虚。"

(1)昼夜晨昏与人体的关系:自然的变化必然影响到人体生理的变化。人体阳气有昼夜的周期变化,白天多趋向于表,夜晚多趋向于里。一天之内随昼夜阴阳消长进退,人的新陈代谢也发生相应的改变。

(2)一日四时对人体疾病的影响:《灵枢·顺气一日分为四时》说:"夫百病者,多以旦慧、昼安、夕加、夜甚……朝则人气始生,病气衰,故旦慧;日中人气长,长则胜邪,故安;夕则人气始衰,邪气始生,故加;夜半人气入脏,邪气独居于身,故甚也。"

根据这些理论,人们可以利用阳气的日节律,安排工作、学习,发挥人类的智慧和潜能,以求达到最佳的效果。同时,还可以指导人类的日常生活安排,提高人体适应自然环境的能力,使之为人类养生服务。

5. 一月四时,日月星辰和人体的关系

人体的生物节律不仅受太阳的影响,而且还受月亮盈亏的影响。生物潮:月球吸引力就像引起海洋潮汐那样对人体中的体液发生作用。月相的盈亏,对人体产生不同影响。满月时,人头部气血最充实,内分泌最旺盛,容易激动。现代医学研究证实,妇女的月经周期变化、体温、激素、性器官状态、免疫功能和心理状态等都以一月为周期。婴儿的出生也受月相影响,月圆出生率最高,新月前后最低。这些都说明,自然的变化对人体的生理有较大影响,人们应该顺应自然,才能保持身体的健康。

美国精神病学家利伯认为:人体的每个细胞就像微型的太阳系,具有微弱的电磁场,月亮产生的强大的电磁力能影响人的激素、体液和兴奋神经的电解质的复杂平衡,这就引起了人的情绪和生理相应变化。

地理环境与人体的关系十分密切,地理环境的不同和地区气候的差异,在一定程度上也影响着人体的生理活动。例如,南方多湿热,人体腠理多疏松;北方多燥寒,人体腠理多致密。若一旦易地而居,需要一个适应过程。

地域环境的不同,人们的体质和疾病情况也不一样。因此,要根据具体情况,做出不同的处理。

古人告诫我们,"顺四时则生,逆四时则亡",要按照春生、夏长、秋收、冬藏来调整自己的生活,才能保持身心的健康。

6. 四时养生的原则

(1)春夏养阳,秋冬养阴:《易·系辞》中说:"变通莫大乎四时"。四时阴阳的变化规律,直接影响万物的荣枯生死,如果人们能顺从天气的变化,就能保全"生气",

延年益寿,否则就会生病或夭折。所以,《素问·四气调神大论》说:"夫四时阴阳者,万物之根本也。所以圣人春夏养阳,秋冬养阴,以从其根,故与万物沉浮于生长之门。逆其根,则伐其本,坏其真矣。故四时阴阳者,万物之始终也,死生之本也。逆之则灾害生,从之则苛疾不起,是谓得道"。简要告诉人们,四时阴阳之气,生长收藏,化育万物,为万物之根本。春夏养阳,秋冬养阴,乃是顺应四时阴阳变化的养生之道的关键。所谓春夏养阳,即养生养长;秋冬养阴,即养收养藏。

春夏两季,天气由寒转暖,由暖转暑,是人体阳气生长之时,故应以调养阳气为主;秋冬两季,气候逐渐变凉,是人体阳气收敛,阴精潜藏于内之时,故应以保养阴精为主。春夏养阳,秋冬养阴,是建立在阴阳互根规律基础之上的养生防病的积极措施。正如张景岳所说:"阴根于阳,阳根于阴,阴以阳生,阳以阴长",所以古人春夏养阳以为秋冬之地,秋冬养阴以为春夏之地,皆所以从其根也。今人有春夏不能养阳者,每因风凉生冷伤其阳,以致秋冬多患病泄,此阴脱之为病也。有秋冬不能养阴者,每因纵欲过度伤此阴气,以及春夏多患火症,此阳盛之为病也。所以,春夏养阳,秋冬养阴,寓防于养,是因时养生法中的一项积极主动的养生原则。

(2)春捂秋冻:春季,阳气初生而未盛,阴气始减而未衰。故春时人体肌表虽应气候转暖而开始疏泄,但其抗寒能力相对较差。为防气温骤降之春寒,此时,必须注意保暖御寒,有如保护初生的幼芽,使阳气不致受到伤害,逐渐得以强盛,这就是"春捂"的道理。秋天,则是气候由热转寒的时候,人体肌表亦处于疏泄与致密交替之际。此时,阴气初生而未盛,阳气始减而未衰,故气温开始逐渐降低,人体阳气亦开始收敛,为冬时藏精创造条件。故不宜一下子添衣过多,以免妨碍阳气的收敛,此时若能适当地接受一些冷空气的刺激,不但有利于肌表之致密和阳气的潜藏,对人体的应激能力和耐寒能力也有所增强。所以,秋天宜"冻"。可见,"春捂""秋冻"的道理,与"春夏养阳,秋冬养阴"是一脉相承的。

(3)慎避虚邪:人体适应气候变化以保持正常生理活动的能力,毕竟有一定限度。尤其在天气剧变,出现反常气候之时,更容易感邪发病。因此,人们在因时养护正气的同时,非常有必要对外邪的审识避忌。只有这样,两者相辅相成,才会收到如期的成效。《素问·八正神明论》说:"四时者,所以分春秋冬夏之气所在,以时调之也,八正之虚邪而避之勿犯也。"这里所谓的"八正",又称"八纪",就是指二十四节气中的立春、立夏、立秋、立冬、春分、秋分、夏至、冬至八个节气。它是季节气候变化的转折点,天有所变,人有所应,故节气前后,气候变化对人的新陈代谢也有一定影响。体弱多病的人往往在交节时刻感到不适,或者发病,甚至死亡。所以《素问阴阳应象大论》有:"天有八纪地有五里,故能为万物之母"之说。把"八纪"作为天地间万物得以生长的根本条件之一,足见节气对人体影响的重要。因而,注意交节变化,慎避虚邪也是四时养生的一个重要原则。

7. 四时的调养方法

春气和肝气相通。肝体阴而用阳，它是调动人体气血的重要脏器。到春天来到的时候，气血从内里向外走，主要功能在肝。所以在春天的时候最好吃点乌鸡白凤丸，一方面养肝阴，一方面行肝气，助于肝的生发。

夏天，天气特别热的时候要吃一点生麦饮。生麦饮是由人参、麦冬、五味子制成。因为夏天阳气都跑到外面去了，内里的阳气不足，所以用人参补气；汗出得太多了，用五味子收敛，敛心气；天气太热，汗出了耗津伤阴，所以用麦冬养阴。夏天来到的时候，特别是老人可以吃一点生麦饮。

秋风一起，它和肺气相通，肺是主闭藏的，宣发与肃降。这时候要让气血能跟着季节往里走，用一点秋梨膏就不会在秋天到来的时候由于肺气不降而生咳嗽。

冬天和肾气相通。男性重在补肾，如六味地黄丸、桂附八味丸可以用。女性以补血为主，冬天可吃些阿胶、大枣、核桃仁等膏滋药。

8. 四季养生的规律

《四气调神论》曰："春三月…天地俱生，万物以荣，夜卧早起，广步于庭，被发缓形，以使志生"；"夏三月…天地交气，万物华实，夜卧早起，无厌于日，使志无怒"；"秋三月…天气以急，地气以明，早卧早起，与鸡俱兴，使志安宁"；"冬三月…水冰地拆，无扰乎阳，早卧晚起，必待日光，使志若伏若匿。"

9. 一日之四时

《内经》说："平旦至日中，天之阳，阳中之阳也；日中至黄昏，天之阳，阳中之阴也；合夜至鸡鸣，天之阴，阴中之阴也；鸡鸣至平旦，天之阴，阴中之阳也。"

我们可以根据一日之中的正常阴阳变化来调节工作与休息，活动与睡眠规律。一般情况下，子、丑、寅、卯为睡眠时间，辰、巳、未、申是工作与活动的时间，午应以小休息，酉、戌、亥是休息与睡眠的时间。

一日四时之生理变化不同，饮食规律也不同，其规律是：平旦阳气升，能化生万物，此时利于饮食，易于化物，早餐可吃好；日中阳气盛，且是少阳经主气，此时为小肠与胆主气，利于消化，中餐可吃饱；日落阳气衰，则脾胃阳气弱，此时已经阳气衰退，不利消化，所以此时宜吃少。

第二节 春季养生保健

《内经·四气调神大论》中记述："春三月，此谓发陈，天地俱生，万物以荣，夜卧早起，广步于庭，被发缓行。"

根据传统节气的划分,从立春开始到立夏前为"春三月"。此时"阳气上升",天气逐渐变暖,自然界进入"万物生发"的季节。

1. 春季的特征及人体生理变化

春天气候渐温,万物复苏,阳气升发。中医学认为,肝木应春,舒畅条达。春气和肝气相通。肝体阴而用阳,它是调动人体气血的重要脏器。到春天来到的时候,气血从内里向外走,主要功能在肝。

2. 春季气候变化与易发疾病

(1)气候乍寒乍热,易于感冒。

(2)气候渐温,易患传染病,主要有流行性感冒(流感)、流行性脑脊髓膜炎(流脑)、流行性结膜炎、肠道传染病、肝炎等。

(3)春主升发,易致旧病复发,如冠心病、风湿性心脏病、关节炎、哮喘等。

(4)春季易发皮肤病,特别是皮肤过敏。

(5)春季肝气旺盛,人易于情绪激动、急躁,易致肝阳上亢,出现口干咽燥、头痛、失眠、高血压等。

(6)春季精神病易于复发,抑郁症易于复发和加重。

(7)春季易于发"春困"。

(8)春季肝火偏旺,易与湿合,成为"湿热",引发咽痛、口腔溃疡、鼻出血、便秘等。

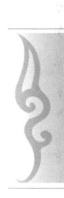

3. 春季的养生要点

春三月,从立春至立夏前,包括立春、雨水、惊蛰、春分、清明、谷雨六个节气。春为四时之首,万象更新之始。《素问·四气调神大论》指出:"春三月,此谓发陈。天地俱生,万物以荣。"春归大地,阳气升发,冰雪消融,蛰虫苏醒。自然界生机勃发,一派欣欣向荣的景象。所以,春季养生在精神、饮食、起居诸方面,都必须顺应春天阳气升发,万物始生的特点,注意保护阳气,着眼于一个"生"字。

(1)精神养生:春属木,与肝相应。肝主疏泄,在志为怒,恶抑郁而喜条达。故春季养生,既要力戒暴怒,更忌情怀忧郁,要做到心胸开阔,乐观愉快,对于自然万物要"生而勿杀,予而勿夺,赏而不罚"。(《四气调神大论》),在保护生态环境的同时,培养热爱大自然的良好情怀和高尚品德。所以,春季"禁伐木,毋覆巢杀胎夭"(《淮南子·时则训》),被古代帝王视作行政命令的重要内容之一。而历代养生家则一致认为,在春光明媚、风和日丽、鸟语花香的春天,应该踏青问柳,登山赏花,临溪戏水,行歌舞风,陶冶性情,使自己的精神情志与春季的大自然相适应,充满勃勃生气,以利春阳生发之机。

(2)起居调养：春回大地，人体的阳气开始趋向于表，皮肤腠理逐渐舒展，肌表气血供应增多而肢体反觉困倦，故有"春眠不觉晓"之说，往往日高三丈，睡意未消。然而，睡懒觉不利于阳气生发。因此，在起居方面要求夜卧早起，免冠披发，松缓衣带，舒展形体，在庭院或场地信步慢行，克服情志上倦懒思眠的状态，以助生阳之气升发。

春季气候变化较大，极易出现乍暖乍寒的情况，加之人体腠理开始变得疏松，对寒邪的抵抗能力有所减弱。所以，春天不宜顿去棉衣，特别是年老体弱者，减脱冬装尤宜审慎，不可骤减。为此，《千金要方》主张春时衣着宜"下厚上薄"，既养阳又收阴。《老老恒言》亦云："春冻未泮，下体宁过于暖，上体无妨略减，所以养阳之生气"。凡此皆经验之谈，足供春时养生者参考。

(3)饮食调养：春季阳气初生，宜食辛甘发散之品，而不宜食酸收之味。《素问·藏气法时论》说："肝主春……肝苦急，急食甘以缓之……肝欲散，急食辛以散之，用辛补之，酸泄之。"酸味入肝，且具收敛之性，不利于阳气的生发和肝气的疏泄，且足以影响脾胃的运化功能。故《摄生消息论》说："当春之时，食味宜减酸增甘，以养脾气。"春时木旺，与肝相应，肝木不及固当用补，然肝木太过则克脾土，故《金匮要略》有"春不食肝"之说。由此可见，饮食调养之法，实际应用时，还应观其人虚实，灵活掌握，切忌生搬硬套。

一般说来，为适应春季阳气升发的特点，为扶助阳气，此时，在饮食上应遵循上述原则，适当食用辛温升散的食品，如麦、枣、豉、花生、葱、香菜等，而生冷黏杂之物则应少食，以免伤害脾胃。

(4)运动调养：在寒冷的冬季里，人体的新陈代谢藏精多于化气，各脏腑器官的阳气都有不同程度的下降，因而入春后应加强锻炼。到空气清新之处，如公园、广场、树林、河边、山坡等地，玩球、跑步、打拳、做操，形式不拘，取己所好，尽量多活动，使春气升发有序，阳气增长有路，符合"春夏养阳"的要求。年老行动不便之人，乘风日融和，春光明媚之时，可在园林亭阁虚敞之处，凭栏远眺，以畅生气。但不可默坐，免生郁气，碍于舒发。

(5)防病保健：初春，由冷转暖，温热毒邪开始活动，致病的细菌、病毒等随之生长繁殖。因而风湿、春温、温毒、温疫等，包括现代医学所说的流行性感冒、肺炎、麻疹、出血热、猩红热等传染病多有发生、流行。预防措施，一是讲卫生，除害虫，消灭传染源。二是多开窗户，使室内空气流通。三是加强锻炼，提高机体的防御能力。根据民间经验，在饮水中浸泡贯众（取未经加工的贯众约500克，洗净，放置于水缸或水桶之中，每周换药1次）；或在住室内放置一些薄荷油，任其挥发，以净化空气；另外，可按5毫升/米² 食醋，加水1倍，关闭窗户，加热熏蒸，每周2次，对预防流行性感冒均有良效。用板蓝根15克、贯众12克、甘草9克，水煎，服1周，预防外感热病效果也佳。每天选足三里、风池、迎香等穴做保健按摩2次，能增强机体免疫功能。此外,注意口鼻保健,阻断温邪上受,首先犯肺之路,亦很重要,具体方法,详见有关章节,此不复赘。

春夏养阳是春季养生保健的总原则。阳是指人体阳气,泛指人体的功能。要吃一些起到温补人体阳气的食物,以使人体阳气充实,只有这样才能增加人体抵抗力,抗御以风邪为主的邪气对人体的侵袭。

4. 春季养生方法

(1)晚睡早起,以应自然。春天的阳气在树林、江河、湖边的空气里尤其旺盛,这些地方富含负氧离子,有止咳、消除疲劳、调节神经、降压、镇静等功效。

(2)坚持锻炼,精力旺盛,运动地点选择在室外,"广步于庭,被发缓行"。能改善呼吸、新陈代谢及血液循环的状态,越练越精神。所以春季运动首先要在室外。

春季,万木吐翠,空气清新,正是采纳自然之气养阳的好时机,而"动"为养阳最重要一环。人们应根据自身体质,选择适宜的锻炼项目,如散步、慢跑、做操、放风筝、打球等,或到近郊、风景区去春游。这样不仅能畅达心胸、怡情养性,而且还能使气血通畅、瘀滞疏散,提高心肺功能,增强体质,减少疾病的发生。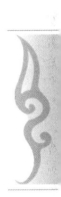

(3)睡午觉,自我调节,以养阳气。

(4)重视"春捂",预防外邪。春天,阳气初升,人体阳气开始由内向外,此时"保温",有助于阳气的充盛。特别是初春虽然天气渐暖,春回大地,但气温起伏大,早晚温度还比较低。春季保健首先就是要"春捂",不要急于脱去厚重的冬衣,防止呼吸道疾病和心脑血管疾病的发生。

(5)"春宜养肝"、护肝为先。①春季是肝病的高发季节,要注意肝病的发生和有肝病病史的患者病情变化。②春季是生物推陈出新、生机盎然的季节,也是人的肝气亦开始旺盛,排浊气、畅气血的时机,正是调养肝脏的大好时机。③春季开启了一年生命活动周期的序幕,养生应重视养肝护肝。④春季肝旺,养肝可以避免暑期的阴虚,但不宜过补,过补则肝火过旺,故应选择养阴生津、润肺健脾之品进补。

(6)综合调理,平衡饮食。

5. 春季的饮食原则

省酸增甘,以养脾气。春季大家应选择养阴生津、润肺健脾的补品进行进补。

(1)春季常用药物、食物

蜂蜜:在春季多风的季节里,蜂蜜是最理想的保健品。中医学认为,蜂蜜性平、味甘,有滋养、润燥、解毒、通便的功效。春季每天早上饮一杯蜂蜜水,既可润肠通便,清除体内毒素,又可预防感冒。

樱桃:樱桃素有"春果第一枝"的美誉。它果实肉厚,味美多汁,色泽鲜艳,营养丰富。其铁的含量尤为突出,居水果首位。中医学认为,樱桃性温、味甘微酸,具有补中益气、调中养颜、健脾开胃的功效。春天适当多吃樱桃可起到发汗、益气、祛风及透疹的作用。

韭菜:韭菜四季常青,春天食用为最好。韭菜有温中助阳之功效,故春季适当多吃韭菜对身体很有益处。韭菜可以提高免疫力。韭菜又叫起阳草,味道非常鲜美,有较多的营养成分和丰富的纤维素,可以促进肠道蠕动、预防大肠癌的发生,同时又能减少对胆固醇的吸收,起到预防和治疗动脉硬化、冠心病等疾病的作用。

大蒜:春季多吃大蒜,不仅因为其性温,也可以补充人体之阳,并且还具有很强的杀菌力,对于细菌引起的感冒有一定的防治作用,因此春季应该多吃些大蒜。此外,大蒜还有促进新陈代谢,增加食欲,具有预防动脉粥样硬化和高血压的功效。

葱:春季多吃些葱,可以补阳散寒,因含有的葱蒜辣素有较强的杀菌作用。多吃小葱能诱导血细胞产生干扰素,增强人体的免疫功能,提高抗癌能力。

其他:春季可以多吃一些益气养阴的食品,如胡萝卜、荠菜、芹菜、菠菜、香椿、豆腐、莲藕、荸荠、百合、银耳、蘑菇、鸭蛋等,有条件的也可以适量进食一些甲鱼。另外,绿豆芽、黄豆芽、黑豆芽、蚕豆芽、豌豆芽等豆类食品对肝气疏通、健脾和胃有较大的益处。

(2)常用药食粥

①枸杞子粥:枸杞子25克,粳米50克。先将粳米煮成粥,然后加入枸杞子,煮熟即可食用。枸杞子明目,该粥可滋补肝肾,使目光明亮。肝炎患者服用此粥,具有促使肝细胞再生的功效。

②猪肝绿豆粥:新鲜猪肝80克,绿豆50克,粳米80克,食盐、味精各适量。先将绿豆、粳米洗净同煮,大火煮沸后,改用小火慢慢熬,八成熟后,再将切成片或条状的猪肝放入锅中同煮,煮后加调味品。此粥具有补肝养血,清热明目,美容润肤的功效。

③桑椹粥:桑椹(鲜桑椹60克)30克,糯米30克,冰糖适量。将桑椹与糯米同煮,待煮熟后加入冰糖。该粥可补肝养血,明目益智。

④决明子粥:炒决明子10克,粳米50克,冰糖适量。先将决明子炒至微黄,取出待冷却后熬汁。然后,用其汁和粳米同煮,煮熟后加入冰糖,即可食用。

⑤梅花粥:白梅花5克,粳米80克。先将粳米煮成粥,再加入白梅花,煮2~3分钟即可,每餐吃1碗,可连续吃7天。梅花性平,能疏肝理气,激发食欲。食欲减退者食用效果颇佳,健康者食用则精力倍增。

⑥大枣粥:粳米60克,大枣10枚。将大枣加入粳米中,煮至粥烂枣熟即可。大枣气味甘平,安中,养脾气,平胃气,通九窍,助十二经,补少气。适用于少津液,中气不足,四肢困重者,尤适合春季食用。气血不足者食之更佳。

⑦山药薏苡仁粥:山药250克,薏苡仁100克,糯米100克。煮粥,早晚餐食用。健脾滋肺,消渴润肠。

⑧银耳枸杞子汤:银耳 10 克,枸杞子 30 克,冰糖 30 克。将银耳泡发后同枸杞子、冰糖一同入锅,加适量清水煮沸后,用文火煎熬约 1 小时,至银耳煮烂即可。具有滋阴益气,生津润燥,凉血止血之功效。适合慢性肝病者食用。

6. 春天防病

要特别注意防止流行性感冒、流行性脑脊髓膜炎等病的发生。

处方:金银花藤(鲜)20 克,菊花 20 克,大青叶 15 克,枇杷叶 20 克,贯众 20 克。

春季注重调神、防止精神性疾病和抑郁症。保持精神舒畅,情怀豁达,宽怀戒怒,乐观向上,精气充盛祛病延年。

第三节　夏季养生保健

"夏三月……天地气交,万物华实,夜卧早起,无厌于日,使志无怒"。根据传统节气的划分,从立夏开始到立秋前为"夏三月",此时阳气充盛,天气炎热、酷暑潮湿,自然界进入"万物旺盛"的季节。

1. 夏季的气候特征

夏季烈日酷暑,"暑易伤心",暑多挟湿,易伤脾阳。

2. 暑邪致病特点(过度炎热而致病)

(1)暑邪的概念:自然界中火热外邪。有明显的季节性,多在夏至—立秋之前发病。

(2)暑邪的性质及致病特点:①暑为阳邪,其性炎热:暑邪侵犯人体易出现炎热证:高热、面赤、大汗、口渴、脉洪大等。②暑性升散,易耗气伤津:暑邪侵袭常致汗出过多津液耗伤,气随津泄,(脱)出现口渴喜饮、尿赤短少、气短乏力,甚则突然昏倒、不省人事。③暑多夹湿:暑性炎热,多雨潮湿,易于暑湿兼夹,出现发热、四肢困倦、胸闷呕吐、大便不爽或溏等。

3. 夏季常见疾病

(1)伤暑

主要表现:发热,汗多,心烦,胸闷,纳差,恶心欲吐,尿少而黄,舌质红,舌苔黄腻,脉滑数。

治疗:祛暑汤。西洋参 15 克,西瓜翠衣 30 克,荷叶(鲜)或荷梗 30 克等。

(2)中暑

主要表现:高热,大汗淋漓,胸闷,烦躁,头痛头晕,口渴,重者突然昏倒,不省人事,面色苍白,脉大或微欲绝。

治疗:立即抢救,平卧头低位,移至通风阴凉处,掐人中穴,补充水分等。中药治疗可用白虎汤等。

(3)冒暑

主要表现:因暑日贪凉引起,发热恶寒,头痛无汗,身形拘急,脘痞心烦,舌苔薄腻等。

治疗:新加香薷饮:香薷、金银花、扁豆、连翘等。

(4)肠道传染病:可见腹泻、呕吐、痢疾等病症。

(5)热中风

主要原因:由于室内与室外气温相差太大,若频繁出入房间,忽冷忽热,使脑部血管反复舒缩,易发生在患有心血管病的中老年人身上。

预防:适当地调整空调的温度,使室内外温差不超过 7℃,多喝白开水或淡茶水可以预防热中风。

4. 夏季调养原则

夏三月,从立夏到立秋前,包括立夏、小满、芒种、夏至、小暑、大暑六个节气。夏季烈日炎炎,雨水充沛,万物竞长,日新月异。阳极阴生,万物成实。正如《素问·四气调神大论》所说:"夏三月,此谓蕃秀;天地气交,万物华实。"人在气交之中,故亦应之。所以,夏季养生要顺应夏季阳盛于外的特点,注意养护阳气,着眼于一个"长"字。

(1)精神调养:夏属火,与心相应,所以在赤日炎炎的夏季,要重视心神的调养。《素问·四气调神大论》指出:"使志无怒,使华英成秀,使气得泄,若所爱在外,此夏气之应,养长之道也。"就是说,夏季要神清气和,快乐欢畅,胸怀宽阔,精神饱满,如同含苞待放的花朵需要阳光那样,对外界事物要有浓厚兴趣,培养乐观外向的性格,以利于气机的通泄。与此相反,举凡懈怠厌倦,恼怒忧郁,则有碍气机,皆非所宜。嵇康《养生论》说,夏季炎热,"更宜调息静心,常如冰雪在心,炎热亦于吾心少减,不可以热为热,更生热矣"。这里指出了"心静自然凉"的夏季养生法,很有参考价值。

(2)起居调养:夏季作息,宜晚些入睡,早些起床,以顺应自然界阳盛阴衰的变化。

"暑易伤气",炎热可使汗泄太过,令人头昏胸闷,心悸口渴,恶心,甚至昏迷。所以,安排劳动或体育锻炼时,要避开烈日炽热之时,并注意加强防护。午饭后,需安排午睡,一则避炎热之势,二则可消除疲劳。

酷热盛夏,每天洗一次温水澡,是一项值得提倡的健身措施。不仅能洗掉汗水、污垢,使皮肤清爽,消暑防病,而且能够锻炼身体。因为温水冲洗时水压及机械按摩作用,可使神经系统兴奋性降低,扩张体表血管,加快血液循环,改善肌肤和组织的营养,降低肌肉张力,消除疲劳,改善睡眠,增强抵抗力。没有条件洗温水澡时,可用温水毛巾擦身,也能起到以上作用。

夏日炎热,腠理开泄,易受风寒湿邪侵袭,睡眠时不可直接长时间吹凉风,更不宜夜晚出宿。有空调的房间,也不宜室内外温差过大。纳凉时不要在房檐下、过道里,且应远门窗之缝隙。可在树荫下、水亭中、凉台上纳凉,但不要时间过长,以防贼风入中得阴暑症。

夏日天热多汗,衣衫要勤洗勤换,久穿湿衣或穿刚晒过的衣服都会使人得病。

(3)饮食调养:五行学说认为,夏时心火当令,心火过旺则克肺金,故《金匮要略》有"夏不食心"之说。味苦之物亦能助心气而制肺气。故孙思邈主张:"夏七十二日,省苦增辛,以养肺气。"夏季出汗多,则盐分损失亦多。若心肌缺盐,搏动就会失常。宜多食酸味以固表,多食咸味以补心。《素问·藏气法时论》说:心主夏,"心苦缓,急食酸以收之""心欲耎,急食咸以耎之,用咸补之,甘泻之"。阴阳学说则认为,夏月伏阴在内,饮食不可过寒,如《颐身集》指出:"夏季心旺肾衰,虽大热不宜吃冷淘冰雪、蜜水、凉粉、冷粥。饱腹受寒,必起霍乱"。心主表,肾主里,心旺肾衰,即外热内寒之意,唯其外热内寒。故冷食不宜多吃,少则犹可,食多定会寒伤脾胃,令人吐泻。西瓜、绿豆汤、乌梅小豆汤,为解渴消暑之佳品,但老年人饮用不宜冰镇。夏季气候炎热,人的消化功能较弱,饮食宜清淡,不宜肥甘厚味。

夏季致病微生物极易繁殖,食物极易腐败、变质,肠道疾病多有发生。因此,讲究饮食卫生,谨防"病从口入"。

(4)运动调养:夏天运动锻炼,最好在清晨或傍晚较凉爽时进行,场地宜选择公园、河湖水边、庭院空气新鲜处,锻炼项目以散步、慢跑、太极拳、养生功、广播操为好,有条件最好能到高山森林、海滨地区去疗养,夏天不宜做过分剧烈的运动。因为剧烈运动,可致大汗淋漓,汗泄太多,不仅伤阴,也伤损阳气。出汗过多时,可适当饮用盐开水或绿豆盐汤,切不可饮用大量凉开水;不要立即用冷水冲头、淋浴。否则,会引起寒湿痹证、黄汗等多种疾病。

5. 防病保健

(1)预防暑热伤人:夏季酷热多雨,暑湿之气容易乘虚而入,易致疰夏、中暑等病。疰夏主要表现为胸闷、胃纳欠佳、四肢无力、精神萎靡、大便稀薄、微热嗜睡、出汗多、日渐消瘦。预防疰夏,在夏令之前,可取补肺健脾益气之品,并少吃油腻厚味,减轻脾胃负担。进入夏季,宜服芳香化浊,清解湿热之方,如每天用鲜藿香叶、佩兰叶各10克,飞滑石、炒麦芽各30克,甘草3克,水煎代茶饮。

如果出现全身明显乏力、头昏、胸闷、心悸、注意力不集中、大量出汗、四肢发麻、口渴,恶心等症状,是中暑的先兆。应立即将患者移至通风处休息,喝些淡盐开水或绿豆汤,若用西瓜汁、芦根水、酸梅汤,则效果更好。预防中暑的方法:合理安排工作,注意劳逸结合;避免在烈日下过度暴晒,注意室内降温;睡眠要充足;讲究饮食卫生。另外,防暑饮料和药物,如绿豆汤、酸梅汁、人丹、十滴水、清凉油等,亦不可少。

(2)"冬病夏治"保健:从小暑到立秋,人称"伏夏",即"三伏天",是全年气温最高,阳气最盛的时节。对于一些每逢冬季发作的慢性病,如慢性支气管炎、肺气肿、支气管哮喘、腹泻、痹证等阳虚证,是最佳的防治时机,称为"冬病夏治"。其中,以老年性慢性支气管炎的治疗效果最为显著。具体方法:可内服中成药,也可外敷药于穴位之上。内服药,以温肾壮阳为主,如金匮肾气丸、右归丸等,每日2次,每次1丸,连服1个月。外敷药可以用白芥子20克,延胡索15克,细辛12克,甘遂10克,研细末后,用鲜姜60克捣汁调糊,分别摊在6块直径约5厘米的油纸或塑料薄膜上(药饼直径约3厘米,如果有麝香更好,可取0.3克置药饼中央),贴在双侧肺俞、心俞、膈俞,或贴在双侧肺俞、百劳、膏肓等穴位上,以胶布固定。一般贴4～6小时,如感灼痛,可提前取下;局部微痒或有温热舒适感,可多贴几小时。每伏贴1次,每年3次,连续3年,可增强机体非特异性免疫力,降低机体的过敏状态。通过如此治疗,有的可以缓解,有的可以根除。对于无脾肾阳虚症状表现,但属功能低下者,于夏季选服苁蓉丸、八味丸、参芪精、固本丸等,也能获得较好的保健效果。

(3)春夏养阳:主要是养心阳,养脾阳。

养心阳:"夏三月,欲安其神者""澄和心神,外绝声色,内薄滋味,可以居高,朗远眺望,早卧早起,无厌于日,顺于正阳,以消暑气""避暑有要法,不在泉石间,宁心无一事,便到清凉山"。养心阳首先要有好的精神寄托,有事可做,可使精神不空虚;其次,时时对自己的性格进行陶冶,有较好的精神修养。

养脾阳:炎热的夏季,是人体消耗最大的季节。夏季气温高,胃分泌功能减弱,食欲缺乏,脾胃功能趋于减弱,若饮食不当,更易损伤脾胃阳气,进而导致消化功能紊乱。

6.夏季营养主要需求

夏季蛋白质、水、无机盐、维生素及微量元素等需求量有较大增加。

夏季饮食调养,要注意补充一些营养,可多吃一些能够清热、利湿的食物,其中清热的食物宜在盛夏时吃;利湿的食物,应在长夏时吃。

7.夏季常用食物

(1)西瓜:西瓜汁中还含有人体所需的丰富的营养物质;西瓜汁是良好的美容剂。

（2）苦瓜：有清暑涤热，明目解毒的作用。李时珍说："苦瓜气味苦、寒、无毒，具有除邪热、解劳乏、清心明目、益气壮阳。"

夏季苦瓜可做成凉茶饮用，清火消暑：将苦瓜切成片，盐腌片刻，再加以肉糜，用蒜头、豆豉或黄豆同煎，色美味鲜；治中暑发热：鲜苦瓜 1 个，截断去瓤，纳入茶叶，悬挂通风处阴干，每次 5～10 克，水煎或泡开水代茶饮。烦热，口渴：鲜苦瓜 1 个，剖开去瓤，切碎，水煎服。急性痢疾：鲜苦瓜 1 个，捣烂如泥，加糖适量，和匀，2 小时后将水滤出，1 次冷服。

（3）桃：鲜桃属营养保健型水果，我国古代称佛桃为"寿桃"，蟠桃为"仙桃"，常用作贡果或赠品。"观之赏心悦目，食之益寿延年"。《本草纲目》说：桃"做脯食，益颜色"。据现代营养学家分析，每 100 克桃肉中含糖 15 克，有机酸 0.7 克，蛋白质 0.8 克，脂肪 0.5 克，钙 8 毫克，磷 20 毫克，铁 1 毫克，维生素 C 3～5 毫克，维生素 B_1 10 毫克，维生素 B_2 20 毫克。桃的营养既丰富又均衡，是人体保健比较理想的果品。

（4）乌梅：盛夏之际，为保全家身体健康，最好能在家庭饮食中多安排喝些乌梅汁、酸梅汤。乌梅性平、味酸，入肝、脾、肺及大肠。具有解热、除烦、止泻、镇咳、驱虫等功效。

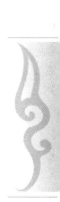

乌梅对痢疾杆菌、大肠埃希菌、伤寒、结核、铜绿假单胞杆菌及各种皮肤真菌有抑制作用，乌梅提高肝解毒能力，收缩胆囊，促进胆汁分泌，且能抗过敏。乌梅还能有效地分解肌肉组织中的乳酸、焦性葡萄酸，使人消除疲劳，恢复体力。对于肩常酸痛的老年人多饮乌梅汁，还能治病健身。

（5）草莓：草莓香味浓郁，营养丰富，有"水果皇后"的美称。它具有清暑、解热、润肺化痰、利尿止泻、助消化等功效。草莓除鲜食外，还适合制成果酱、果汁、果酒、果脯等。

（6）西红柿：西红柿色、香、味俱佳，不但供食用，亦可药用。中医学认为，西红柿味酸甘、性平，有清热解毒、凉血平肝、解暑止渴的作用；适用于中暑、高血压、牙龈出血、胃热口苦、发热烦渴等症。

（7）绿豆：绿豆具有清热解暑、止渴利尿的功效。更可贵的是绿豆能解一切毒物中毒。夏天，工作和劳动之余喝一碗绿豆汤，自有神清气爽、烦渴尽去、暑热全消、心旷神怡之感。

（8）黄瓜：《本草求真》里说黄瓜"气味甘寒，服此能清热利水"。黄瓜的含水量为 96％～98％，为蔬菜中含水量最高的。它含的纤维素在促进肠道中腐败食物的排泄和降低胆固醇方面均有一定作用。生用或凉拌为佳，加上大蒜和醋，不但好吃，还可杀菌，可防止肠道疾病。

夏季饮食调养注意不要损伤了脾肺之气，《千金要方》里说："夏七十二日，省苦增辛，以养肺气"。意思是说，夏天尽管天气热，但人们不可食苦味的食物太多，一定要多吃点辛味的食物,有助于补益脾肺气。切忌因贪凉而暴吃冷饮。

8. 夏季常用药粥

养生家们认为,在早、晚餐时喝点粥是大有好处的,这样做既能生津止渴、清凉解暑,又能补养身体。

(1)赤豆粥:补肾消水肿,肾功能较差的人最好多食用。

(2)蚕豆粥:辅助治疗水肿和慢性肾炎。

(3)荷叶粥:解暑热,清胃润肠,止渴解毒,适用于咽喉痛。

(4)莲子粥:健脾和胃,益气强志,适用于腹泻、失眠、遗精、白带多等。

(5)百合粥:润肺止咳,养心安神,最适合肺阴不足的老年人食用。

(6)冬瓜粥:利水消肿,止渴生津,并有降低血压的作用。

(7)银耳粥:生津润肺,滋阴养肺,适用于高血压和慢性支气管炎。

(8)黄芪粥:适用于脾虚所致的水肿。

(9)豆浆粥和皮蛋淡菜粥:适用于血管硬化、高血压和冠心病。

(10)荷叶冬瓜粥:取新鲜的荷叶2张,洗净后煎汤500毫升左右,滤后取汁备用。冬瓜250克,去皮,切成小块状,加入荷叶汁及粳米30克,煮成稀粥,加白糖适量,早、晚食用。冬瓜可清热生津、利水止渴,荷叶清热解暑。

(11)蚕茧山枣粥:蚕茧10只,大枣10只,山药30克,糯米30克,白糖适量。先将蚕茧煎汤500毫升,滤液去渣,再将大枣去核,山药、粳米加入煮成稀粥,早晚各食1次。蚕茧止渴解毒,山药、大枣健脾和胃。

(12)益气清暑粥:西洋参10克,灵芝3克,北沙参10克,石斛10克,知母5克,粳米30克。先将北沙参、石斛、知母用布包加水煎30分钟,去渣留汁备用。再将西洋参、灵芝研成粉末,与粳米加入药汁中煮成粥,加白糖调味,早晚食用。

9. 夏季常用汤饮

(1)翠衣饮:西瓜翠衣洗净,加水煎煮约10分钟取汁,再加入适量蜂蜜、白糖等代茶饮用。具有生津止渴,清热解暑之功效。

(2)三鲜饮:用鲜竹叶、鲜荷叶、鲜薄荷各30克,加水煎煮约10分钟取汁,再加入适量蜂蜜代茶饮用。具有生津止渴,清热解毒的功效。

(3)香薷饮:香薷10克,厚朴5克,用剪刀剪碎,白扁豆5克炒黄捣碎,放入保温杯中,以沸水冲泡、盖严温浸一小时,代茶频饮,每日2次。对于夏季感冒,以发热、头沉、倦怠、吐泻为主症者,效果较好。

(4)三仙饮:金银花10克,土茯苓20克,生蚕豆30克,加水煎煮,以蚕豆煮熟为度,饮汁食豆。具有消暑健身,清热解毒的作用,尤宜用于伏天好生痱子、疮疖者。

（5）五豆汤：绿豆、赤白小豆、黑豆、白扁豆各适量，生甘草 10 克，煮沸凉后代茶饮。本汤营养丰富，味道甜美，既可补充盐分，又能清暑解渴。

（6）三花饮：野菊花、荷花各 10 克，茉莉花 3 克，洗净后以沸水冲泡，加盖稍冷后当茶饮。具有消暑解热、芳香开窍，去心胸烦热的作用。

第四节 长夏季节养生保健

中国古代对季节的划分：春、夏、长夏、秋、冬。分属五行：木、火、土、金、水。应：东、南、中、西、北。长夏季节的时间：春夏之交、夏秋之交。梅雨季节或潮湿季节

1. 季节与主气

在正常情况下，在自然界中，随着不同季节的变化，气候也发生相应的变化，每一季有不同的气候，这就是季节的主气。一般来说，春之主气为风，夏之主气为暑，长夏之主气为湿，秋之主气为燥，冬之主气为寒。在正常情况下，正常气候的变化，有利于万物的正常生长变化，对人体的生长发育、生理功能和养生都有重要的影响。而在异常情况下，即气候的过度变化，或非其时而有其气时，则对自然界产生异常的气候变化或自然灾害，对人体产生影响或引起疾病。因此，季节与主气的变化与人体的生理变化是有非常密切的关系。

长夏月之主气为湿。正常情况下，可润物而促生长。异常即为引起人体疾病之湿，称之为"湿邪"。故长夏多湿病。

2. 湿邪的分类

外湿与内湿。外湿与季节气候环境有关，如阴雨连绵，或久居雾露潮湿之地，或涉水淋雨，水上作业等均易感受湿邪，引起肌表、经络之病；内湿是由于脾失健运，水液运化障碍，湿自内生，内湿易引起脏腑之病。

3. 湿邪的性质和特点

（1）湿为阴邪，遏伤阳气，阻碍气机，引起脾胃气机不畅，致脘腹胀满，食欲缺乏等。

（2）湿性重浊，感受湿邪，可出现头重如裹，身体沉重困乏，四肢重而不举的表现或秽浊不清的白带、白浊、湿疹、疮疡流水等均属湿证。

（3）湿性黏滞，湿邪致病常起病缓慢，病后缠绵留着不易除去，病程较长。

温病学家叶天士指出："湿邪害人最广。"其主要原因是：气候潮湿，有酒客里湿，有生冷甜腻伤脾等。且湿邪易与风邪相携，损伤人体，造成多种疾病。

4. 湿证的主要临床表现

（1）外湿：头重如裹，头胀而痛，四肢懈怠，遍体不舒，身体困重而疼痛，身体倦怠，胸闷，口不渴，发热，小便清长。如果侵犯关节，则关节屈伸不利，酸痛重着，活动受限。舌苔白滑或苔腻，脉濡或缓。

（2）内湿证：胸闷，腹胀，不思饮食，口腻或口甜，头重，身困，嗜睡，小便短少，大便稀溏。舌苔厚腻，脉濡。

5. 脾与湿的关系

脾主运化，即脾能将消化吸收的水液运行到全身各组织器官，起到滋养的作用，并维持人体水液代谢的相对平衡。"脾虚生湿"是指，当脾虚运化功能不足时，水液不能正常运行，停于体内，则生内湿。

6. 常见湿邪引起的病症

（1）感冒：分为伤湿和冒湿。①伤湿：头涨而痛，胸闷，口不渴，身体困重而疼痛，发热，身体倦怠，小便清长，舌苔白滑，脉濡或缓。②冒湿：头重如裹，四肢懈怠，遍体不舒，脉濡弱。

（2）湿温：是长夏（农历六月）季节多见的热性病。因感受时令湿热之邪与体内肠胃之湿交阻，酝酿发病。表现为身热不扬，身重酸痛，胸部痞闷，面色淡黄，苔腻，脉濡。其特点是病势缠绵，病程较长。病情进一步发展，可以入营入血，发生痉厥、便血等变证。多见于肠伤寒、副伤寒一类疾病。

（3）黄疸：黄疸型肝炎，身黄、目黄、尿黄，多为肝胆湿热或脾胃湿热之湿证，以消化道症状为主要表现等。

（4）恶心、呕吐：常因外湿侵袭湿邪直中（直接损伤脾胃）所致或饮食伤脾，致脾虚湿盛，湿阻中焦致胃气上逆所致。

（5）腹泻：分为急性腹泻、慢性腹泻。①急性腹泻：急性细菌性痢疾，沙门菌属性食物中毒，病毒性胃肠炎，霍乱与副霍乱，假膜性肠炎，血吸虫病。②慢性腹泻：慢性细菌性痢疾，溃疡型肠结核，肠道菌群失调，大肠癌，溃疡性结肠炎，胰源性吸收不良，肠易激综合征。

（6）痹证："风寒湿三气杂至，合而为痹"。风湿性关节炎及其相关疾病：风湿性关节炎、类风湿关节炎、痛风、强直性脊柱炎等。

（7）其他：水肿、带下病、湿疹、泌尿系感染等。

7. 防治原则

在表，汗之可也，在里可通利。清热利湿，芳香化湿，淡渗利湿。利小便，排泄湿邪是最重要的治疗和调理方法。"治湿不利小便非其治也"。

改善生活环境,改进生活习惯,少吃肥甘厚味,注意饮食卫生。出汗! 多做运动,以出汗为度。利尿,多喝茶,清心除湿利尿。

8. 常用于湿热的方剂

(1)藿香正气散:藿香 15 克,紫苏 10 克,陈皮 15 克,大腹皮 10 克,白芷 12 克,茯苓 20 克,半夏 12 克,白术 12 克,厚朴 12 克,桔梗 6 克,甘草 6 克。主要用于湿性感冒、胃肠型感冒等。

(2)六一散:滑石 6 份,甘草 1 份。主要用于暑湿,特别是暑湿天的防暑预防。

9. 常用汤类

(1)绿豆汤:绿豆、莲子各等份。具有祛湿清暑,宁心安神的功效。

(2)淡渗利湿汤:薏苡仁、茯苓、莲子、百合。具有淡渗利湿的功效。

(3)祛湿五花茶:茵陈 20 克,金银花 20 克,槐花 12 克,木棉花 15 克,菊花 15 克。具有清热利湿功效,预防感冒。

(4)陈皮白术苡米汤:陈皮 12 克,白术 15 克,薏苡仁 20 克,大枣 15 克。具有健脾利湿功效。

10. 常用粥类

(1)淮山粟米莲子粥:淮山药 30 克,粟米 15 克,莲子 15 克,云苓 30 克。具有健脾利湿功效,适用于慢性腹泻。

(2)醒脾祛湿粥:薏苡仁 20 克,芡实 20 克,陈皮 15 克,白豆蔻 6 克。具有健脾、开胃功效,适用于脾虚日久,慢性病或老年人消化不好者。

第五节　秋季养生保健

"秋三月,此为容平,天气以急,地气以明,早卧早起,与鸡俱兴,使志安宁"。秋三月是从立秋到立冬以前。秋季是从盛夏到寒冬的过渡季节,天气由热转凉,天气干燥,温度变化较大。燥,是秋天的主气。而过度干燥和气候的变化引起的人体的疾病,中医学称之为"燥邪伤人",又称之为秋燥。

1. 燥邪

(1)燥邪的概念:有干燥、收敛、清肃特性的外邪。燥为秋季主气,燥邪侵犯多从口鼻而入,侵犯肺卫。

(2)燥邪的性质和致病特点:①燥性干涩,易伤津液:燥邪易于损伤津液,其性干燥涩滞,使人出现口干舌燥、鼻咽干燥、皮肤干燥、毛发干枯、小便短少,大便干结等。②燥易伤肺:燥邪从皮毛而入而伤肺卫,出现干咳少痰、喘息胸痛、痰中带血等症。

2. 秋季常见疾病防治

(1)秋燥(秋季常见感冒):在秋季感受燥邪而发生的疾病称之为秋燥。病邪从口鼻侵入,初起即有津伤干燥的症状,如鼻咽干燥、干咳少痰、皮肤干燥等。燥有两种不同的性质:一偏于寒,一偏于热,人体极易受燥邪侵袭而伤肺,出现口干咽燥、咳嗽少痰等各种秋燥病症,临床上分为"凉燥""温燥"两种类型。

温燥:感受秋季天旱燥气而发病,是秋燥之偏于热者。临床上表现初起头痛身热、干咳无痰,咳痰多稀而黏、气逆而喘、咽喉干痛、鼻干唇燥、胸闷胁痛、心烦口渴、舌苔白薄而燥、舌边尖俱红等症,是肺受温燥之邪,肺津受灼而出现的燥热症状。

凉燥:感受秋凉燥气而发病,即秋燥之偏于寒者。临床表现初起头痛、身热、恶寒无汗、鼻鸣鼻塞,类似感受风寒。但本病有津气干燥的现象,如唇燥咽干、干咳连声、胸闷气逆、两胁窜痛、皮肤干痛、舌苔薄白而干等症,是肺受寒燥之邪、津液耗损而出现的寒燥症状。秋燥好发于老年人和儿童。

(2)消化系统疾病:秋季病菌繁殖快,食物易腐败,是细菌性食物中毒、细菌性痢疾、大肠埃希菌肠炎、冰箱性肠炎(耶尔森细菌肠炎)等肠道疾病的多发季节;同时秋季也是胃病的多发与复发季节,受到冷空气刺激后胃酸分泌增加,胃肠发生痉挛性收缩,抵抗力和适应性随之降低。如果防护不当,不注意饮食和生活规律,就会引发胃肠道疾病而出现反酸、腹胀、腹泻、腹痛等症,或使原来的胃病加重。

防治消化道疾病,首先讲究饮食卫生,要防止腹部受凉,保持精神愉快和情绪稳定。患有慢性胃炎的人要特别注意胃部的保暖,适时增加衣服,夜间睡觉时要盖好被褥,以防止腹部着凉而引发胃痛或加重旧病。还要加强运动锻炼。

注意饮食调养。胃病患者的饮食应以温、软、淡、素、鲜为宜,做到少吃多餐、定时定量。同时,还应注意进食时细嚼慢咽,以利于消化吸收,减轻胃肠负担。

(3)哮喘:秋季空气干燥,过敏原也比较多,极易侵犯一些过敏体质的人,常引发哮喘。由于有哮喘病史的人对大气的温度、湿度等变化极为敏感,而且适应能力弱,极易因上呼吸道感染而诱发支气管哮喘。加之,秋季又是叶落草枯时节,食物和空气中的致过敏物质大量增加,哮喘病发病率随之明显上升,有过敏体质的人更易复发。因此,有哮喘病史的中老年人应尽量避免与致敏物质接触。并随气温的变化,及时增添衣服、被褥。还要注意加强营养,重视锻炼身体,预防或减轻支气管哮喘的发生或发展。

(4)肺结核:肺结核是结核杆菌侵入肺部并引起肺部病变的呼吸道疾病,其具有较强传染性。秋季户外活动多,容易在不知情的情况下与传染性结核患者有过近距离接触引起感染。提醒人们,当出现面红、低热、乏力、盗汗、咳嗽、吐痰等情况时,应提高警惕。

预防结核病:一是要树立不随地吐痰传播疾病的意识;二是要尽量减少在人员密集的公共场所久留;三是工作和生活区要保持通风,减少居住拥挤。

3. 秋季养生的原则

秋季,从立秋至立冬前,包括立秋、处暑、白露、秋分、寒露、霜降六个节气。气候由热转凉,是阳气渐收,阴气渐长,由阳盛转变为阴盛的关键时期,是万物成熟收获的季节,人体阴阳的变化也开始向阳消阴长过渡。因此,秋季养生,凡精神情志、饮食起居、运动锻炼,皆以养收为原则。

(1)精神调养:秋内应于肺。肺在志为忧,悲忧易伤肺。肺气虚,则机体对不良刺激耐受性下降,易生悲忧情结。

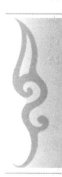

秋高气爽,秋天是宜人的季节,但气候渐转干燥,日照减少,气温渐降;草枯叶落,花木凋零,常在一些人心中引起凄凉、垂暮之感,产生忧郁、烦躁等情绪变化。因此,《素问·四气调神大论》指出“使志安宁,以缓秋刑,收敛神气,使秋气平;无外其志,使肺气清,此秋气之应,养收之道也”。说明秋季养生首先要培养乐观情绪,保持神志安宁,以避肃杀之气,收敛神气,以适应秋天容平之气。我国古代民间有重阳节(农历九月九日)登高赏景的习俗,也是养收之一法,登高远眺,可使人心旷神怡,一切忧郁、惆怅等不良情绪顿然消散,是调节精神的良剂。

(2)起居调养:秋季,自然界的阳气由疏泄趋向收敛,起居作息要相应调整。《素问·四气调神大论》说:“秋三月,早卧早起,与鸡俱兴。”早卧以顺应阳气之收,早起使肺气得以舒展,且防收之太过。初秋,暑热未尽,凉风时至,天气变化无常,则使在同一地区也会有“一天有四季,十里不同天”的情况。因而,应须多备几件秋装,做到酌情增减。不宜一下子着衣太多,否则易削弱机体对气候转冷的适应能力,容易受凉感冒。深秋时节,风大转凉,应及时增加衣服,体弱的老年人和儿童,尤应注意。

(3)饮食调养:《素问·藏气法时论》说:“肺主秋……肺欲收,急食酸以收之,用酸补之,辛泻之。”酸味收敛补肺,辛味发散泻肺,秋天宜收不宜散。所以,要尽可能少食葱、姜等辛味之品,适当多食一点酸味果蔬。秋时肺金当令,肺金太旺则克肝木,故《金匮要略》又有“秋不食肺”之说。

秋燥易伤津液,故饮食应以滋阴润肺为佳。《饮膳正要》说:“秋气燥,宜食麻以润其燥,禁寒饮。”《瞿仙神隐书》主张入秋宜食生地黄粥,以滋阴润燥。总之,秋季时节,可适当食用如芝麻、糯米、粳米、蜂蜜、枇杷、菠萝、乳品等柔润食物,以益胃生津,有益于健康。

(4)运动调养:秋季,天高气爽,是开展各种运动锻炼的好时期。可根据个人具体情况选择不同的锻炼项目,亦可采用《道藏·玉轴经》所载秋季养生功法,即秋季吐纳健身法,对延年益寿有一定好处。具体做法:每日清晨洗漱后,于室内闭目静坐,先叩齿 36 下,再用舌在口中搅动,待口里液满,漱炼几遍,分 3 次咽下,并意送至丹田,稍停片刻,缓缓做腹式深呼吸。吸气时,舌舔上腭,用鼻吸气,用意将气送至丹田。再将气慢慢从口呼出,呼气时要稍搋(音"致",擦的意思)口,默念(呬)(音细),但不要出声。如此反复 30 次。秋季坚持练此功,有保肺强身之功效。

4. 防病保健

秋季是肠炎、细菌性痢疾、疟疾、"乙脑"等病的多发季节。预防工作显得尤其重要。要搞好环境卫生,消灭蚊蝇。注意饮食卫生,不喝生水,不吃腐败变质和被污染的食物。群体大剂量投放中药,如板蓝根、马齿苋等煎剂,对肠炎、痢疾的流行可起到一定的防治作用;为防治"乙脑"则应按时接种乙脑疫苗。

秋季总的气候特点是干燥,故常称之为"秋燥"。燥邪伤人,容易耗人津液,常见口干、唇干、鼻干、咽干、舌上少津、大便干结、皮肤干,甚至皲裂。预防秋燥除适当多服一些维生素外,还应服用宣肺化痰、滋阴益气的中药,如人参、沙参、西洋参、百合、杏仁、川贝母等,对缓解秋燥多有良效。

秋季多燥,易于伤肺。秋天做好预防,可远离疾病,保证健康。首先要遵循"春捂秋冻"的规律,注意随温度变化选择衣物;增加户外活动,增强体质,保持工作环境的良好、通风至关重要,尽量少去公共场所。要适当多饮水,多吃水果,增强机体代谢。

适当进行"耐寒锻炼":秋季冷水浴锻炼正当时,"耐寒锻炼从秋始"。经常使用冷水洗脸洗鼻,有助于耐寒和增强机体的免疫力。

5. 秋季的饮食调养

(1)粥类

①百合杏仁枇杷粥:鸭梨 20 克,杏仁 12 克,百合 15 克,枇杷果 20 克,粳米 50 克,蜂蜜少许。

首先在锅里放入适量的开水,然后依次把洗净的百合、杏仁和粳米倒进锅里,用大火煮,一边煮一边搅拌。让粥始终保持微滚的状态,这样可防止火大干汤或汤汁外溢。一直煮到米粒开始膨胀,米水融合,柔腻如一时再换小火。接着开始准备其他配料,把梨去皮,切成丁,枇杷也切成小丁,然后放入枇杷丁,稍稍搅拌,再放入梨丁,再一边搅拌一边熬。等到粥熬好后,盛在碗中,放到温度稍凉,再加点蜂蜜即可。适用于秋燥伤阴,干咳少痰,皮肤干燥。

②沙参粥:沙参 30 克,粳米 60 克,冰糖适量。先将沙参煎取药汁,去渣。入粳米煮粥,粥熟后加入冰糖同煮为稀薄粥,早晚食用。

③百合粥:干百合(研粉末)30克,粳米60克,冰糖适量,煮粥早晚食用。

④雪梨粥:雪梨1个,粳米50克。雪梨连皮洗净,切成薄片,加水煎汁去渣,入粳米同煮为稀粥。

⑤三仁粥:芝麻、松子仁、胡桃仁各10克,粳米60克,白糖适量。3仁混合碾碎,入粳米,共煮稀粥,加白糖,每日早晚食用。

⑥冰糖雪梨饮:雪梨或鸭梨(洗净不去皮)500克,冰糖适量。先用水炖梨,沸后加入冰糖,再炖20分钟,食梨饮汁。

⑦玉竹麦冬饮:玉竹、麦冬各3克。水煎后去渣,加冰糖适量,随时饮用。

⑧蜜糖银花露:蜂蜜40克,金银花18克。先用水450毫升煎金银花,沸后约2分钟去渣留汁,稍凉后对入蜂蜜,随时饮用。

⑨冰糖炖香蕉:香蕉2根,冰糖适量。香蕉去皮,与冰糖隔水蒸,每日2次,连食数日。

(2)蔬菜水果

①萝卜:不但营养丰富,还有较高的食疗价值,入秋萝卜胜似良药,民间常用来调治多种疾病。

扁桃体炎:鲜萝卜汁100毫升,加甘蔗汁100毫升,调匀,以温开水冲服,每日2~3次。消炎解毒。

哮喘:萝卜汁300毫升,加蜂蜜30毫升,加温开水调匀,每次100毫升,每日3次。具有润肺定喘之功效。

高血压头晕:萝卜汁150毫升,加红糖50克调匀,每日2次,每次100毫升。具有清热降压之功效。

偏头痛:鲜萝卜捣烂取汁,加少许冰片调匀,左侧头痛滴右鼻孔,右侧反之。

咽喉痛:取萝卜300克,青果10个,共煎汤当茶饮,每日数次。

口腔溃疡:取萝卜汁100毫升,加等量白开水,漱口之用,每日数次。

②梨:古人说,梨生吃和熟吃还不太一样,生吃清六腑之热,熟吃滋五脏之阴。也就是说,如果生吃的话,清热的效果会好一点;如果熟吃的话,养阴的效果会更好一点。

③百合:百合有很丰富的营养成分,包括蛋白质、氨基酸等。《本草纲目》里面就记载着,百合可以润肺、止咳、宁心、安神、补中、益气。金秋欲解燥,梨子百合最奇妙。

④杏仁:杏仁营养价值也很高,富有蛋白质、糖类及磷、钙、铁等。从中药角度来讲,杏仁有很好的润肺、清热、化痰、止咳的作用。

⑤枇杷:枇杷性凉,味甘酸,有润肺、止咳、止渴、和胃的功效。现代研究认为,枇杷除糖类、蛋白质、脂肪以外,果胶、胡萝卜素、苹果酸、柠檬酸及微量元素和维生素A、维生素B、维生素C等含量都很高,其中胡萝卜素对于人体有很大好处,据说

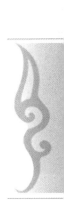

在水果里面含量占第三位,对于成年人也好,还是青少年也好,对保护视力有很好的作用。

(3)秋季润燥食疗方

①糖梨:将大梨从齐颈处切开,去核心挖空,放入冰糖 10 克,盖好,放入小碗内隔水蒸 1 小时,连皮连水吃完。每日 2 次,连用 3 天。适用于燥咳无痰,便秘尿赤。也适用于感冒咳嗽,急性支气管炎。

②五汁饮:梨汁、鲜藕汁、马蹄汁、鲜芦根汁、麦冬汁各等分,兑和后可冷饮。每日 2 次,连续用 3 日。清热养阴,助痰阻湿。适用于发热等热病后,有伤津烦渴者。阳虚质、痰湿质者少吃。

③菊花罗汉果饮:白菊花 9 克,罗汉果 1 个。放杯中用沸水冲泡,可多次兑水饮用。清热、润肺、明目。适用于干燥综合征的风热肺燥、口干咽燥,两目干涩、口渴,尿黄便结。阳虚质、气虚质者慎用。

④蜂蜜萝卜汁:白皮大萝卜 1 个,洗净,掏空中心,放入蜂蜜 100 克。放在大碗内,加水蒸煮,每日喝 2 次。润肺、止咳、化痰。适用于急慢性支气管炎,肺结核。阳虚体质者不宜冷饮,不宜长时间饮用。

⑤桑杏饮:桑叶 10 克,杏仁、沙参各 5 克,浙贝母 3 克,梨皮 15 克。将以上用料加水适量,一起煎煮 35 分钟,然后去渣取汁,加适量的冰糖调味即可,分次饮完。疏风散热,润肺止咳。适用于上呼吸道感染燥热伤肺,干咳痰少或者无痰,咽喉不利,头痛发热者。

⑥杏仁奶茶:杏仁(去皮,研磨成细粉)200 克,白糖 200 克,牛奶 250 毫升,三者对和后,加入适量清水,过滤后烧开饮用。润肺止咳。特别适合痰湿质者。

第六节　冬季养生保健

冬三月,从立冬至立春前,包括立冬、小雪、大雪、冬至、小寒、大寒六个节气,是一年中气候最寒冷的季节。严寒凝野,朔风凛冽,阳气潜藏,阴气盛极,草木凋零,蛰虫伏藏。用冬眠状态养精蓄锐,为来春生机勃发做好准备,人体的阴阳消长代谢也处于相对缓慢的水平,成形胜于化气。

"寒"是冬季气候的主要特点。冬季养生的基本原则是"藏"。养肾防寒,潜藏精气。精气为生命的原动力,肾精包含有肾阳、肾阴。其封藏于肾,肾功能正常,则可调节机体,适应严冬,增强抗御寒邪的能力。

1. 精神调养

为了保证冬令阳气伏藏的正常生理不受干扰,首先要求精神安静。为此,《素问·四气调神大论》有"冬三月,此为闭藏……使志若伏若匿。若有私意,若已有得"之说。意思是欲求精神安静,必须控制情志活动。做到如同对待他人隐私那样秘而不宣,如同获得了珍宝那样感到满足。如是,则"无扰乎阳",养精蓄锐,有利于来春的阳气萌生。

2. 起居调养

冬季起居作息,中医养生学的主张,如《素问·四气调神大论》所说:"冬三月,此为闭藏。水冰地坼,无扰乎阳;早卧晚起,必待日光……去寒就温,无泄皮肤,使气亟夺,此冬气之应,养藏之道也"。《千金要方·道林养性》也说:"冬时天地气闭,血气伏藏,人不可作劳汗出,发泄阳气,有损于人也。"在寒冷的冬季里,不应当扰动阳气,破坏阴成形大于阳化气的生理比值。因此,要早睡晚起,日出而作,以保证充足的睡眠时间,以利阳气潜藏,阴精积蓄。至于防寒保暖,也必须根据"无扰乎阳"的养藏原则,做到恰如其分。衣着过少过薄,室温过低,则既耗阳气,又易感冒。反之,衣着过多过厚,室温过高,则腠理开泄,阳气不得潜藏,寒邪亦易于入侵。《素问·金匮真言论》说:"夫精者身之本也,故藏于精者,春不病温。"说明冬季节制房事,养藏保精,对于预防春季温病,具有重要意义。

冬季起居养生应注意以下几点:首先,穿衣要讲"衣服气候",指衣服里层与皮肤间的温度应始终保持在 32～33℃。其次,要注重双脚的保暖。其三,冬季定时开窗换气有利于身体健康。其四,蒙头睡觉不可取。冬天蒙头睡觉极易造成缺氧而致胸闷气短。其五,夜间忌憋尿。由于冬夜较长,长时间憋尿,会使有毒物质积存而引起膀胱炎、尿道炎等。

3. 饮食调养

冬季饮食对正常人来说,应当遵循"秋冬养阴""无扰乎阳"的原则,既不宜生冷,也不宜燥热,最宜食用滋阴潜阳、热能较高的膳食为宜。为避免维生素缺乏,应摄取新鲜蔬菜。从五味与五脏关系有之,则如《素问·藏气法时论》说:"肾主冬……肾欲坚,急食苦以坚之,用苦补之,咸泻之"。这是因为冬季阳气衰微,腠理闭塞,很少出汗。减少食盐摄入量,可以减轻肾的负担,增加苦味可以坚肾养心。

冬季饮食养生的基本原则为"藏热量""少食咸,多食苦"。肾主咸,心主苦,当咸味吃多了,就会使本来就偏亢的肾水更亢,从而使心阳的力量减弱。所以,应多食些苦味的食物,以助心阳。具体地说,在冬季为了保阴潜阳,宜食谷类、羊肉、鳖、龟、木耳等食品,宜食热饮食,以保护阳气。由于冬季重于养"藏",此时进补是最好的时机。

4. 运动调养

"冬天动一动,少闹一场病;冬天懒一懒,多喝药一碗"。这句民谚,是以说明冬季锻炼的重要性。

冬日虽寒,仍要持之以恒进行自身锻炼,但要避免在大风、大寒、大雪、大雾中锻炼。还须指出,在冬天早晨,由于冷高压的影响,往往会发生逆温现象,即上层气温高,而地表气温低,大气停止上下对流活动,工厂、家庭炉灶等排出的废气,不能向大气层扩散,使得户外空气相当污浊,能见度大大降低。有逆温现象的早晨,在室外进行锻炼不如室内为佳。

5. 防病保健

冬季是白喉、流感等疾病的好发季节,除了注意精神、饮食运动锻炼外,还可用中药预防,如大青叶、板蓝根对流感有预防作用;黄芩可以预防猩红热;兰花草、鱼腥草可预防百日咳;生牛膝能预防白喉。这些方法简便有效,可以酌情采用。

冬寒也常诱发痼疾,如支气管哮喘、慢性支气管炎等,心肌梗死等心血管病、脑血管病及痹证等,也多因触冒寒凉而诱发加重。因此,防寒护阳,是至关重要的。同时,也要注意颜面、四肢的保健,防止冻伤。

6. 冬季保健的误区

(1)人体的耐寒能力应通过锻炼来增强,戴口罩常常会降低呼吸道黏膜的防御能力,容易出现呼吸道的感染。

(2)饮酒御寒不可取,导致酒后寒。

(3)皮肤发痒,切不可用手抓搔,应多吃些新鲜蔬菜、水果。

7. 冬季进补

补养一冬,潇洒过春秋。冬季是匿藏精气的时节,适当进补不但能提高机体的抗病能力,还可把滋补品中的有效成分储存在体内,为明年开春乃至全年的健康打下基础,"三九补一冬,来年无病痛"。

冬季是进补强身的最佳时机。进补的方法有两类:一是食补,多吃富含糖类、脂肪、蛋白质和维生素的食物。二是药补,常用一些补益的中药。两者相较,"药补不如食补"。不论食补还是药补,均需根据体质、年龄、性别等具体情况分别对待,有针对性,方能取效。进补时还应根据人的体质和阴阳气血的具体情况实施。常用药物如下。

(1)补气类:人参、黄芪、党参、白术等。适用于气虚不足,面色苍白,气短乏力,脾虚泄泻者。

(2)养阴、补血类:生地黄、阿胶、当归、枸杞子等。适用于面白无华,头晕心悸,口唇苍白,血红蛋白偏低者。

(3)补阳类:鹿茸也是冬令的常用补品。适用于平素阳虚怕冷,四肢不温,腰酸多尿者。

8. 热水足浴

古人说:"春天洗脚,升阳固脱;夏天洗脚,湿邪乃除;秋天洗脚,肺腑润育;冬天烫脚,丹田暖和"。

"寒从脚起",脚寒可引起多种疾病,如上呼吸道感染、胃寒疼痛、心脑血管疾病、冻疮、静脉炎等。足浴的功效:增强体质、防病治病、轻松大脑、舒筋活络、益寿延年。如能指按摩一定穴位,持之以恒,效果可更佳。

每晚临睡前,用水温在 40~50℃ 热水浸泡双足 5 分钟,双手示指、中指、无名指平行交替按摩双侧涌泉穴各 60 次,再用双手拇指在温水中按摩两脚脚趾间隙各 20 次。为保持水温,可分次加入适量烫水。

9. 冬季"食补"常用食物

(1)常用食物

①谷豆类:粳米、籼米、玉米、豆浆、小麦、黄豆、豌豆。

②蔬菜类:韭菜、香菜、大蒜、萝卜、黄花菜、红薯等。

③肉食类:羊肉、狗肉、牛肉、鸡肉及鳝鱼、鲤鱼、鲢鱼、带鱼、虾等。

④水果类:橘子、椰子、菠萝、荔枝、桂圆等。

⑤特别推荐食物——红薯:冬天食红薯好处多,红薯营养十分丰富,含有大量的糖类、蛋白质、脂肪和各种维生素与矿物质,还有胡萝卜素。科研发现,红薯中含有抑制癌细胞生长的抗癌物质。红薯还具有多种药用价值。红薯含有一种特殊性能的维生素 C 和维生素 E,即只有红薯中所含的维生素 C 和维生素 E,才会有在高温条件下也不被破坏的特殊性能。其中维生素 C 能明显增强人体对感冒等数种病毒的抵抗力,而维生素 E 则能促进性欲,延缓衰老。红薯中含有丰富的钾,能有效防止高血压的发生和预防卒中等心脑血管疾病。红薯含有的乳白色浆液能起到通便、活血与抑制肌肉痉挛的作用。将鲜红薯捣烂,挤汁涂搽,便可治疗湿疹、蜈蚣咬伤、带状疱疹等疾病。

(2)汤类

①黄酒牛肉汤:将牛肉适量切小块,加黄酒、葱、姜用砂锅炖烂,食肉喝汤。具有益气止渴、强筋壮骨、滋养脾胃功效。

②萝卜羊肉汤:将羊肉与萝卜同煮,然后去掉萝卜(即用以除去羊肉的膻腥味),加肉苁蓉 15 克,巴戟天 15 克,枸杞子 15 克同煮,食羊肉喝汤。具有兴阳温运之功效,对阳气不足的老年人更佳。

(3)粥类

①山药粥:山药(去皮)50 克,大米 50 克,蜂蜜、食用油各适量。将山药切成小

块,用油炒过,加入蜂蜜,将大米熬成粥,加入炒过的山药再煮开,即可食用。山药为滋补肾脾之佳品。

②栗子粥:栗子(去皮)50 克,大米 50 克,食盐少许。将生栗子用高压锅(少放水)煮熟,去皮,捣碎,放入洗好的大米中,加水煮成粥,再加食盐调味。栗子可补肾,对因肾气不足而引起的腰膝酸软或疼痛有食疗作用。

③芝麻粥:芝麻 10 克,大米 50 克,蜂蜜或食盐适量。先将芝麻炒出香味,将大米洗净煮成粥加入芝麻,调入蜂蜜或食盐即可食用。芝麻可分为白芝麻和黑芝麻,白芝麻有利肠补肺气的作用;黑芝麻可入肾,强筋骨。

④杏仁粥:杏仁(去皮)20 个左右,大米 50 克,白糖或食盐少许。将大米洗净煮粥,快熟时加入杏仁继续煮至熟,加少许白糖或食盐。杏仁可止咳定喘、祛痰润燥。

⑤核桃枸杞粥:核桃仁 30 克,枸杞子 15 克,大米 50 克。将核桃仁洗净捣碎;枸杞子洗净;大米淘洗干净,加适量水同煮成粥。适用于神经衰弱、小便余沥不净患者。

⑥牛肚大米粥:牛肚 200 克,大米 50 克,食盐少许。将牛肚用盐搓洗干净,切丁,与洗净大米加水同煮成烂粥,加少许盐调味食用。为病后体虚、食欲缺乏、四肢乏力的食疗佳品。

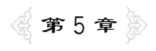

第5章

饮食与养生保健

《2007年世界卫生报告》指出,"饮食仍是长寿的要素"。饮食养生,就是以中医理论为指导,用以调整饮食结构,注意饮食宜忌,合理地摄取食物,以达到增进健康,益寿延年为目的的一种养生方法。

饮食是供给机体营养物质的源泉,是维持人体生长、发育,完成各种生理功能,保证生命生存的不可缺少的条件。《汉书·郦食其传》所说:"民以食为天",就是这个意思。古人早就认识到了饮食与生命的重要关系。他们在长期实践中积累了丰富的知识和宝贵经验,逐渐形成了一套具有中华民族特色的饮食养生理论,在保障人民健康方面发挥了巨大作用。

饮食养生的目的在于通过合理而适度地补充营养,以补益精气,并通过饮食调配,纠正脏腑阴阳之偏颇,从而增进机体健康、抗衰延寿。由于饮食为人所必需,而饮食不当,又最易影响健康,故食养是中医养生学中的重要组成部分。

第一节 老年人的饮食与营养特点

1. 老年期代谢功能的生理改变

(1)代谢与能量消耗改变:老年人组织耗氧与基础代谢较中年人降低10%～20%;同时老年人体力活动量也相对有所减少,代谢率的降低,常有一个调节控制的适应期,以维持代谢的平衡。这种调控的失衡,则会使体脂含量的比例增高,即使减食也不能控制体重的增长。

(2)细胞功能下降:老年期合成代谢开始降低,分解代谢相对增强,以致出现代谢失去平衡,引起细胞功能下降,对糖类、脂类代谢能力都明显下降,体脂逐渐增加,胆固醇在饱餐后明显上升,出现肌肉萎缩,钙的代谢异常,骨密度降低,体内水分减少等改变。

(3)器官功能改变:老年人牙齿疾病较为普遍,牙齿缺失也不在少数,严重影响其咀嚼功能;味蕾萎缩常影响着甜与咸两种味觉,有的伴有嗅觉改变,从而使食欲发生改变,摄入食物种类受限;胃肠道消化液分泌减少,消化酶活力下降,消化能力降低;肠蠕动减慢,极易发生便秘。肝实质细胞数目减少,肝功能改变,使蛋白质合成下降。糖原的贮存减少,易引起低血糖及老年低蛋白血症。肾功能也有所下降。

(4)内分泌功能改变:内分泌的改变,使基础代谢降低,引起糖类、脂肪等代谢的紊乱,使糖尿病、肥胖症等疾病的发生增加。

以上因素,均影响到老年人饮食和营养,对老年养生有着重要的影响。饮食营养作为人类生存的重要条件之一,其合理化是维护人体健康生活和疾病康复的极其重要的基础。

2. 老年人的营养素需要

一般情况而言,随着老年人生理功能的改变,其对营养的需求也有所改变。

(1)热能:一般而言,老年人的热能需要随年龄增加而减低,能量供给可比成年人减少,饮食也相应减少,这是一个值得注意的问题。

(2)蛋白质:老年人的蛋白质需要不低于成年人,由于分解代谢的增加而合成代谢逐渐变慢,高龄人容易出现低蛋白血症、水肿和营养性贫血。因此,对老年人的蛋白质供应量不宜低于成年人,以便能取得更好地利用。

(3)糖类:老年人宜用不同种类的糖类,但多糖的比例不宜过小,果糖在体内转变为脂肪的可能性小些,故果酱及蜂蜜可作为糖的一部分食用。在正常情况下,糖类在总热能中占的比例约在60%上下是适宜的。

(4)脂类:脂类它有助于对脂溶性维生素的吸收,改善蔬菜类常用食物的风味,也有胃纳量小但热能需要不小的特点。脂类应以植物性来源为大部分,但应有一定的动物脂肪。

(5)铁和钙质:老年人可以出现铁的吸收、造血功能、维生素C及微量元素的不足,可能与老年人的吸收能力下降有关,易于出现骨质软化,骨质密度减少以导致骨质疏松症。但在一般情况下,铁的质量是一个首要的问题,动物肌肉和动物血液提供的铁的吸收率高于植物性食物,这是必须注意的。

(6)维生素:老年人各种维生素的需要不能低于成年人。维生素不是营养素,它有利于消化和肠的蠕动,避免便秘,有利于防止结肠癌及降低血清胆固醇的作用。

(7)水分:老年人应适量补充水分,一般每日饮水在2000毫升左右。为了给老年人补充水分,可适当地增加汤羹等食物,既助消化,又可补充水分。

3. 老年人在营养方面存在的问题

(1)营养素摄入不平衡:我国部分老年人群中已出现营养不平衡,能量摄入高,其主要是脂肪摄入量高,蛋白质摄入高,钙与维生素C摄入量不足。

(2)老年人群中体质指数分布[体质指数(BMI)计算方法是体重(千克)除以身高(米)的平方]向两端分散,也就是说营养不良和体重超重比例高于全国成年人平均值。我国贫困农村尤其是山区存在营养摄入不足和膳食质量低下致营养不良；而城市中中老年人群的主要营养问题是超重及肥胖。

（3）微量营养素缺乏及高龄老人营养不良：即使在营养状况良好，甚至"营养过剩"的老年人群中，仍然存在不同程度微量营养素缺乏，70—80 岁老年人的营养不良比例上升，超重及肥胖比例下降，贫血患病率上升。

4. 老年人的营养及相关疾病

从营养与健康关系看，老年人群比较一般人群更加脆弱，更易受到营养缺乏或营养过剩和不平衡的影响；一部分生活在较贫穷地区的老年人，营养缺乏情况比一般人群更明显；另一部分生活在大城市的老年人，其承受慢性退行性疾病危险因素的威胁较大。

（1）膳食结构与冠心病：膳食结构不合理，脂肪、饱和脂肪、胆固醇摄入过量，常导致血脂升高、体重指数增加，增加了患心血管疾病的危险。研究表明，中老年膳食结构对血液流变学的影响较大。在正常情况下，多食鱼类，少食肉类更利于健康。

（2）膳食因素与高血压：近年来，高血压的患病率明显上升，在影响高血压发生的众多外环境因素中，膳食营养因素是主要因素之一。高热能、高脂肪、高盐摄入、超重及肥胖是高血压的危险因素。

（3）膳食因素与糖尿病：2 型糖尿病即非胰岛素依赖型糖尿病与肥胖之间存在明显相关，肥胖在 2 型糖尿病的患病中是一个重要因素。

（4）膳食营养与慢性疾病：维生素及微量元素的摄入均不足，与老年慢性退行性疾病及肿瘤的发生有密切的关系。维生素 A、维生素 C、硒等的摄入不足，可导致这些疾病的发生。

第二节　饮食养生的作用

饮食为的是补充营养，这是人所共知的常识。但具体说来还有许多讲究。首先，人体最重要的物质基础是精、气、神，统称"三宝"。机体营养充盛，则精、气充足，神自健旺。《寿亲养老新书》说："主身者神，养气者精，益精者气，资气者食。食者生民之大，活人之本也。"明确指出了饮食是"精、气、神"的营养基础。其次，由于食物的味道各有不同，对脏腑的营养作用也有所侧重。《素问·至真要大论》中说："五味入胃，各归所喜，故酸先入肝，苦先入心，甘先入脾，辛先入肺，咸先入肾，久而增气，物化之常也。"此外，食物对人体的营养作用还表现在其对人体脏腑、经络、部位的选择性上，即通常所说的"归经"问题。例如，茶入肝经，梨入肺经，粳米入脾、胃经，黑豆入肾经等。有针对性地选择适宜的饮食，对人的营养作用更为明显。饮食养生的作用大要有以下两个方面。

1. 强身、防病

食物对人体的滋养作用是身体健康的重要保证。合理地安排饮食,保证机体有充足的营养供给,可以使气血充足,五脏六腑功能旺盛。因而,新陈代谢功能活跃,生命力强,适应自然界变化的应变能力大,抵御致病因素的力量就强。

饮食又可以调整人体的阴阳平衡,即《素问·阴阳应象大论》所说:"形不足者,温之以气,精不足者,补之以味"。根据食物的气、味特点及人体阴阳盛衰的情况,予以适宜的饮食营养或以养精,或以补形,既是补充营养,又可调整阴阳平衡。不但保证机体健康,也是防止发生疾病的重要措施。例如,食用动物肝,既可养肝,又能预防夜盲症;食用海带,既可补充碘及维生素,又可预防甲状腺肿;食用水果和新鲜蔬菜,既可补充营养又可预防坏血病等,均属此类。

此外,发挥某些食物的特异作用,可直接用于某些疾病的预防。例如,用大蒜预防外感和腹泻、用绿豆汤预防中暑、用葱白生姜预防伤风感冒等,都是利用饮食来达到预防疾病的目的。

2. 益寿、防衰

饮食调摄是长寿之道的重要环节,利用饮食营养达到抗衰防老、益寿延年的目的,是历代医家十分重视的问题。中医学认为,精生于先天,而养于后天,精藏于肾而养于五脏,精气足则胃气盛,肾气充则体健神旺,此乃益寿、抗衰的关键。因此,在进食时选用具有补精益气、滋肾强身作用的食品。同时,注意饮食的调配及保养,对防老抗衰是十分有意义的。特别是对于老年人,充分发挥饮食的防老抗衰作用尤其重要。《养老奉亲书》说:"高年之人真气耗竭,五脏衰弱,全仰饮食以资气血。"清代养生家曹廷栋认为,以粥调治颐养老人,可使其长寿。他指出:"老年有竞日食粥,不计顿,饥即食,亦能体强健,享大寿。"因之编制粥谱百余种,以示人食饮。

很多食物都具有防老抗衰作用,如芝麻、桑椹、枸杞子、龙眼肉、胡桃、蜂王浆、山药、人乳、牛奶、甲鱼等都含有抗衰老物质成分,都有一定的抗衰延寿作用。经常选择适当食品食用,有利于健康长寿。

在传统的中医饮食养生法中,有丰富的调养经验和方法。在食品选择上,有谷类、肉类、蔬菜、果品等几大类;在饮食调配上,则又有软食、硬食、饮料、菜肴、点心等。只要调配有方,用之得当,不仅有养生健身功效,而且可以收到较好的治疗效果。

第三节　饮食调养的原则

饮食养生,并非是无限度地补充营养,而是必须遵循一定的原则和法度。概括地说,大要有四:一要"和五味",即食不可偏,要合理配膳,全面营养;二要"有节制",即不可过饱,亦不可过饥,食量适中,方能收到养生的效果;三要注意饮食卫生,防止病从口入;四要因时因人而异,根据不同情况、不同体质,采取不同的配膳营养。这些原则对于指导饮食营养是十分重要的。

1. 合理调配、平衡饮食

《素问·脏气法时论》中就指出:"五谷为养,五果为助,五畜为益,五菜为充,气味合而服之,以补精益气。"《素问·五常政大论》也说:"谷、肉、果、菜、食养尽之。"全面概述了饮食的主要组成内容,其中以谷类为主食品,肉类为副食品,用蔬菜来充实,以水果为辅助。人们必须根据需要,兼而取之。这样调配饮食,才会供给人体需求的大部分营养,有益于人体健康。

食物的种类多种多样,所含营养成分各不相同,只有做到合理搭配,才能使人得到各种不同的营养,以满足生命活动的需要。因此,全面的饮食,适量的营养,乃是保证生长发育和健康长寿的必要条件。

从现代科学研究来看,谷类食品含有糖类和一定数量的蛋白质;肉类食品中含有蛋白质和脂肪;蔬菜、水果中含有丰富的维生素和矿物质。这些食物相互配合起来,才能满足人体对各种营养的需求。如果不注意食品的合理调配,就会影响人体对所需营养物质的摄取,于健康无益。

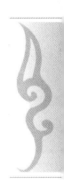

《中国居民膳食指南》八点内容是:①食物多样,谷类为主。②多吃蔬菜、水果和薯类。③常吃奶类、豆类或其制品。④经常吃适量的鱼、禽、蛋、瘦肉,少吃肥肉和荤油。⑤食量要与体力活动平衡,保持适宜体重。⑥吃清淡少盐的膳食。⑦如饮酒应限量。⑧吃清洁卫生、不变质的食物。

在实际生活中,要根据合理调配这一原则,结合具体情况,有针对性地安排饮食,对身体健康是十分有益的。

中医学将食物的味道归纳为:酸、苦、甘、辛、咸五种,统称"五味"。五味不同,对人体的作用也各有不同。五味调和,有利于健康。《素问·生气通天论》指出:"阴之所生,本在五味,用之五宫,伤在五味""是以谨和五味,骨正筋柔,气血以流,腠理以密,如是则骨气以精,谨道如法,长有天命"。说明饮食调配得当,五味和谐,则有助于机体消化吸收,滋养脏腑、筋骨、气血,因而有利于健康长寿。《素问·五脏生成》指出:"多食咸,则脉凝泣而变色;多食苦,则皮槁而毛拔;多食辛,则筋急而爪枯;多食酸,则肉削而唇揭;多食甘,则骨痛而发落,此五味之所伤也。"从食味太偏有损健康的角度,强调了五味调和的重要性。

2. 饮食有节

(1)顺应四时,调节饮食:一年四季有寒、热、温、凉之别,食物性能也有清凉、甘淡、辛热、温补之异,故饮食摄养宜顺应四时而调整。《饮膳正要卷二·四时所宜》明确指出:"春气温宜食麦以凉之,夏气热宜食菽以寒之,秋气燥宜食麻以润其燥,冬气寒宜食黍以治其寒。"

春三月,气候渐温,万物复苏,人体肝气当令。应"省酸增甘,以养脾气"。即要求少吃酸味食物以制肝木旺盛,多吃甜食以增强脾的功能。一般认为,春宜甘温平淡,再适当地配合具有清肝疏肝作用的食物,如蜂蜜、小白菜、油菜、胡萝卜、芹菜、菠菜、荠菜、马兰头、菊花脑、荸荠等。

夏三月,暑气当令,气候炎热,饮食应以甘寒清淡,富有营养,易于消化为原则,少吃肥腻、辛辣、燥热等助阳上火、积湿生热之品。宜食西瓜、黄瓜、绿豆、扁豆、玉米、薏苡仁、豇豆、豌豆、冬瓜、丝瓜、西红柿、杨梅、枇杷等。

秋三月,炎暑渐消,金风送爽,气候干燥,饮食方面多选择甘润性平的食物,以生津养肺,润燥护肤。如梨、柿子、香蕉、甘蔗、菠萝、百合、银耳、萝卜及乳品、芝麻、糯米、蜂蜜等。

冬三月,气候严寒,易伤阳气,饮食宜选温补的食物,以助人体的阳气,尤其是要补肾阳,如牛肉、羊肉、狗肉、胡椒、桂圆、葱、姜、蒜、大枣、核桃仁等。根据中医学"冬藏精"的自然规律,冬月进补才能使营养物质转化的能量最大限度地贮存于体内,滋养五脏,培育元气,提高人体抵抗力,为来年的健康打下良好的基础。即"三九补一冬,来年无病痛"。但亦要注意到人体内在的生理变化。因为气候虽冷,但人体腹内较温,故温热的食物亦不宜吃得过多,易"上火",有耗阴伤精之弊。

(2)根据一日之生理规律饮食:人有生物节律性,一日之中,早温、午热、晚凉、夜寒。平旦阳气升,日中阳气隆,日落阳气消,入夜阳气沉。生理变化与饮食规律有密切的关系。因为平旦阳气升,人体阳气旺盛,易于化生万物,利于饮食,易于化物,所以早餐要吃好;日中阳气盛,而且此时正是手少阳小肠经和足少胆经主气,利于消化,因此中餐要吃饱;日落阳气衰,此时人体脾胃阳气衰退,不利消化所以要吃少。因此"早餐要吃好,中餐要吃饱,晚餐要吃少",是符合人的生物节律性的。

早餐要吃好:经过一夜睡眠,人体得到了充分休息,精神振奋,但胃肠经一夜时间,业已空虚,此时若能及时进食,则体内营养可得到补充,精力方可充沛。所谓早饭宜好,是指早餐的质量,营养价值宜高一些,精一些,便于机体吸收,提供充足的能量。尤以稀、干搭配进食为佳,不仅摄取了营养,也感觉舒适。

中餐要吃饱:中午饭具有承上启下的作用。上午的活动告一段落,下午仍需继续进行,白天能量消耗较大,应当及时得到补充,所以午饭要吃饱。所谓"饱"是指要保证一定的饮食量。当然,不宜过饱,过饱则胃肠负担过重,也影响机体的正常活动和健康。

晚餐要吃少:晚上接近睡眠,活动量小,故不宜多食。如进食过饱,易使饮食停滞,增加胃肠负担,会引起消化不良,影响睡眠。所以,晚饭进食要少一些。也不可食后即睡,宜小有活动之后入寝。《千金要方·道林养性》说:"须知一日之忌,暮无饱食""饱食即卧乃生百病"。

(3)根据个体的差异因人制宜:即重视饮食的个体特异性,根据体质、年龄、性别等不同特点来配制膳食。以体质而论,阳虚阴盛之体宜食温热而不宜寒凉。阴虚阳盛之体宜食清润而不宜辛辣。痰湿体质的人,宜食清淡利湿之品,少吃肥甘油腻;素体脾胃虚者,宜食温软之品,忌吃粗硬生冷。过敏体质之人,又应慎食海腥、鱼虾之类,以免诱发风疹、哮喘等病。从年龄而言,老年人生理功能减退,脾胃功能多虚,只宜素淡平补。在性别方面,女子以血为用,所以在女性调节饮食注意补血。

根据老年人的生理特点,老年人进食益少量多餐。以点心补充营养:老年人由于咀嚼及吞咽能力都比较差,往往一餐吃不了多少东西,而且进食时间又拖得很长。为了让老年人每天都能摄取足够的热量及营养,不妨让老年人一天分5~6餐进食,在三次正餐之间准备一些简便的点心,如低脂牛奶泡饼干(或营养麦片)、低脂牛奶燕麦片,或是豆花、豆浆加蛋,也可以将切成小块的水果或水果泥拌酸奶食用。

3. 定量、定时

进食要定量、定时。《吕氏春秋·季春纪》说,"食能以时,身必无灾,凡食之道,无饥无饱,是之谓五脏之葆",说的就是这个意思。

(1)定量:定量是指进食宜饥饱适中。人体对饮食的消化、吸收、输布,主要靠脾胃来完成。进食定量,饥饱适中,恰到好处,则脾胃足以承受。消化、吸收功能运转正常,人便可及时得到营养供应,以保证各种生理功能活动。反之,过饥或过饱,都对人体健康不利。

过分饥饿,则机体营养来源不足,无以保证营养供给。消耗大于补充,就会使机体逐渐衰弱,势必影响健康。反之,饮食过量,在短时间内突然进食大量食物,势必加重胃肠负担,食物停滞于肠胃,不能及时消化,就影响营养的吸收和输布;脾胃功能因承受过重,亦会受到损伤。其结果,都难以供给人体生命所需要的足够营养。气血化生之源不足,必然导致疾病的发生,无益于健康。《管子》说:"饮食节……则身利而寿命益""饮食不节……则形累而寿命损。"《千金要方·养性序》进而指出:"不欲极饥而食,食不可过饱;不欲极渴而饮,饮不可过多。饱食过多,则结积聚,渴饮过多,则成痰澼。"人在大饥大渴时,最容易过饮过食,急食暴饮。所以在饥渴难耐之时,亦应缓缓进食,避免身体受到伤害。当然,在没有食欲时,也不应勉强进食,过分强食,脾胃也会受伤。《吕氏春秋·孟春纪》说:"肥肉厚酒,务以自强,命曰烂肠之食。"《素问·痹论》说:"饮食自倍,肠胃乃伤。"梁代陶弘景在《养性延命录》也指出:"不渴强饮则胃胀,不饥强食则脾劳。"这些论述都说明了节制饮食定量的重要养生意义。

(2)定时:定时是指进食宜有较为固定的时间,早在《尚书》中就有"食哉惟时"之论。有规律的定时进食,可以保证消化、吸收功能有节奏地进行活动,脾胃则可协调配合,有张有弛,食物则可在机体内有条不紊地被消化、吸收,并输布全身。如果食无定时,或零食不离口,或忍饥不食,这样打乱胃肠消化的正常规律,都会使脾胃失调,消化能力减弱,食欲逐渐减退,有损健康。

我国传统的进食方法是一日三餐。若能经常按时进餐,养成良好的饮食习惯,则消化功能健旺,于身体是大有好处的。

定量、定时是保护消化功能的调养方法,也是饮食养生的一个重要原则,历代养生家都十分重视这个问题。孙思邈在《千金要方》中指出:"食欲数而少,不欲顿而多",即进食适度的意思。

第四节　饮食卫生

注意饮食卫生,也是我国人民的好传统。自古以来,饮食卫生一直为人们所重视,把注意饮食卫生看成是养生防病的重要内容之一。归纳起来,大要有四。

1. 饮食宜新鲜

新鲜、清洁的食品,可以补充机体所需的营养,饮食新鲜而不变质,其营养成分很容易被消化、吸收,对人体有益无害。食品清洁,可以防止病从口入,避免被细菌或毒素污染的食物进入机体而发病。因此,食物要保证新鲜、清洁。《论语·乡党》中就有"鱼馁而肉败不食,色恶不食。"仲景在《金匮要略》中进一步指出:"秽饭、馁肉、臭鱼食之皆伤人。"这些告诫人们,腐败不洁的食物,变质的食物不宜食用,食之有害。新鲜、清洁的食品才是人体所需要的。

2. 宜以熟食为主

大部分食品不宜生吃,需要经过烹调加热后变成熟食,方可食用,其目的在于使食物更容易被机体消化吸收。同时,也使食物在加工变热的过程中,得到清洁、消毒,除掉一些致病因素。实际上,在人类取得火种以后,吃熟食便成为人类的饮食习惯,以致发展为烹调学。孔子的"脍不厌细",也是着眼于熟食而言。故饮食以熟食为主是饮食卫生的重要内容之一,肉类尤须煮烂。《千金要方·养性序》说:"勿食生肉,伤胃,一切肉惟须煮烂",这对老年人尤为重要。

3. 注意饮食禁忌

在人类长期的实践过程中,人们逐渐认识到,有些动、植物于人体有害,吃入后会发生食物中毒,如河豚、发芽的土豆等,对人体有毒,误食会影响健康,危及生命。因而,在饮食中,应多加小心,仔细辨认。早在两千多年前,汉代医家张仲景就提出了有关食品禁忌的问题。在《金匮要略》中,分别有《禽兽鱼虫禁忌并治》和《果实菜谷禁忌并治》两类,指出:"肉中有朱点者,不可食之""六畜自死,皆疫死,则有毒,不可食之""诸肉及鱼,若狗不食,鸟不啄者,不可食之""生果停留多日,有损处,食之伤人""果子落地经宿,虫蚁食之者,人大忌食之"。这些饮食禁忌,至今仍有现实意义,在饮食卫生中应予以足够重视。

4. 因时因人制宜

随四时气候的变化而调节饮食,是饮食养生的原则之一,对于保证机体健康是有很好作用的。元代忽思慧所著的《饮膳正要》一书中说:"春气温,宜食麦以凉之;夏气热,宜食菽以寒之;秋气燥,宜食麻以润其燥;冬气寒,宜食黍以热性治其寒",概括地指明了饮食四时宜忌的原则。

饮食调摄,还要根据不同的年龄、体质、个性、习惯等方面的差异,分别予以安排,不可一概而论。例如,胃酸偏多的人,宜适当多食碱性食物;而胃酸缺乏的人宜适当选择偏于酸性的食品,以保证食物的酸碱适度。体胖之人,多有痰湿,故饮食宜清淡,而肥甘油腻则不宜多食;体瘦之人,多阴虚内热,故在饮食上宜多吃甘润生津的食品,而辛辣燥烈之品则不宜多食。

第五节　老年人饮食保健

1. 饮食结构

(1)以豆制品取代部分动物蛋白质:老年人必须限制肉类的摄取量,一部分的蛋白质来源应该以豆类及豆制品(如豆腐、豆浆)取代。老年人的饮食内容里,每餐正餐至少要包含 170 克质量好的蛋白质(如瘦肉、鱼肉、蛋、豆腐等),素食者要由豆类及各种坚果类(花生、核桃、杏仁、腰果等)食物中获取优质蛋白质。

(2)主食加入蔬菜一起烹调:为了方便老年人咀嚼,尽量挑选质地比较软的蔬菜,如西红柿、丝瓜、冬瓜、南瓜、茄子及绿叶菜的嫩叶等,切成小丁块或是刨成细丝后再烹调。如果老年人平常以稀饭或汤面为主食,每次可以加入 1~2 种蔬菜一起煮,以确保每天至少吃到 500 克的蔬菜。

(3)每天吃 350 克水果:水果是常被老年人忽略的食物。一些质地软的水果,如香蕉、西瓜、水蜜桃、木瓜、杧果、猕猴桃等都很适合老年人食用。可以把水果切成薄片或是以汤匙刮成水果泥食用。如果要打成果汁,必须注意控制分量,打汁时可以加些水稀释。

(4)补充维生素B:维生素B与老年人易罹患的心血管疾病、肾疾病、白内障、脑部功能退化(认知、记忆力)及精神健康等都有密切的关联。因此,对于患病的老年人来说,需要特别注意补充维生素B。没有精加工的谷类及坚果中都含有丰富的维生素B,所以老年人可加一些粗粮。

(5)限制油脂摄取量:以植物油为主,避免肥肉、动物油脂(猪油、牛油),而且也要少用油炸的方式烹调食物。

(6)少加盐、味精、酱油,善用其他调味方法:味觉不敏感的老年人吃东西时常觉得索然无味,食物一端上来就猛加盐,很容易吃进过量的钠。可以多利用一些具有浓烈味道的蔬菜,如香菜、香菇、洋葱炒蛋或是煮汤、煮粥。利用白醋、水果醋、柠檬汁、橙汁或是菠萝等各种果酸味,也可以变化食物的味道。一些中药材,尤其像气味浓厚的当归、肉桂、五香、八角或者香甜的枸杞子、大枣等取代盐或酱油,丰富的味道有助勾起老年人的食欲。

(7)少吃辛辣食物:虽然辛辣香料能引起食欲,但是老年人吃多了这类食物,容易造成体内水分、电解质不平衡,出现口干舌燥、火气大、睡眠差等症状,所以少吃为宜。

(8)白天多补充水分:应鼓励老年人白天多喝白开水,多饮茶,但是要少喝含糖饮料。晚餐之后,减少摄取水分,这样就可以避免夜间上厕所,影响睡眠。

2. 老年人进食保健

(1)进食宜缓:进食宜缓是指吃饭时应该从容缓和,细嚼慢咽。《养病庸言》说:"不论粥饭点心,皆宜嚼得极细咽下。"这样进食,既有利于各种消化液的分泌,食物易被消化吸收;又能稳定情绪,避免急食暴食,保护肠胃。

急食则食不易化,暴食则会骤然加重肠胃负担,还容易发生噎、呛、咳等意外,是应当予以重视和防止。

(2)食宜专致:《论语·乡党》中说:"食不语"。进食时,应该将头脑中的各种琐事尽量抛开,把注意力集中到饮食上来。进食专心致志,既可品尝食物的味道,又有助于消化吸收,更可以有意识地使主食、蔬菜、肉、蛋等食品杂合进食,做到"合理调配"。同时,也可增进食欲。古人所说的"食不语"及"食勿大言"(见《千金翼方》),就是要人们在吃饭时专心致志。说明自古以来,早已认识到专心进食有利于消化的道理。倘若进食时,头脑中仍思绪万千,或边看书报,边吃饭,没有把注意力集中在饮食上,心不在"食"。那么,也不会激起食欲,纳食不香,自然影响消化吸收,这是不符合饮食养生要求的。

（3）进食宜乐：安静愉快的情绪有利于胃的消化，乐观的情绪和高兴的心情都可使食欲大增，这就是中医学中所说的肝疏泄畅达则脾胃健旺。反之，情绪不好，恼怒嗔恚，则肝失条达，抑郁不舒，致使脾胃受其制约，影响食欲，妨碍消化功能。古有"食后不可便怒，怒后不可便食"之说。故于进食前后，均应注意保持乐观情绪，力戒忧愁恼怒，不使其危害健康。进食时，要使情绪舒畅乐观，可以从以下几个方面着手。

①进食的环境要宁静、整洁：这对稳定人的情绪是很重要的。喧闹、嘈杂及脏乱不堪的环境，往往影响人的情绪和食欲。

②进食的气氛要轻松愉快：进食过程中，不回忆、不谈论令人不愉快的事情，不急躁、不争吵，保持轻松愉快的气氛。

③轻松、柔和的乐曲有助于消化吸收。《寿世保元》中说："脾好音声，闻声即动而磨食"。故在进食时，放一些轻柔松快的乐曲，有利于增进食欲及加强消化功能。

3. 进食宜忌

（1）宜素少荤：老年人长期过食荤腻食品，容易罹患高血压、动脉粥样硬化、冠心病、高脂血症、糖尿病等。老年人在膳食上应忌大荤，宜多吃各种蔬菜与水果。素为主，少佐荤，注意荤素搭配，以满足人体对多种营养的需要。

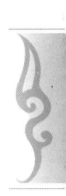

（2）宜鲜忌陈：鲜与陈是指食物质量的好与坏。新鲜食物所含的营养素多，而且味道鲜美，既能诱发老年人食欲，又便于消化吸收。老年人肝的解毒功能低，在饮食中应忌食一切腐败变质的食物。

（3）宜少忌多：老年时期胃肠道消化功能降低，应根据自己的体质、活动量的大小、热能消耗的多少等具体情况，实行少而精、少吃多餐的原则。

（4）宜软忌硬：老年人由于肾气虚弱，牙齿松动无力，胃肠蠕动减缓，消化液分泌减少。在饮食上以松软为好，少吃油炸、火烤类坚硬食品。在食物烹调上，以蒸、煮、炖、烩为主，有助于消化吸收。老年人以食粥养生最佳，尤其是早餐食粥，有利养胃。

（5）宜淡忌咸：老年人食欲降低，在食品的烹调加工上除注意色、香、味俱全，还应宜淡忌咸。饮食过咸会使钠离子在人体内过剩，引起血管收缩，致使血压升高，造成脑血管障碍。老年人应严格控制盐量，每人每天以 3 克左右为宜。老年人在饮食上，还应忌过甜、过辣的食物，防止身体发胖或胃肠受刺激。

（6）宜温忌寒：食物要寒温适度，"热无灼唇，冷无冰齿。"在深秋和冬季，宜选择食用具有温补作用的食品与药膳等，以利保养元气。热天要少食生冷食品，尤其是冷饮，谨防损伤脾胃，引发消化不良、腹痛、腹泻等病症。不宜食过热、过烫的食物，有诱发食管癌和胃癌的危险。

（7）宜茶限酒：茶叶是营养丰富的最佳饮料。老年人适量饮茶，可补充维生素、叶酸、烟酸等必需的营养物质。饮茶能提神、醒脑、改善肠胃功能,防治高血压、冠心病、龋齿、癌症等。

老年人适量饮酒,可促进血液循环,增强新陈代谢。但忌过多饮酒,过多饮酒则害多利少,酒能使人体的组织器官受损害,降低智力和加重痴呆症状。长期酗酒可引起胃和肺的出血与肝硬化,甚至发展为肝癌。

4. 食后养生

进食之后,为了帮助消化食物,亦应做一些必要的调理,如食后散步、摩腹等。

(1)食后摩腹:《千金翼方》说:"平日点心饭讫,即自以热手摩腹。"又说:"中食后,还以热手摩腹。"食后摩腹的具体方法:吃食以后,自左而右,可连续做 20～30次。这种方法有利于腹腔血液循环,可促进胃肠消化功能,经常进行食后摩腹,不仅于消化有益,对全身健康也有好处,是一种简便易行、行之有效的养生法。

(2)食后散步:进食后,不宜立即卧床休息。饭后宜做一些从容缓和的活动,对于健康有益。俗话说:"饭后百步走,能活九十九。"《摄养枕中方》中说:"食止、行数百步,大益人。"进食后,活动身体,有利于胃肠蠕动,促进消化吸收,而以散步是最好的活动方式。

如果在饭后,边散步,边摩腹,则效果更佳。《千金翼方》将其归纳为:"食后,还以热手摩腹,行一二百步,缓缓行,勿令气急,行讫,还床偃卧,四展手足,勿睡,顷之气定。"这是一套较为完整的食后养生方法,后世多所沿用,实践证明行之有效。

(3)食后漱口:食后还要注意口腔卫生。进食后,口腔内容易残留一些食物残渣,若不及时清除,往往引起口臭,或发生龋齿、牙周病。早在汉代,《金匮要略》中即有"食毕当漱口数过,令牙齿不败口香"之说。经常漱口可使口腔保持清洁,牙齿坚固,并能防止口臭、龋齿等疾病。

5. 长寿老人的常用饮食

(1)喜欢喝粥:历代医家和养生家对老年人喝粥都十分推崇。《随息居饮食谱》说:"粥为世间第一滋补品。"粥易消化、吸收,能和胃、补脾、清肺、润下。

(2)最喜欢小米:小米是老年人的最佳补品。中医学认为,小米益五脏,厚肠胃,充津液,壮筋骨,长肌肉。清代有位名医说:"小米最养人。熬米粥时的米油胜过人参汤。"

(3)每天吃 1 个鸡蛋:百岁寿星、著名经济学家陈翰笙博士根据营养学的安排,坚持每天早上吃 1 个鸡蛋、晚上喝 1 杯奶、中间吃 1 个大苹果。营养学家测定,蛋清中含大量水分、蛋白质。蛋清蛋白有极丰富的氨基酸,且组成比例非常适合人体需要,这种蛋白质在人体中利用率最高。

(4)偏爱红薯:吃红薯是长寿老人的一大喜好。老人说:"红薯是个宝,顿顿离不了."医学家研究发现,红薯有五大功效。①和血补中,营养丰富;②宽肠通气,促进排便;③益气生津,增强免疫;④含抗癌物质,能防癌抗癌;⑤抵抗衰老,防止动脉硬化。

（5）豆腐是老年人喜欢的美食:"鱼生火,肉生痰,白菜豆腐保平安"。豆腐主要成分是蛋白质和异黄酮。豆腐具有益气、补虚、降低血铅浓度,保护肝,促使机体代谢的功效,常吃豆腐有利于健康和智力发育。老年人常吃豆腐对于血管硬化、骨质疏松等症有良好的食疗作用。

（6）大白菜,人人爱:大白菜,平常菜,老年人,最喜爱。白菜味道鲜美,老少皆宜,国画大师齐白石先生有一幅大白菜图,独论白菜为"菜中之王",并赞"百菜不如白菜"。老人常说:"白菜吃半年,大夫享清闲"。大白菜能养胃、利肠、解酒、利便、降脂、清热、防癌等。

脾胃饮食保养四诀"动为纲":指适当地运动可促进消化,增进食欲;"素为常":常用素食少油腻,多吃蔬菜,日常以淡食为主;"酒少量":少量饮酒能刺激胃肠蠕动,以利消化,亦可畅通血脉,振奋精神,消除疲劳,除风散寒;"莫愁肠":指人的精神状况,情绪变化对脾胃有较大影响。

进食方法古人一再强调:食勿多言,勿思虑,勿动情。

6. 老年人饮食养生应注意的问题

老年人要根据自己的实际情况,科学地自我调节饮食规律和包含的量,顺应自然,平衡饮食,合理地调节饮食结构,以保持饮食的营养。同时,最为重要的是要在饮食养生中寻找快乐。让生活充满生机。在饮食调养中,有几个值得注意的问题。

（1）忌乱用"补品":现在市场上五花八门的加工食品和营养品,都说得天花乱坠,让人雾里看花。

（2）防止伪"营养学":伪"营养学"为了利益,常常宣传这个是好东西,那个也是好东西;可是很快又有观点说这个不能吃,那个要忌口。老年人要切忌上当。

（3）不能用营养强化食品或营养补充剂代替日常食品:中国营养学会理事、中国预防医学科学院营养与食品卫生研究所研究员、医学博士研究生导师荫士安告诫:"不能用营养强化食品或营养补充剂替代日常食品,营养成分的主要来源应当是日常合理的膳食。建议用购买营养补品的钱,用来购买鱼、肉、蛋、奶、新鲜蔬菜和水果等食品更适宜。人吃的食物种类越多,缺乏某种营养素或摄入某种营养素过多的可能性越小。"

（4）营养素比例平衡:中国营养学会理事长、世界营养科学联合会理事、著名营养学家葛可佑在 2001 年 9 月 27 日的一个科学报告中指出:"人体对各种营养素的吸收也要有适宜的比例,由此推理到一个人体的运作,需要诸多营养素的有机组合,而其运作是否正常有效,则取决于身体里所缺少的营养素。各种营养素在身体里是相互配比的(如磷和钙要求 1∶1)。如果它们平衡了,它们的作用就能充分发挥,产生最高效果。否则,一种营养素缺乏,其他的都很充足,所有营养素就不能发挥作用,效果不理想。不要一提及补充营养素,就认为补得越多越好。"

　　平衡饮食是饮食保健的精髓!

第6章

起居与养生保健

起居有常主要是指起居作息和日常生活的各个方面有一定的规律，并合乎自然界和人体的生理常度。它要求人们起居作息、日常生活要有规律，这是强身健体、延年益寿的重要原则。起居调摄包含衣食住行、站立坐卧、苦乐劳逸等的养生措施。

第一节　起居有常

1. 起居有常的保健作用

古代养生家认为，人们的寿命长短与能否合理安排起居作息有着密切的关系。清代名医张隐庵说："起居有常，养其神也，不妄作劳，养其精也……能调养其神气，故能与形俱存，而尽终其天年。"这说明起居有常是调养神气的重要法则。神气在人体中具有重要作用，它是对人体生命活动的总概括。人们若能起居有常，合理作息，就能保养神气，使人体精力充沛，生命力旺盛，面色红润光泽，目光炯炯，神采奕奕。反之，若起居无常，不能合乎自然规律和人体常度来安排作息，天长日久则神气衰败，就会出现精神萎靡，生命力衰退，面色不华，目光呆滞无神。

起居有常能提高人体适应力。古代养生家认为，起居作息有规律及保持良好的生活习惯，能提高人体对自然环境的适应能力，从而避免发生疾病，达到延缓衰老、健康长寿的目的。现代老年医学对人类衰老变化与衰老机制的研究认为，不同种属的生物具有不同的寿命期限，这种期限与遗传有关。每种生物的寿命在遗传基因中都按出生、生长、发育、成熟、衰老、死亡这一过程，预先做了程序安排。这种生命过程的安排，被称为"生物钟"，即按"生物钟"的规律演变，展现一系列的生命过程，决定着生物寿命的长短。虽然人体后天的周期性节律变化受生物钟的控制，但更为现实的是在于训练和培养。在生活中提高生存和生活的能力，获得一个健强的体魄，以提高生活的适应能力。这一过程的建成和巩固与生活作息规律有密切关系。起居作息规律一旦建成，其活动就相对稳定，并且具有预见性和适应性。这样就提高了人体对环境的适应能力。有规律的作息制度可以在大脑神经中枢建立各种条件反射，并使其不断巩固，形成稳定的良好的生活习惯。一系列条件反射,又促进人体生理活动有规律的健康发展。可见,养成良好的生活作息规律是提高人体适应力,保证健康长寿的要诀之一。

2. 生活作息失常的危害

《黄帝内经》告诫人们,如果"起居无节",便将"半百而衰也"。就是说,在日常生活中,若起居作息毫无规律,恣意妄行,逆于生乐,以酒为浆,以妄为常,就会引起早衰,以致损伤寿命。现代研究认为,人体进入成熟期以后,随着年龄的不断增长,身体的形态、结构及其功能开始出现一系列退行性变化。例如,适应能力减退、抵抗能力下降、发病率增加等,这些变化统称为老化。老化是一个比较漫长的过程,衰老多发生在老化过程的后期,是老化的结果。生理性衰老是生命过程的必然。但仍可通过养生延缓衰老;病理性衰老则可结合保健防病加以控制。

有些人生活作息很不规律,夜卧晨起没有定时,贪图一时舒适,四体不勤,放纵淫欲,其结果必致加速老化和衰老,并进而导致死亡。生活规律破坏,起居失调,则精神紊乱,脏腑功能损坏,身体各组织器官都可产生疾病。特别是年老体弱者,生活作息失常对身体的损害更为明显。据现代研究资料表明,在同等年龄组内,退休工人比在职工人发病率高达三倍之多。说明只有建立合理的作息制度,休息、劳动、饮食、睡眠,皆有规律,并持之以恒,才能增进健康,尽终其天年。

3. 建立科学的作息制度

人生活在自然界中,与之息息相关。因此,人们的起卧休息只有与自然界阴阳消长的变化规律相适应,才能有益于健康。例如,平旦之时阳气从阴始生,到日中之时,则阳气最盛,黄昏时分则阳气渐虚而阴气渐长,深夜之时则阴气最为隆盛。人们应在白昼阳气隆盛之时从事日常活动,而到夜晚阳气衰微的时候,就要安卧休息。也就是古人所说的"日出而作,日入而息",这样可以起到保持阴阳运动平衡协调的作用。又如,一年之中,四时的阴阳消长,对人体的影响尤为明显。因此,孙思邈说:"善摄生者卧起有四时之早晚,兴居有至和之常制。"即根据季节变化和个人的具体情况制订出符合生理需要的作息制度,并养成按时作息的习惯,使人体的生理功能保持在稳定平衡的良好状态中,这就是起居有常的真谛听在。有规律的周期性变化是宇宙间的普遍现象,从天体运行到人体生命活动,都有内在规律或称节律。

现代医学已证实,人的生命活动都遵循着一定周期或节律而展开。人的情绪、体力、智力等也都有一定的时间规律,体力、情绪和智力的节律周期分别为23、28和33天,每个周期又分为旺盛和衰退两个阶段。人的体温总是凌晨2—6时最低,下午2—8时最高。脉搏和呼吸是清晨最慢,白天较快。血压也是白天高,夜间低。

规律的生活作息能使大脑皮质在机体内的调节活动形成有节律的条件反射系

统,这是健康长寿的必要条件。培养规律生活习惯的最好措施是主动地安排合理的生活作息制度,做到每日定时睡眠、定时起床、定时用餐、定时工作学习、定时锻炼身体、定时排大便、定期洗澡等。把生活安排得井井有条,使人们生机勃勃,精神饱满地工作、学习。这样,对人体健康长寿是大有益处的。

第二节　劳逸适度

1. 劳逸适度的保健作用

劳和逸之间具有一种相互对立、相互协调的辩证统一关系,二者都是人体的生理需要。人们在生活中,必须有劳有逸,既不能过劳,也不能过逸。孙思邈《备急千金要方·道林养性》说:"养生之道,常欲小劳,但莫疲及强所不能堪耳。"古人主张劳逸"中和",有常有节。长期以来的实践证明,劳逸适度对人体养生保健起着重要作用。

(1)调节气血运行:在人生过程中,绝对的"静"或绝对的"动"是不可能的,只有动静结合,劳逸适度,才能对人体保健起到真正作用。适量劳作,有益于人体健康。经常合理地从事一些体力劳动有利于活动筋骨,通畅气血,强健体魄,增强体质,能锻炼意志,增强毅力,从而保持了生命活动的能力。

现代医学研究认为,合理的劳动对心血管、内分泌、神经、精神、运动、肌肉等各个系统都有好处。劳动能促进血液循环,改善呼吸和消化功能,提高基础代谢率,兴奋大脑皮质对机体各部的调节能力,调节精神。适当休息也是生理的需要,是消除疲劳、恢复体力和精力,调节身心必不可缺的方法。现代实验证明,疲劳能降低生物的抗病能力,易于受到病菌的侵袭。有人给疲劳和未疲劳的猴子同时注射等量病菌,结果发现疲劳的猴子被感染得病,另一方却安然无恙,这说明合理休息是增强机体免疫能力的重要手段。

(2)益智防衰:所谓"劳",不光指体力劳动,还包括脑力劳动,科学用脑也是养生保健的重要方面。科学用脑,就是用脑的劳逸适度问题,要求人们勤于用脑,注重训练脑力的功能和开发其潜能,又要注重对脑的保养,防止疲劳作业。在实际生活中,许多人由于惰性的原因,往往容易犯"懒于动脑"的毛病。因此,应大力提倡善于用脑,劳而不倦,保持大脑常用不衰。现代研究证明,一个人经常合理地用脑,不但不会加速衰老,反而有防止脑老化的功能。实验证明,在相同年龄组的人群中,经常用脑和不用脑的人相比,能够经常性合理用脑的人脑萎缩少,空洞体积小。因而得出结论,经常性合理用脑,可以预防衰老,增加智力,尤其是能够预防老年痴呆。

2. 劳逸失度的害处

劳动本来是人类的"第一需要",但劳伤过度则可内伤脏腑,成为致病原因。劳役过度,精竭形弊是导致内伤虚损的重要原因。《素问·宣明五气篇》说:"五劳所伤,久视伤血,久卧伤气,久坐伤肉,久立伤骨,久行伤筋",过度劳倦与内伤密切相关。人到老年,气血渐衰,尤当注意劳逸适度,慎防劳伤。贪逸无度,气机郁滞。过劳伤人,过度安逸同样可以致病。《黄帝内经》中所提到的"久卧伤气""久坐伤肉",即指过度安逸而言。张介宾说:"久卧则阳气不伸,故伤气;久坐则血脉滞于四体,故伤肉。"缺乏劳动和体育锻炼的人,易引起气机不畅,升降出入失常。

升降出入是人体气机运动的基本形式。人体脏腑经络气血阴阳的运动变化,无不依赖于气机的升降出入。贪图安逸过度,不进行适当的活动,气机的升降出入就会呆滞不畅。气机失常可影响到五脏六腑、表里内外、四肢九窍,而发生种种病理变化。根据生物进化理论,若过逸不劳,则气机不畅,人体功能活动衰退,气机运动一旦停止,生命活动也就终止。可见,贪逸不劳也会损害人体健康,甚至危及生命。正确处理劳逸之间的关系,对于养生保健起着重要作用。不过,劳与逸的形式多种多样,并且劳与逸的概念又具有相对性,应当根据个人的具体情况合理安排。养生学家主张劳逸结合,互相协调。例如,劳与逸穿插交替进行,或劳与逸互相包含,劳中有逸,逸中有劳,只有劳逸协调适度才会对人体有益。

3. 劳逸适度的方法

(1)体力劳动要轻重相宜:在劳动中要注意劳动强度轻重相宜。更重要的是,应安排好业余生活,使自己的精力、体力、心理、卫生等得到充分恢复和发展。在田园劳动方面,应根据体力,量力而行,选择适当的内容,要注意轻重搭配进行。

(2)脑力劳动要与体力活动相结合:脑力劳动偏重于静,体力活动偏重于动。动以养形,静以养神,体脑结合,则动静兼修,形神共养。脑力劳动者,可进行一些体育锻炼,使机体各部位得到充分有效的运动。脑力劳动者,还可从事美化庭院活动,在庭院内种植一些花草树木,并可结合场景吟诗作画,陶冶情趣,有利于身心健康,延年益寿。

(3)家务劳动秩序化:操持家务是一项繁杂的劳动,主要包括清扫、洗晒、烹饪、缝补、尊老爱幼、教育子女等。只要安排得当,则能够杂而不乱,有条不紊,有劳有逸,既锻炼身体,又增添精神享受,有利于健康长寿。反之,若家务劳动没有秩序,杂乱无章则形劳神疲,甚至造成早衰折寿。

(4)休息保养多样化:要做到劳逸结合,就要注意多样化的休息方式。休息可分为静式休息和动式休息。静式休息主要是指睡眠,动式休息主要是指人体活动,可根据不同爱好自行选择不同形式,如听相声、听音乐、聊天、看戏、下棋、散步、观景、钓鱼、赋诗作画、打太极拳等。总之,动静结合,寓静于动,既达到休息目的,又起到娱乐效果,不仅使人体消除疲劳,精力充沛,而且使生活充满乐趣。

第三节　服饰适宜

服装是人们日常生活中最基本的要素之一,是人类在长期生活中逐渐发明的,是人类文明的表现。首先,服装是用来御寒防暑,保护机体的物品。其次,服装也反映了时代精神风貌和物质财富水平,在一定程度上体现着社会的文明程度。

1. 服装的保健意义

服装的主要功用在于御寒防暑,保护机体免受外界理化因素的刺激和生物因素的侵袭。人们为了适应外界气候的变化,维护机体内外阴阳的动态平衡,除自身生理功能的调节外,衣着也起着极为重要的辅助作用。现代研究认为,人体和衣服之间存在着一定的空隙,被称为衣服内气候。衣服内气候的正常范围是:温度32±1摄氏度,风速0.25±0.15米/秒。适当的衣服内气候,可使人的体温调节中枢处于正常状态,维护温热感,有利于提高工作效率和恢复体力。若衣服内气候失常,则体温调节中枢处于紧张状态,甚至可影响到机体其他系统的功能,发生疾病。衣着适宜,可使人体与外在环境之间进行正常的热能交换,从而维持衣服内气候的相对稳定,达到保健的目的。

2. 制装的原则

制装的原则既要顺应四时阴阳变化,又要舒适得体。

(1)顺应四时选择衣料:应根据不同季节而各有所异,可参考以下几点。

①保温性:纺织衣料的导热性越低,它的热缘性和保暖性越好。实验证明,在15摄氏度时,麻纱衣料放热能约为60%,而毛织品不到20%,故麻纱类作为夏季衣料为宜,毛织品可制成冬装,氯纶、醋酯纤维和腈纶等导热性也较低,也是保温性良好的纺织材料。此外,织物越厚,单位时间内散发的热能越少,保暖性能越好。

②透气性:冬季外衣织物的透气性应较小,以保证衣服具有良好的防风性能,而起到保温作用。夏季衣料应具有较好的透气性,有利于体内散热。

③吸湿性和散湿性:夏天的衣服和冬装内衣,除了注意透气外,还要注意选择吸湿、散湿性能良好的纤维。这样有利于吸收汗液和蒸发湿气。

④色泽:衣料颜色不同,对热的吸收和反射的强度也不相同。一般来说,衣服颜色越深,反射性越差,吸热性越强;衣服颜色越淡,反射性越强,吸热性越差。夏天宜穿浅颜色服装,以反射辐射热;冬天宜穿深色衣服,以利吸收辐射热。另外,衣着的颜色对人的心情调节和陶冶也有直接关系。

⑤质地：内衣和夏装要选择轻而柔软的衣料，穿在身上有较爽的感觉，若贴身穿粗糙硬挺的衣服，不但不舒服，而且皮肤易于摩擦受伤。在我国四季分明，制装应符合季节变化的特点。春秋季节气候温和，多种纺织品均可选作衣料，由于春季多风，秋季偏燥，故制装时选择透气性和吸湿性适中的衣料为宜。化学纤维纺织品的透气和吸湿性能都低于棉织品，而高于丝织品，最适宜作春秋季节的衣料，并且具有耐磨、挺括、色泽鲜艳的优点。有些化纤品对人体还有一定的医疗作用，如用氯纶纤维为原料制成的衣服，其导电性能差，穿在身上与皮肤摩擦，会产生并蓄积相当量的静电，此静电对人体的关节可起到轻度的、类似电疗的作用。不过由于化学纤维在生产过程中，掺入了一些其他物质，有时会对皮肤产生一些不良刺激，如果注意做到勤换衣服，则可避免这种现象。夏季气候炎热，制作服装的基本原则是降温、通风透气，以利于体热和汗水的散发。《老老恒言·衣》说："夏虽极热时，必着葛布短半臂，以护其胸背。"就是说，要人们至少穿着背心短袖衫之类，尤其是对体弱和老年人更为重要。冬季气候寒冷，服装要达到防寒保温的效果，宜选织物厚、透气性小和保温性良好的深色材料。随着生活水平不断提高，人们逐步用丝棉、驼毛、人造毛、羽绒等来代替棉花。既松软轻便，保温效果又好。此外，帽子、鞋袜、围巾等，也要求根据四时特点合理选用。

（2）舒适得体：人们应当做到"量体裁衣"。保障衣着有利于气血运行和正常发育。尤其是在青少年时期，生长发育比较旺盛，不可片面追求线条美和造型，衣着和服饰不应过紧过瘦。现代研究认为，若衣着压力超过 30 克/平方厘米，人体就有一种压迫感，穿着就会不舒适。如果年轻女性长期束胸及乳罩过紧，则会影响胸廓发育，降低肺活量。束腰过紧，可致肋缘凹陷、胸廓变形、腹腔脏器移位，有损于健康。相反，衣着过于肥大、襟袖过长，则不利于保暖，也不便于活动。对于老年人、小孩及某些专业人员还是不安全因素，容易造成外伤和事故。舒适是人类本能的需要，从卫生学角度看，穿衣就是为了起舒适、保健的作用。《老老恒言·衣》："惟长短宽窄，期于适体。"衣着款式合体才会既增添美感，又使人感觉舒适，从而起到养生保健的效果。

3. 增减衣服的宜忌

由于四季气候的变化各有一定的特点，所以穿脱衣服时必须不失四时之节。春季阴寒未尽，阳气渐生，早春宜减衣不减裤，以助阳气的升发。夏季尽管阳热炽盛，适当地脱去衣服，仍是避其凉热的最佳方法。秋季气候转凉，亦要注意加衣，但要避免一次加衣过多。俗有"春捂秋冻"之说，即春季宁稍暖，秋季可稍凉。冬季"宜寒甚方加棉衣，以渐加厚，不得一顿便多，唯无寒而已"。衣服要随天气变化及时增减，切不可急穿急脱，忽冷忽热。《老老恒言·燕居》亦说"绵衣不顿加，少暖又须暂脱。"

古人认识到穿衣不宜过暖过寒,否则反倒容易受邪致病。因为衣服过暖或过寒,则机体缺乏耐受风寒的能力,而使抗邪防病之力减弱。至于老年人和身体虚弱的人,由于对寒热的耐受性较差,所以尽量注意谨慎脱着,以免风寒暑湿之侵,小心调摄。《彭祖摄生养性论》说:"先寒而后衣,先热而后解",说明衣服的脱着应根据天气变化及时更换。此外,出汗之后,穿脱衣服尤要注意。大汗之时忌当风脱衣,这是因为大汗之时,人体腠理发泄,汗孔开放,骤然脱衣,易受风寒之邪侵袭而致病。汗湿之衣勿得久穿,因为汗后湿衣不易干,伤害人体阳气。汗后腠理虚,汗湿滞留肌肤,易产生风寒湿之类的病变。

第四节　排便保健法

在人的生命活动中,大、小便是人体最重要的生理现象之一。大小便是人体新陈代谢、排出代谢废物的主要形式,正常与否,直接影响到人体的健康。所以,养成良好的大小便卫生习惯,对健康长寿具有重要意义。

1. 大便通畅保健法

古代养生家对保持大便通畅极为重视。汉代王充在《论衡》中指出:"欲得长生,肠中常清,欲得不死,肠中无滓。"金元时代的朱丹溪也说:"五味入口,即入于胃,留毒不散,积聚既久,致伤冲和,诸病生焉。"就是说,肠中的残渣、浊物要及时不断地给以清理,排出体外,才能保证机体的生理功能。如果大便经常秘结不畅,可导致浊气上扰,气血逆乱,脏腑功能失调,因而产生或诱发多种疾病,如头痛、牙痛、肛门病、冠心病、高血压、脑血管意外、肠癌等。现代的衰老理论中有一种自家中毒学说认为,衰老是由于生物体在自身代谢过程中不断产生毒素,逐渐使机体发生慢性中毒而出现衰老。大便不畅,最易使机体产生慢性自身中毒而出现衰老。可见这种学说与中医保持大便通畅可以防病延年的观点是一致的。保持大便通畅的方法很多,简要介绍如下。

(1)定时排便:养成定时排便的生活习惯。例如,晚上睡觉之前或早晨起床之后,可按时如厕,久而久之,则可养成按时排便的习惯。

(2)排便要顺其自然:养生家曹慈山在论述排便时说:"养生之过,惟贵自然"。要做到有便不强忍,排便不强挣。"强忍"和"强挣"都易损伤人体正气,引起痔疮等病。

从现代医学观点看,忍便不解则使粪便部分毒素被肠组织黏膜吸收,危害机体。排便时,强挣努责,会过度增高腹内压,导致血压上升,特别对高血压、动脉硬化者不利,容易诱发中风病。另外,由于腹内压增高,痔静脉充血,还容易引起痔疮、肛瘘等病。所以,年老者尤当注意。

（3）要注意肛门卫生和便后调理：在一定意义上讲，肛门对健康的关系并不亚于口腔，但通常人们对肛门卫生注意不够。因此，肛门疾病非常普遍。排便之后所用手纸应以薄而柔软、褶小而均匀为宜，不可用含油墨的废报纸、旧书纸、圆珠笔写过的纸，更不可用土块、石块、木块等代替手纸，以免污染肛门，或刺伤肛门引起感染。每天晚上睡觉前，最好用温水清洗一下肛门，或经常热水坐浴，保持肛门清洁和良好的血液循环。内裤宜用薄而柔软的棉布制品制作，不宜用粗糙或化学纤维的制品。如果肛门已有炎症，最好用水冲洗，不要用纸揩拭，并要积极治疗，防止再引起其他疾病。尤其是老年人，更应重视肛门卫生。

每次排便后，稍加调理，对身体会有很多益处。若在饱食后排便，便后宜喝一些汤或饮料，以助胃气利消化。《老老恒言》说："饱后即大便，进汤以和其气"，这的确是养生经验之谈。若在饥饿时排便，为了防止便后气泄，排便时宜取坐位，便后稍进食物，还可做提肛动作3～5次，以补固正气。

（4）运动按摩通便：运动按摩可以起到疏畅气血，增强肠胃功能和消化排泄功能，加强大小肠的蠕动，促进新陈代谢，通畅大便的作用。平常可选用一些传统保健功法锻炼，如太极拳、气功导引养生功、腹部按摩保健法等。

此外，还要配合其他方面的综合保健。调摄精神，保持情绪安定；饮食调理，饮食多样化，多素少荤，粗细结合；对有便秘者，辅以药物对症治疗等。如果能做到上述各项，就能有效地保持大便通畅。

2. 小便清利保健法

小便是水液代谢后排出糟粕的主要途径，与肺、脾、肾、膀胱等脏腑的关系极为密切。在水液代谢的整个过程中，肾气是新陈代谢的原动力，调节着每一环节的功能活动，故有"肾主水"之称。水液代谢的好坏反映了机体脏腑功能的正常与否，特别是肾气是否健旺。小便通利，则人体健康；反之，则说明人有疾患。所以古代养生家十分重视小便卫生。苏东坡在《养生杂记》中说："要长生，小便清；要长活，小便洁。"《老老恒言·便器》亦说："小便惟取通利。"保持小便清洁、通利，是保证身体健康的重要方面。其具体方法如下。

（1）水液代谢以通畅和调为顺，不可滞留，故《素问·经脉别论》有"通调水道"之说。对于保证水道通调之法，清代曹慈山在《老老恒言》中提出了重在饮食调摄的四个要点："食少化速，则清浊易分，一也；薄滋味，无黏腻，则渗泄不滞，二也；食久然后饮，胃空虚则水不归脾，气达膀胱，三也；且饮必待渴，乘微燥以清化源，则水以济火，下输倍捷，四也。所谓通调水道，如是而已。如但犹不通调，则为病。然病能如是通调，亦以渐而愈。"由此可见，正确调摄饮食，做到少食、素食、食久后饮、渴而才饮等，是保证小便清利的重要方法。此外，情绪、房事、运动对小便的清利也有一定的影响，因此还要保持情绪乐观、节制房事和适当运动锻炼。

（2）经常进行导引和按摩保健，对于小便通利，很有好处。其主要方法如下。

①导引壮肾：晚上临睡时，或早晨起床后，调匀呼吸，舌抵上腭，眼睛视头顶上方，随吸气缓缓做收缩肛门动作，呼气时放松，连续做 8～24 次，待口中津液较多时，可漱津咽下。这种方法可护养肾气，增强膀胱制约能力，可以防治尿频、尿失禁等症。

②端坐摩腰：可在晚上就寝时和早晨起床时取端坐位，两手置于背后，上下推搓 30～50 次，上至背部，下至骶尾，以腰背部发热为佳。此法有强腰壮肾之功，有助于通调水道。

③仰卧摩腹：取仰卧位，调匀呼吸，将掌搓热，置于下腹部，先推摩下腹部两侧，再推下腹部中央，各做 30 次。动作要由轻渐重，力量要和缓均匀。做功时间亦可在早晚。此法有益气，增强膀胱功能。对尿闭、排尿困难有一定防治作用。

（3）排尿是肾与膀胱气化功能的表现，是一种生理反应，因此有尿要及时排出，不要用意志控制不解，否则会损伤肾与膀胱之气，引起病变。《千金要方·道林养性》说：“忍尿不便，膝冷成痹”。《老老恒言·便器》指出：“欲溺便溺，不可忍，亦不可努力，愈努力则愈数而少，肾气窒塞，或致癃闭”。排尿要顺其自然，强忍不尿，努力强排，都会对身体健康造成损害。

（4）男子排尿时的姿势也有宜忌。《千金要方·道林养性》说：“凡人饥欲坐小便，若饱则立小便，慎之无病。”《老老恒言》解释其道理说：“饱欲其通利，饥欲其收摄也。”现代医学中有一种“排尿性晕厥症”，即在排尿时由于血管舒张和收缩障碍，造成大脑一时供血不足而致的突然晕倒的病症。其发生的原因很多，但有时与体位突然改变，排尿时屏气用力过度有一定关系。

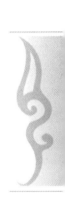

第7章

运动与养生保健

体育运动是养生保健的重要方法之一。运用各种体育运动方式进行锻炼,以活动筋骨,调节气息,静心宁神来畅达经络,疏通气血,和调脏腑,达到增强体质,益寿延年的目的。这种养生方法称为运动养生,又称为健身术。

"动则不衰"是中华民族养生、健身的传统观点。早在数千年以前,体育运动就已经被作为健身、防病的重要手段之一而被广为运用。

第一节 运动养生益处、特点和原则

1. 运动养生益处

中医学将精、气、神称为"三宝",与人体生命息息相关。运动养生则紧紧抓住了这三个环节,调意识以养神;以意领气,调呼吸以练气,以气行推动血运,周流全身;以气导形,通过形体、筋骨关节的运动,使周身经脉畅通,营养整个机体。如是则形神兼备,百脉流畅,内外相和,脏腑谐调,使机体达到"阴平阳秘"的状态,从而增进机体健康,以保持旺盛的生命力。现代科学研究证明,经常而适度地进行体育锻炼,对机体有如下益处。

(1)可促进血液循环,改善大脑的营养状况,促进脑细胞的代谢,使大脑的功能得以充分发挥,从而有益于神经系统的健康,有助于保持旺盛的情力和稳定的情绪。

(2)使心肌发达,收缩有力,促进血液循环,增强心脏的活力及肺呼吸功能,改善末梢循环。

(3)增加膈肌和腹肌的力量,促进胃肠蠕动,防止食物在消化道中滞留,有利于消化吸收。

(4)可促进和改善体内脏器自身的血液循环,有利于脏器的生理功能。

(5)可提高机体的免疫功能及内分泌功能,从而使人体的生命力更加旺盛。

(6)增强肌肉关节的活力,使人动作灵活轻巧,反应敏捷、迅速。

2. 运动养生特点

(1)以中医学理论指导健身运动:无论哪一种传统的健身法,都是以中医学的阴阳、脏腑、气血、经络等理论为基础,以养精、练气、调神为运动的基本要点,以动形为基本锻炼形式,用阴阳理论指导运动的虚、实、动、静;用开阖升降指导运动的屈伸、俯仰;用整体观念说明运动健身中形、神、气、血、表、里的协调统一。所以,健身运动的每一招式,都是与中医学理论密切相关。

(2)注重意守、调息和动形的谐调统一:强调意念,呼吸和躯体运动的配合,即所谓意守、调息、动形的统一。意守指意念专注;调息指呼吸调节;动形指形体运动,统一是指三者之间的谐调配合,要达到形、神一致,意、气相随,形、气相感,使形体内外和谐,动、静得宜,方能起到养生、健身的作用。

(3)融导引、养生功、武术、医理为一体:传统的运动养生法是我国劳动人民智慧的结晶。千百年来,人们在养生实践中总结出许多宝贵的经验,使运动养生不断地得到充实和发展,形成了融导引、养生功、武术、医理为一体的具有中华民族特色的养生方法。源于导引养生功的功法如五禽戏、八段锦等;源于武术的功法如太极拳、太极剑等。然而,无论哪种功法,运用到养生方面,则都讲求调息、意守、动形,都是以畅通气血经络、活动筋骨、和调脏腑为目的。融诸家之长为一体,则是运动养生的一大特点。

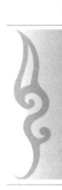

3. 运动养生原则

我国传统的运动养生法之所以能健身、治病、益寿延年,是因为它有一套较为系统的理论、原则和方法,注重和强调机体内外的协调统一,和谐适度。从其锻炼角度来看,归纳起来,大要原则有三。

(1)掌握运动养生的要领:传统运动养生的练功要领就是意守、调息、动形的统一。这三方面中,最关键的是意守,只有精神专注,方可宁神静息,呼吸均匀,导气血运行。三者的关系是:以意领气,以气动形。这样,在锻炼过程中,内炼精神、脏腑、气血;外炼经脉、筋骨、四肢,使内外和谐、气血周流,整个机体可得到全面锻炼。

(2)强调适度,不宜过量:运动养生是通过锻炼以达到健身的目的,因此要注意掌握运动量的大小。运动量太小则达不到锻炼目的,起不到健身作用;太大则超过了机体耐受的限度,反而会使身体因过劳而受损。孙思邈在《千金要方》中指出:"养性之道,常欲小劳,但莫大疲及强所不能堪耳。"西方一家保险公司调查了五千名已故运动员的生前健康状况后发现,其中有些人 40—50 岁就患了心脏病,许多人的寿命竟比普通人短。这是因为剧烈运动会破坏人体内外运动平衡,加速某些器官的磨损和生理功能的失调,结果缩短生命进程,出现早衰和早夭。所以,运动健身强调适量的锻炼,要循序渐进,不可急于求成。操之过急,往往欲速而不达。

(3)提倡持之以恒,坚持不懈:锻炼身体并非一朝一夕的事,要经常而不间断。"流水不腐,户枢不蠹",这句话一方面说明了"动则不衰"的道理,另一方面,也强调了经常、不间断的重要性,水长流方能不腐,户枢常转才能不被虫蠹。只有持之以恒、坚持不懈,才能收到健身效果,三天打鱼两天晒网是不会达到锻炼目的。运动养生不仅是身体的锻炼,也是意志和毅力的锻炼。

第二节　动静结合的养生保健

运动和静养是中国传统养生防病的重要原则。"生命在于运动"是人所共知的保健格言,它说明运动能锻炼人体各组织器官的功能,促进新陈代谢可以增强体质,防止早衰。但并不表明运动越多越好,运动量越大越好。也有人提出"生命在于静止"。认为躯体和思想的高度静止,是养生的根本大法,突出说明了以静养生的思想更符合人体生命的内在规律。以动静来划分我国古代养生学派,老庄学派强调静以养生,重在养神;以《吕氏春秋》为代表的一派,主张动以养生,重在养形。他们从各自不同的侧面,对古代养生学做出了巨大的贡献。他们在养生方法上虽然各有侧重,但本质上都提倡动静结合,形神共养。只有做到动静兼修,动静适宜,才能"形与神俱"达到养生的目的。

1. 静以养神

我国历代养生家十分重视神与人体健康的关系,认为神气清静,可致健康长寿。由于"神"有易动难静的特点,"神"有任万物而理万机的作用,常处于易动难静的状态,故情静养神就显得特别重要。老子认为,"静为躁君",主张"致虚极,宁静笃"。即要尽量排除杂念,以达到心境宁静状态。《黄帝内经》从医学角度提出了"恬淡虚无"的摄生防病的思想。后世的很多养生家对"去欲"以养心神的认识,无论在理论和方法上都有深化和发展。三国时期的嵇康,唐代的孙思邈,明代万全等都有精辟的论述。清代的曹廷栋在总结前人静养思想的基础上,赋予"静神"新的内容。他说:"心不可无所用,非必如槁木,如死灰,方为养生之道""静时固戒动,动而不妄动,亦静也"。曹廷栋对"静神"的解释使清静养神思想前进了一大步。"静神"实指精神专一,摒除杂念及神用不过。正常用心,能"思索生知",对强神健脑会大有益处。但心动太过,精血俱耗,神气失养而不内守,则可引起脏腑和机体病变。静神养生的方法也是多方面的,如少私寡欲、调摄情志、顺应四时、常练静功等。就以练静功而言,其健身机制却体现出"由动入静""静中有动""以静制动""动静结合"的整体思想。带练静功有益于精神内守,而静神又是气功锻炼的前提和基础。

2. 动以养形

形体的动静状态与精气神的生理功能状态有着密切关系,静而乏动则易导致精气郁滞、气血凝结,久即损寿。所以,《吕氏春秋·达郁》说:"形不动则精不流,精不流则气郁"。《寿世保元》说:"养生之道,不欲食后便卧及终日稳坐,皆能凝结气血,久则损寿。"运动可促进精气流通,气血畅达,增强抗御病邪能力,提高生命力,故张子和强调"惟以血气流通为贵"(《儒门事亲》)。适当运动不仅能锻炼肌肉、四肢等形体组织,还可增强脾胃的健运功能,促进食物消化输布。华佗指出:"动摇则谷气得消,血脉流通,病不得生"。脾胃健旺,气血生化之源充足,故健康长寿。动形的方法,多种多样,如劳动、舞蹈、散步、导引、按跷等,以动形调和气血,疏通经络,通利九窍,防病健身。

3. 动静适宜

《类经附翼·医易》说:"天下之万理,出于一动一静"。我国古代养生家们一直很重视动静适宜,主张动静结合、刚柔相济。动为健,静为康,动以养形,静以养气,柔动生精,精中生气,气中生精,是相辅相成的。实践证明,能将动和静,劳和逸,紧张和松弛,这些既矛盾又统一的关系处理得当,协调有方,则有利于养生。

从《黄帝内经》的"不妄作劳",到孙思邈的"养性之道,常欲小劳",都强调动静适度。从湖南马王堆出土竹简的导引图中的导引术,华佗的五禽戏,到后世的各种动功的特点,概括言之就是动中求静。动静适宜的原则,还突出了一个审时度势的辩证思想特点。

从体力来说,体力强的人可以适当多动,体力较差的人可以少动,皆不得疲劳过度。从病情来说,病情较重,体质较弱的,可以静功为主,配合动功,随着体质的增强,可逐步增加动功。从时间上来看,早晨先静后动,以便有益于一天的工作;晚上宜先动后静,有利于入睡。总之,心神欲静,形体欲动,只有把形与神、动和静有机结合起来,才能符合生命运动的客观规律,有益于强身防病。

"静以养生"是中国传统养生学的根本指导思想。"静以养生"认为,保持精神状态的宁静祥和,对于维护身体的健康是第一位的事情,体育运动与滋补品等是第二位的事情。几千年来,奉行"静以养生"的中国人,大多数都取得了健康长寿的养生效果。"静以养身"是千年古训,养生贵在养心,养心需修"静",我们追求的不仅仅是延年益寿,而要比延年益寿更深层次的东西。

无论是多大的年龄,都一定要多活动,量力而行,包括做力所能及的家务杂事,是很有好处的。每天坚持活动一下筋骨,这不仅锻炼了臂力,还可扩胸活动肩胛,对于预防疾病很有好处。提倡以"静"养生并不是反对"动",关键是要"动静结合",提倡运动、心理、卫生、营养、环境相平衡的现代养生观。老年人以静为主,平衡养生。

动是练"筋、骨、皮",静是练"精、气、神"。这一说法无疑是正确的,但不宜作太机械的理解。静和动并不能截然分开,运动不但能锻炼身体,也能带来心理上的快乐,而且有不少活动本身就是动静结合的,太极拳就是一个典型的例子。老年人喜欢的一些活动,如闲聊、打扑克、麻将、卡拉 OK 唱歌、写字作画、钓鱼等,基本上可属于静的一类,但也有动的因素。在生活中根据自己的实际情况做到"动静结合",张弛有序,是老年人养生的要点。有一位长寿老人曾这样介绍其养生经验:他的"动"是走路和爬山,但根据季节气候变化随时调整,如冬天要在日出后进行,时间不超过 30 分钟,以不出大汗为度,免伤阳气。他的"静"是读书写字,同时经常泡一杯茶,借取杯、冲水等动作,在静中增加一分动。这位老人就很善于处理动和静的关系。

但是在"动静结合"的同时,还是要提倡"以静为主"。"静以养心",心理健康是老年人养生最重要的方面,心态平衡快乐、透悟人生哲理,则自然能以积极心态对待各种问题,从事各项活动,否则只能是事倍功半。从一天的时间来看,老年人只能花较少时间在"动"上面,才适合他们的年龄特点,而且随着年龄的增大,花在"动"上面的时间会越来越少。因此,"动静结合,以静为主"才是老年人正确的养生观。

第三节　养生功保健

运用传统的养生功方法进行自身行气的锻炼,以达到增强体质、抗病防老的目的。

养生功保健是指通过调心(控制意识、松弛身心)、调息(均匀和缓、深长地呼吸)、调身(调整身体姿势、轻松自然地运动肢体),使身心融为一体,营卫气血周流,百脉通畅,脏腑和调,以达到强身保健目的的传统养生方法。

养生功是中医学的宝贵遗产之一,是我国古代劳动人民长期和疲劳、疾病、衰老进行斗争的实践中逐渐摸索、总结、创造出来的一种自我身心锻炼的摄生保健方法。它不仅历史悠久,而且有着广泛的群众基础。千百年来,它对中华民族的健康、繁衍起了重要的作用。

1. 养生功机制

养生功是着眼于"精、气、神"进行锻炼的一种健身术,通过调身、调息、调心等方法来调整精、气、神的和谐统一。调心则意念专注,排除杂念,宁静以养神;调息则呼吸均匀和缓,气道畅通,柔和以养气;调身则经络气血周流,脏腑和调,从而做到"练精化气""练气化神""练神还虚"。通过系统的锻炼,可以使"精、气、神"三者融为一体,以强化新陈代谢的活力,使精足、气充、神全,体魄健壮,生命自然会延长,推迟衰老。

从现代医学角度来看,在养生功锻炼的过程中,调身以使全身的肌肉骨骼放松,有助于中枢神经系统,特别是交感神经系统紧张性的下降,因而可以诱使情绪得到改善。调息则通过呼吸的调整可以按摩内脏,促进血液循环,增进器官功能。

同时,可以兴奋呼吸中枢,进一步影响和调节自主神经系统。而调心,意守以至于入静时对大脑皮质有调节作用,可以使大脑皮质细胞得到充分的休息,也能对外感性有害刺激产生保护作用。因此,练功中出现的呼吸抑制、交感神经抑制和骨骼肌放松等,是生理上的"内稳定",是人体内在运行最正常的时刻,可以使大脑的活动有序化,从而大大提高脑细胞的活动效率,使大脑的潜力得以发挥,更好地开发人的智慧。所以说,养生功可以增强体质、防病治病、益寿延年。

2. 练功要点

养生功的门派较多,然在功法上,大致可分为动、静两类。所谓静功,即在练功时要求形体不动,如坐功、卧功、站功等;所谓动功,即在练功时形体要做各种动作进行锻炼,即通常所说"内练一口气,外练筋骨皮"。

无论是动功还是静功,在练功的基本要求上,大体是一致的。归纳起来,有如下几方面内容。

(1)调息、调身、调心:调息即调整呼吸,练功时要求呼吸深长、缓慢、均匀,此又称气息或练气。在自然呼吸的前提下,鼻吸、鼻呼,或鼻吸、口呼,逐渐把呼吸练得柔和、细缓、均匀、深长。调身即调整形体,使自己的身体符合练功姿势、形态的要求,强调身体放松、自然,以使内气循经运行畅通无阻。调心即意识训练,又称为意守或练意,指在形神松静的基础上,意守丹田的方法,进一步把心安定下来,排除杂念,以达到"入静"状态。"入"是进入,"静"是安静、"入静"就是达到对外界刺激不予理睬的清静状态。此时头脑清醒,似睡非睡,即所谓"养生功态"。

(2)强调身心统一、松静自然:为了达到入静,要求意念和气息必须密切配合,呼吸放松,舌抵上腭,用意念诱导气的运行。身体也要放松,姿势自然而正确,方可达到身心统一,达到"入静"。所谓松静自然,是指在养生功锻炼中必须强调身体的松弛和情绪的安静,要尽力避免紧张和解除紧张。在一种轻松自然的情况下练功则可达到神气合一,形神合一,协调整体的目的。

练习养生功在短期内学习一些基础知识,掌握一些基本要领、方法是可能的,但要练得很好,则不是一下子就可以做到的,需要有一个过程。在练习过程中一般容易有两种偏向:一是急于求成,练得过多、过猛;一是松懈傲慢,放任自流。因此,练功者必须培养坚韧不拔的毅力,多下苦功,克服松懈情绪。同时,也要强调按客观规律办事,循序渐进,克服急于求成的想法。人体内部的变化是逐渐产生的,不可操之过急。只要持之以恒,是会达到目的的。

第四节　五禽戏保健

禽,在古代泛指禽兽之类动物。五禽,是指虎、鹿、熊、猿、鸟五种禽兽。戏,即游戏、戏要之意。所谓五禽戏,就是指模仿虎、鹿、熊、猿、鸟五种禽兽的动作,组编而成的一套锻炼身体的功法。

以模仿禽兽动作来达到健身目的的方法,最早见于战国时期。《庄子·刻意》有:"熊经鸟伸,为寿而已"的记载。至汉初《淮南子·精神训》则有:"熊经、鸟伸、凫浴、猿视、虎顾,是养形之人也"的说法。而五禽戏之名相传出自华佗。《后汉书·方术传》载,华佗云:"我有一术,名五禽之戏,一曰虎、二曰鹿、三曰熊、四曰猿、五曰鸟。亦以除疾,兼利蹄足,以当导引。"随着时间的推移,辗转传授,逐渐发展,形成了各种流派的五禽戏,流传至今。

1. 养生机制

五禽戏属古代导引术之一,要求意守、调息和动形谐调配合。意守可以使精神宁静,神静则可以培育真气;调息可以行气,通调经脉;动形可以强筋骨,利关节。由于是模仿五种禽兽的动作,所以意守的部位有所不同,动作不同所起的作用也有所区别。

(1)虎戏即模仿虎的形象,取其神气、善用爪力和摇首摆尾、鼓荡周身的动作。要求意守命门,命门乃元阳之所居、精血之海、元气之根、水火之宅,意守此处,有益肾强腰,壮骨生髓的作用,可以通督脉、祛风邪。

(2)鹿戏即模仿鹿的形象,取其长寿而性灵,善运尾闾,尾闾是任、督二脉通会之处,鹿戏意守尾闾,可以引气周营于身,通经络、行血脉、舒展筋骨。

(3)熊戏即模仿熊的形象,熊休笨力大,外静而内动。要求意守中宫(脐内),以调和气血。练熊戏时,着重于内动而外静。这样,可以使头脑虚静,意气相合,真气贯通,且有健脾益胃之功效。

(4)猿戏即模仿猿的形象,猿机警灵活,好动无定。练此戏就是要外练肢体的灵活性,内练抑制思想活动,达到思想清静,体轻身健的目的。要求意守脐中,以求形动而神静。

(5)鸟戏又称鹤戏,即模仿鹤的形象,动作轻翔舒展。练此戏要意守气海,气海乃任脉之要穴,为生气之海;鹤戏可以调达气血,疏通经络,活动筋骨关节。

五禽戏的五种功法各有侧重,但又是一个整体,一套有系统的功法,如果经常练习而不间断,则具有养精神、调气血、益脏腑、通经络、活筋骨、利关节的作用。神静而气足,气足而生精,精足而化气动形,达到三元(精、气、神)合一,则可以收到祛病、健身的效果。恰如华佗所说:"亦以除疾,兼利蹄足。"

2. 练功要领

(1)全身放松:练功时,首先要全身放松,情绪要轻松乐观。乐观轻松的情绪可使气血通畅,精神振奋;全身放松可使动作不致过分僵硬、紧张。

（2）呼吸均匀：呼吸要平静自然，用腹式呼吸，均匀和缓。吸气时，口要合闭，舌尖轻抵上腭。吸气用鼻，呼气用嘴。

（3）专注意守：要排除杂念，精神专注，根据各戏意守要求，将意志集中于意守部位，以保证意、气相随。

（4）动作自然：五禽戏动作各有不同，如熊之沉缓、猿之轻灵、虎之刚健、鹿之温驯、鹤之活泼等。练功时，应据其动作特点而进行，动作宜自然舒展，不要拘谨。

第五节　太极拳保健

太极拳是我国传统的健身拳术之一。由于其动作舒展轻柔，动中有静，圆活连贯，形气和随，外可活动筋骨，内可流通气血，谐调脏腑，故不但用于技击、防身，而且更广泛地用于健身防病，深为广大群众所喜爱，是一种行之有效的传统养生法。

太极拳以"太极"为名，系取《易·系辞》中："易有太极，是生两仪"之说。"太极"指万物的原始"浑元之气"。其动而生阳，静而生阴，阴阳二气互为其根，此消彼长，相互转化，不断运动则变化万千。因而太极图呈浑圆一体，阴阳合抱之象。太极拳正是以此为基础，形体动作以圆为本，一招一式均由各种圆弧动作组成，故观其形，连绵起伏，动静相随，圆活自然，变化无穷；在体内，则以意领气，运于周身，如环无端，周而复始。意领气，气动形，内外合一，形、神兼备，浑然一体。足以看出，以"太极"哲理指导拳路，拳路的一招一式又构成了太极图形。拳形为"太极"，拳意亦在"太极"，以太极之动而生阳，静而生阴，激发人体自身的阴阳气血达到"阴平阳秘"的状态，使生命保持旺盛的活力，这就是太极拳命名的含义所在。

1. 养生机制

太极拳是一种意识、呼吸、动作密切结合的运动，"以意领气，以气运身"，用意念指挥身体的活动，用呼吸协调动作，融武术、气功、导引于一体，是"内外合一"的内功拳。

（1）重意念，使神气内敛：练太极拳要精神专注，排除杂念，将神收敛于内，而不被他事分神。神内敛则"内无思想之患"而精神得养、身心欢快；精神宁静、乐观，则百脉通畅，机体自然健旺。《素问·上古天真论》云："恬淡虚无，真气从之。精神内守，病安从来。"

（2）调气机，以养周身：太极拳以呼吸协同动作，气沉丹田，以激发内气营运于身。肺主气司呼吸；肾主纳气，为元气之根。张景岳云："上气海在膻中，下气海在丹田，而肺肾两脏所以为阴阳生息之根本"（见《类经·营卫三焦》）。肺、肾协同，则呼吸细、匀、长、缓。这种腹式呼吸不仅可增强和改善肺的通气功能，而且可益肾而固护元气。丹田气充，则鼓荡内气周流全身，脏腑、皮肉皆得其养。

（3）动形体，以行气血：太极拳以意领气，以气运身，内气发于丹田，通过旋腰转脊的动作带动全身，即所谓"以腰为轴""一动无有不动"。气经任、督、带、冲诸经脉上行于肩、臂、肘、腕，下行于胯、膝、踝，以至于手足四末，周流全身之后，气复归于丹田，故周身肌肉、筋骨，关节、四肢百骸均得到锻炼。具有活动筋骨，疏通脉络，行气活血的功效。

由于太极拳将意、气、形结合成一体，使人身的精神、气血、脏腑、筋骨均得到濡养和锻炼，达到"阴平阳秘"的平衡状态，所以能起到有病治病，无病健身的作用，保证人体健康长寿。恰如《素问·上古天真论》所说："提携天地，把握阴阳，呼吸精气，独立神守。肌肉若一，故能寿敝天地。"太极拳之所以能够养生，道理也正在于此。

2. 练功要领

（1）神静、意导：练习太极拳，要始终保持神静，排除思想杂念，使头脑静下来，全神贯注，用意识指导动作。神静才能以意导气，气血才能周流。

（2）含胸拔背、气沉丹田：含胸，即胸略内含而不挺直；拔背，即指脊背的伸展。能含胸则自能拔背，使气沉于丹田。

（3）沉肩坠肘、体松：身体宜放松，不得紧张，故上要沉肩坠肘，下要松胯松腰。肩松下垂即是沉肩；肘松而下坠即是坠肘；腰胯要松，不宜僵直板滞。体松则经脉畅达，气血周流。

（4）全身谐调、浑然一体：太极拳要求根在丁脚，发于腿，主宰于腰，形于手指，只有手、足、腰协调一致，浑然一体，方可上下相随，流畅自然。外动于形，内动于气，神为主帅，身为驱使，内外相合，则能达到意到、形到、气到的效果。

（5）以腰为轴：太极拳中，腰是各种动作的中轴，宜始终保持中正直立，虚实变化皆由腰转动，故腰宜松、宜正直，腰松则两腿有力，正直则重心稳固。

（6）连绵自如：太极拳动作要轻柔自然，连绵不断，不得用僵硬之拙劲，宜用意不用力。动作连绵不断，则气流通畅；轻柔自然，则意气相合，百脉周流。

（7）呼吸均匀：太极拳要求意、气、形的统一和谐调，呼吸深长均匀十分重要，呼吸深长则动作轻柔。一般说来，吸气时，动作为合；呼气时，动作为开。呼吸均匀，气沉丹田，则必无血脉偾胀之弊。

太极拳的流派很多，各有特点，当前比较简便易学的，就是"简化太极拳"，俗称"太极二十四式"。其各式名称为：①起势；②左右野马分鬃；③白鹤亮翅；④左右搂膝拗步；⑤手挥琵琶；⑥左右倒卷肱；⑦左揽雀尾；⑧右揽雀尾；⑨单鞭；⑩云手；⑪单鞭；⑫高探马；⑬右蹬脚；⑭双峰贯耳；⑮转身左蹬脚；⑯左下势独立；⑰右下势独立；⑱左右穿梭；⑲海底针；⑳闪通臂；㉑转身搬拦捶；㉒如封似闭；㉓十字手；㉔收势。

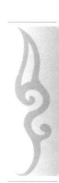

第六节　八段锦保健

八段锦是由八种不同动作组成的健身术,故名"八段"。因为这种健身功可以强身益寿,祛病除疾,其效果甚佳,有如展示给人们一幅绚丽多彩的锦缎,故称为"锦"。

八段锦是我国民间广泛流传的一种健身术,据有关文献记载已有八百多年历史。早在南宋时期,即已有《八段锦》专著。明代以后,在有关养生专著中,多有记载,如冷谦的《修龄要》、高濂的《遵生八笺》等书中,都有八段锦的内容。清代的潘霞在其所著的《卫生要求》中,将八段锦略加改编为"十二段锦"。此外,尚有"文八段"(坐式)和"武八段"(立式)等不同形式。为了便于推广流传,还有人将其编成歌诀。由于八段锦不受环境场地限制,随时随地可做,术式简单易记易学,运动量适中,老少皆宜,而强身益寿作用显著,故一直流传至今,仍是广大群众所喜爱的健身方法。

1. 养生机制

八段锦属于古代导引法的一种,是形体活动与呼吸运动相结合的健身法。活动肢体可以舒展筋骨,疏通经络;与呼吸相合,则可行气活血、周流营卫、斡旋气机,经常练习八段锦可起到保健、防病治病的作用。《老老恒言》云:"导引之法甚多,如八段锦之类,不过宣畅气血、展舒筋骸,有益无损。"

八段锦对人体的养生康复作用,从其歌诀中即可看出。例如,"两手托天理三焦",即说明双手托天的动作,对调理三焦功能是有益的。两手托天,全身伸展,又伴随深呼吸,一则有助于三焦气机运化,二则对内脏亦有按摩、调节作用,起到通经脉、调气血、养脏腑的效果。同时,对腰背、骨骼也有良好作用。其他诸如"调理脾胃单举手""摇头摆尾去心火"等,均是通过宣畅气血、展舒筋骸而达到养生的目的。八段锦的每一段都有锻炼的重点,而综合起来,则是对五官、头颈、躯干、四肢、腰、腹等全身各部位进行了锻炼,对相应的内脏及气血、经络起到了保健、调理作用,是机体全面调养的健身功法。

2. 练功要领

(1)呼吸均匀:要自然、平稳、腹式呼吸。

(2)意守丹田:精神放松,注意力集中于脐。

(3)柔刚结合:全身放松,用力轻缓,切不可用僵力。

3. 八段锦具体内容

(1)站式八段锦

双手托天理三焦,左右开弓似射雕。

调理脾胃需单举,五劳七伤向后瞧。

摇头摆尾去心火,两手攀足固肾腰。

攒拳怒目增气力,背后七颠百病消。

(2)坐式八段锦

闭目冥心坐,握固静思神。

叩齿三十六,两手抱昆仑。

左右敲玉枕,二十四度闻。

微摆撼天柱,动舌搅水津。

鼓漱三十六,津液满口生。

一口分三咽,以意送脐轮。

闭气搓手热,背摩后精门。

尽此一口气,意想体氤氲。

左右辘轳转,双脚放舒伸。

翻掌向上托,弯腰攀足频。

河车搬运讫,发火遍烧身。

第七节　易筋经保健

"易"指移动、活动;"筋",泛指肌肉、筋骨;"经",指常道、规范。顾名思义,"易筋经"就是活动肌肉、筋骨,使全身经络、气血通畅,从而增进健康、祛病延年的一种传统健身法。

相传易筋经是中国佛教禅宗的创始者菩提达摩传授的,梁武帝萧衍时(公元5世纪),达摩北渡到了河南嵩山少林寺,向弟子们传授了易筋经。当时,只是为了缓解一下坐禅修炼的困倦和疲劳,故多以伸腰踢腿等通血脉、利筋骨的动作为主,其动作又多以仿效古代的各种劳动姿势为主。后来逐渐流传开来,自唐以后,历代养生书中多有记载,成为民间广为流传的健身术之一。中华人民共和国成立后,还有《易筋经》单行本出版。足见其为行之有效的方法,为人民所欢迎。

在古本十二式易筋经中,所设动作都是仿效古代的各种劳动姿势而演化成的。例如,舂谷、载运、进仓、收囤和珍惜谷物等动作,均以劳动的各种动作为基础形态。活动以形体屈伸、俯仰、扭转为特点,以达到"伸筋拔骨"的锻炼效果。因此,对于青少年来说,这种方法可以纠正身体的不良姿态,促进肌肉、骨骼的生长发育;年老体弱者经常练此功法,可以防止老年性肌肉萎缩,促进血液循环,调整和加强全身的营养和吸收,对慢性疾病的恢复,以及延缓衰老都很有益处。

1. 养生机制

易筋经同样是一种意念、呼吸、动作紧密结合的一种功法,尤其重视意念的锻炼,活动中要求排除杂念,通过意识的专注,力求达到"动随意行,意随气行",以用意念调节肌肉、筋骨的紧张力(即指形体不动,而肌肉紧张的"暗使劲")。其独特的"伸筋拔骨"运动形式,可使肌肉、筋骨在动势柔、缓、轻、慢的活动中,得到有意识的抻、拉、收、伸,长期练功,会使肌肉、韧带富有弹性,收缩和舒张能力增强,从而使其营养得到改善。同时,使全身经络、气血通畅,五脏六腑调和,精力充沛,生命力旺盛。当然,必须长期锻炼才能收到内则五脏敷华,外则肌肤润泽,容颜光彩,耳目聪明,老当益壮的功效。

2. 练功要领

(1)精神清静,意守丹田。
(2)舌抵上腭,呼吸匀缓,用腹式呼吸。
(3)松静结合,柔刚相济,身体自然放松,动随意行,意随气行,不要紧张僵硬。
(4)用力时应使肌肉逐渐收缩,达到紧张状态,然后,缓缓放松。

3. 易筋经十二式内容

①捣杆舂粮;②扁担挑粮;③扬风净粮;④换肩扛粮;⑤推袋垛粮;⑥牵牛拉粮;⑦背牵运粮;⑧盘萝卸粮;⑨围穴囤粮;⑩扑地护粮;⑪屈体捡粮;⑫弓身收粮。

第 8 章

心理调理与养生保健

心理调理,就是在"天人相应",整体观念的指导下,通过怡养心神、调摄情志、等方法,保护和增强人的心理健康能力,达到形神高度统一、提高人们的健康水平。所谓"健康",不仅仅是没有疾病和虚弱现象,而且还要有良好的精神状态和社会的适应能力。由精神因素引起的心身疾病已是当代社会中,人类普遍存在的多发病和流行病。长期以来,人们对精神心理卫生重视不够。因此,要想从根本上提高人口素质,必须重视精神心理卫生的研究和运用。

第一节　情志变化

情志又称情感,它是人在接触和认识客观事物时,精神心理活动的综合反映。

1. 情志变化与保健

七情六欲,人皆有之,在一般情况下,属于正常的精神生理现象。因为感情的表露乃人之常情,是本能的表现,而且各种情志活动都可以抒发自己感情,起着协调生理活动的作用。因为愤怒、悲伤、忧思、焦虑、恐惧等不良情绪压抑在心中而不能充分疏泄,便对健康有害,甚至会引起疾病。若能恰当而有目的、合理地使用感情,则有益于健康。但是,如果情志波动过于持久,过于剧烈,超越了常度,则将引起机体多种功能紊乱而导致疾病。此时,七情便成了致病因子。因此,情感对人体的损益效果,不单取决于情志本身,而同时取决于人们对感情的态度和使用感情的方式。

精神心理保健是人体健康的一个重要环节,现代医学研究发现,一切对人体不利因素的影响中,最能使人短命夭亡的就是不良的情绪。人的精神状态正常,机体适应环境的能力及抵抗疾病的能力会增强,从而起到防病作用。患病之后,精神状态良好可加速康复,还可以利用心理活动规律治病。总之,精神、心理保健不仅直接涉及健康、寿命,还影响到人们的生活。因此,在人的一生中重视精神养生是非常重要的。

2. 影响情志变化的因素

人的情志变化是由内外刺激引起的,即外源性因素、内源性因素。社会因素、环境因素、病理因素,都是导致情志变动的内外因素。

(1)社会因素:社会因素可以影响人的心理,而人的心理变化又能影响健康。人们的社会地位和生活条件的变迁,可引起情志变化而生病。男女之间的婚恋纠葛、家庭生活不协调,或家庭成员的生离死别等精神创伤,均可引起强烈的情志变化。正如《素问·疏五过论》说:"切脉问名,当合男女,离绝菀结,忧恐喜怒,五脏空虚,血气离守。"《类经·论治类》注:"离者失其亲爱,绝者断其所怀,菀谓思虑抑郁,结谓深情难解……"此外,社会动乱、流亡生活、饥馑灾荒等,都会造成人们精神的异常变化。社会因素十分复杂,其对人精神上的影响也是很复杂的。

(2)环境因素:在自然环境中,有些非特异性刺激因素作用于人体,就可使情绪发生相应变化,引起情绪变化的机制在于他们影响了人体的生理功能活动,通过"心神"的主导作用而反馈在精神方面的表现。例如,四时更迭、月廓圆缺、声音、气味、颜色、食物等,都可影响情绪的变化。异常气候的剧烈变化更易对人的情绪产生明显影响。月相与人体生理密切相关,人的情绪也随月相的盈亏,而有相应变化。安静、幽雅、协调的生活环境,令人喜悦的气味,优美动听的乐曲,可使人清爽舒畅、精神振奋、提高工作效率。在喧嚣吵闹、杂乱无章、气味腥臭的环境中,人会感到心情不舒畅,压抑、沉闷,或厌倦、烦躁,工作和学习的效率会明显下降。不仅如此,不同的色彩会使人产生不同的感觉,从而直接影响人的精神状态。由于环境和人类是一个不可分割的有机整体。因此,环境因素是影响人情绪变化的重要方面。

(3)病理因素:机体脏腑气血病变,也会引起情志的异常变化。《素问·调经论》指出:"血有余则怒,不足则恐"。《灵枢·本神》说:"肝气虚则恐,实则怒……心气虚则悲,实则笑不休"。《素问·宣明五气论》指出:"精气并于心则喜,并于肺则悲,并于肝则忧,并于脾则思,并于肾则恐,是谓五并,虚而相并者也"。这是五脏精气乘一脏之虚而相并后引起的情志变化。凡此种种,都说明内脏病变可导致情志的改变,五脏虚实不同,亦可引起不同的情志变化。

3. 情志对健康的影响

在正常情况下,七情活动对机体生理功能起着协调作用。若七情太过,超过人体自身调节的范围,使脏腑气血功能紊乱,而导致疾病。七情内伤,各有所主,情志对健康的影响也有一定的规律。

(1)情志刺激的性质与程度差异:七情之中,有六情属恶性刺激,唯有喜属于良性刺激。它为心志,笑为心声,笑是喜形于外的体现。经常保持喜悦、乐观的情绪,对健康是有好处的。故《儒门事亲》说:"喜者少病,百脉舒和故也。"愤怒致病较重。《东医宝鉴·内景篇》说:"七情伤人,惟怒为甚,盖怒则肝木克脾土,脾伤则四脏俱伤矣。"怒多伤肝,肝失疏泄,气机升降逆乱,进而导致其他脏腑功能失调,故表现抑郁较重。惊恐致病较为难治。惊恐多自外来,在思想无准备的情况下,突然大惊卒恐,如视怪物、闻奇声、遇险境等,使人惊骇不已。多伤心肾,其治颇为棘手。

情志致病还与其刺激的程度强弱有关。根据情志刺激的程度,可分为暴发性和渐进性刺激两大类。暴发性刺激,多指突如其来的情志刺激,如意料之外的巨大打击、重大收获、巨大的事变或灾难、难以忍受的伤痛等,这些突发性的、强烈的刺激,使人气血逆乱,导致暴病、急病的发生。《淮南子·精神训》说:"人大怒破阴,大喜坠阳,大忧内崩,大怖生狂。"因暴发性刺激致病,多发病急、病情重,甚或夭亡。七情之中,喜、怒、惊、恐以刺激量过大、过猛为致病条件。临床所见因情志剧变导致的心阳暴脱而猝死,肝阳化风而卒中,以及突发性聋、暴盲、发狂等情况,大多与喜怒惊恐有关。渐进性刺激,多是指某些问题在很长一段时间内未获得解决或实现,而在这一段时间内保持着持续性的异常精神状态。例如,精神紧张、思虑忧愁、悲伤不已等,这类精神刺激伤人精气,引起气机失调,致人疾病。《素问·汤液醪醴论》说:"嗜欲无穷,而忧患不止,精神驰坏,荣泣卫除,故神去之而病不愈也"。忧、思、悲的情志刺激以刺激时间长为致病条件,持续不良的心境,积久而成疾。因此,要根据不同情志的致病特点,自觉地采取相应的方法进行调节。

(2)情志变化的个体差异:人的体质有强弱之异,性格有刚柔之别,年龄有长幼之殊,性别有男女之分。因此,对同样的情志刺激,则会有不同的情绪反应。

①体质差异:体质强弱不同,对情志刺激的耐受力也有一定的差异。如《医宗必读》说:"外有危险,触之而惊,心胆强者不能为害,心胆怯者触而易惊。"《灵枢·通天》认为,人们的体质有阴阳之气禀赋不同,对情志刺激反应也不同。"太阴之人,多阴无阳",精神易抑郁;"少阴之人,多阴少阳",心胸狭窄,多忧愁悲伤,郁郁不欢;"太阳之人,多阳无阴",感情易暴发;"少阳之人,多阳而少阴",爱慕虚荣,自尊心强。《灵枢·行针》指出:"多阳者多喜,多阴者多怒"。说明不同体质特点的人对情志刺激产生的好发性各别。

②性格差异:性格是人们个性心理特征的重要方面。一般而言,性格开朗乐观之人,心胸宽广,遇事心气平静而自安,故不易为病;性格抑郁之人、心胸狭隘,感情脆弱,情绪常激烈波动,易酿成疾病,这种耐受性的差异,与人的意志的勇怯密切相关。意志坚定者,善于控制、调节自己的感情,使之免于过激;意志怯弱者,经不起七情六欲的刺激,易做感情的俘虏,必然发生病变。《素问·经脉别论》云:"当是之时,勇者气行则已,怯者则著而为病也",说的就是这个道理。

③年龄差异:如儿童脏腑娇嫩、气血未充,中枢神经系统发育尚不完善,多为惊、恐情志致病;成年人,气血方刚,奋勇向上,又处在各种错综复杂的环境中,易怒、思为病;老年人,常有孤独情感,易为忧郁、悲伤、思虑所致病。

④性别差异:男性属阳,以气为主,性多刚悍,对外界刺激有两种倾向:一是不易引起强烈变化;二是表现为亢奋形式,多为狂喜、大怒,因气郁致病者相对少些。

女性属阴,以血为先,其性多柔弱,一般比男性更易因情志为患。故《外台秘要方》有"女属阴,得气多郁"之说。女性对于情志的刺激,以忧悲、哀思致病为多见。正如《千金要方》说:"女人嗜欲多于丈夫,感病倍于男子,加以慈恋、爱憎、嫉妒、忧患、染者坚牢、情不自抑,所以为病根深,疗之难瘥。"诚然,妇女的禀性未必尽如以上所说,但女性多情志为患却已被临床所证实。

第二节 心理健康与养生

1. 老年人的身心特点

(1)生理功能的退化:表现一个是体态和外形的变化,脸上爬满皱纹,头发变白,牙齿脱落等;另一个就是细胞数量减少,脏器萎缩,分泌功能下降,大脑、运动和消化功能退化,表现易患脑血管病、骨质疏松、思维迟缓、记忆力下降等。

(2)心理功能的老化:感觉、知觉的能力降低。体能下降,易于疲劳,工作效率下降。精神意志有一定的减退,精神萎靡,生活积极性降低。

(3)社会功能的弱化:退离工作岗位,社会关系变化,生活环境改变,产生诸多的感慨,社会功能减少,感到寂寞和空虚。

(4)人际关系的淡化。离开工作岗位,减少对社会的接触,人际交往变得越来越少。

(5)智力的变化:智力是学习能力或实践经验获得的能力。老年人在限定时间内加快学习速度比年轻人难,老年人学习新东西、新事物不如年轻人。由于老年人记忆力的减退,无论在概念形成,解决问题的思维过程还是创造性思维和逻辑推理方面都受到影响,但有个体差异。

(6)记忆的变化:随年龄增长,老年人记忆能力变慢、下降,记忆能力较差,表现在能认同熟人但叫不出名字,出门忘记带钥匙,炒菜忘了放盐,一会儿找不到手表,一会儿找不到眼镜等。老年人在规定时间内速度记忆衰退。但对往事却记忆犹新。记忆力减退是大脑细胞衰老、退变的常见现象,过于严重则可能是老年痴呆的一种表现。

(7)睡眠变化:老年人大多数睡眠减少、睡眠浅、易惊醒,有的老年人同时有入睡困难和早醒,这也是脑功能自然现象。医学研究发现,老年人在睡眠过程中醒来的次数较多,女性入睡比男性慢。由于老年人睡眠的质和量都发生了明显变化,因此许多老年人常感到睡醒后不解乏,白天精神不济,甚至有昏昏欲睡之感。有些老年人可表现睡眠过多或睡眠倒错(日睡夜醒),或在白天频频打盹、打呵欠,即使在很重要的场合也难以自制,这也是脑功能削弱的显著标志。

2. 老年人常见的心理问题

(1)退休综合征：心理适应社会不良的心理问题，引起心理障碍和身心功能失调。主要的特征是孤独、空虚和忧郁。表现为失落感、怀旧感、恋友感、悲观、焦虑、生活节奏紊乱、心理脆弱。

(2)焦虑和抑郁：焦虑是对未来的担忧，抑郁是对现实的忧虑。焦虑表现为对衰老的恐惧，成为负担的感觉，对孩子的担心。由于亲情、疾病、经济收入等的压抑，容易诱发疾病或自杀。

(3)老年性痴呆：老年性痴呆是脑器质病变引起的一种心理疾病。经常忘事，医学上叫健忘。

(4)疑病症和恐病症：疑病症是指医生检查不出来的病，自己就认为有，还坚信不疑，谁劝都不行。过分担心、怀疑身患疾病、大病、不治之症、绝症，为此忧心忡忡。

(5)易激动和易激惹：如一句话说不到点上，就急了，火冒三丈。有的闹得全家难以接受。这样的老年朋友也要注意有没有抑郁症的情况。

(6)更年期综合征：更年期是人体老化过程的一个重要的时期，主要的表现是自主神经紊乱的一系列的症状。主要表现为自主神经紊乱、心理过分的敏感、更年期抑郁症等。

(7)自卑心理：由于退休后经济收入减少，社会地位下降，感到不再受人尊敬和重视，而产生失落感和自卑心埋。对退休后的无所事事不能适应，认为自己成了家庭和社会的累赘，失去存在的价值，对自己评价过低。易产生不安与焦虑，保守、孤独、任性之感。

(8)心理空虚与心理孤独：退休后，离开了工作岗位和长期相处的同事，终日无所事事，孤寂凄凉之情油然而生。儿女分开居住，寡朋少友，缺少社交活动，很容易产生一种被遗弃感，继而使老人对自身存在的价值表示怀疑、抑郁、绝望。

3. 老年人的心理优势

(1)更聪明：老年朋友无论是社会经验，还是专业知识，在老年期可能达到一个顶峰的阶段。其对事物的认识有自己独特的见解。其智力测试年龄越大得分就越高，老年人推理和记忆的速度可能会减慢，但是质量并不低。

(2)更坚强：年龄越大的人，所经历的风雨和所见世面越多，遇到的困难和难题也越多，遇事意志更坚强，更坚定，心理防御功能更健康。

(3)更强有力：老年人能成为更强有力的后盾，就像一个安全的港湾，在困难时能给人有力的支持和慰藉。老年人能为他人提供帮助，并具有极大的满足和安全感。

（4）爱得更深：随着年龄的增长，老年人的各种关系更稳固了，对爱的理解也更深，对社会、家庭博爱而真诚。就婚姻而言，婚事越长，维系得越好。黄昏恋也精彩而深情。

（5）更有个性：年龄越大，个性就越强。老年人很清楚自己的好恶，知道自己的所思所想，更知道自己是何等人物，有鲜明的个性特征。

（6）更具有利他主义精神：老年人喜于无私奉献，乐于助人，帮人不记回报。孩子虽然长大成人，舐犊之情犹存，对社会、对他人有一颗慈善之心。

（7）生活更精彩：为人长辈，天伦之乐令人陶醉。与新一代生活在一起更有滋味，老年人能更好地体会到生命的轮回。

（8）干劲更大：当老年人以自己的方式随意支配时间的同时，他们也深知属于自己的时间越来越少。他们意识到了时间的宝贵，也就更懂得如何利用它。正可谓："不待扬鞭自奋蹄"。

（9）更具有精神活力：老年人可能跑得没有以前快，但精神上却更坚强。其结果将会更深刻地理解生活的内涵，更加坚定自己的信念，让生活更加有意义。

（10）情绪更稳定：老年人比较注重自己情绪调适，使中枢神经处于相对稳定良好状态进而使机体生理功能协调。老年人情绪安定，适应力强，经受得起生活环境中的各种不良刺激，他们即使受到精神刺激或创伤也自我控制并很快恢复心理平衡。

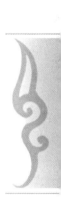

（11）胸襟更豁达：老年人人际关系方面态度真诚和善，对同辈人尊重，对晚辈慈爱。有宽厚的态度，包容一切的待人处世之道，这种长者的情怀和气质是健康的保证。

（12）更热爱生活，热爱学习：老年人大都对生活充满热爱与向往之情，他们积极从事自己力所及的工作或劳动，充分发挥自己的能力并从中获得快慰和乐趣，他们善于学习，热爱学习，并能在学中求乐，丰富自己的生活。

第三节　静养心神、恬淡虚无

养生是人类健康长寿的重要方法。《素问·上古天真论》指出："上古之人，其知道者，法于阴阳，和于术数，食饮有节，起居有常，不妄作劳，故能形与神俱，而尽终其天年，度百岁乃去。"

这是中国传统养生文化的总则。它告诉我们，养生包括两个方面：即养体就是养形，一个健强的体魄（略）；养心即是养神，一个健康的心理状态。

养心是养生中的更高层次，其主要有三个方面的修养。一是重仁德，即要提高自身的道德修养；二是高素质，即要提高自身的文化修养；三是修性情，需做到淡泊明志，宁静致远。

诸葛亮有句名言:"静以修身,俭以养德。"《黄帝内经》指出:"恬淡虚无,真气从之,精神内守,病安从来。"意思是说:面对各种各样的诱惑,只要思想恬静、淡定(淡定即知足),心无杂念,心像宇宙一样的空灵。这样,真气就会在人体内有序的运行、流动,人就会精神,就会饱满,内守而不外散,疾病也就无法产生。

1. 重仁德

要注重提高自身的道德修养,做到宽容,仁善,忌怨恨,忌贪婪。

(1)宽容:是指宽大有气量,宽恕能容人,宽厚能容忍。不计较或不追究,能容忍别人。《庄子·天下》曰:"常宽容於物,不削於人,可谓至极。"宽容是最美丽的一种情感,宽容是一种良好的心态,宽容也是一种崇高的境界,能够宽容别人的人,其心胸像天空一样宽阔、透明,像大海一样广浩深沉。宽容自己的家人、朋友、熟人容易,因为他们是我们爱的人。然而,宽容曾经深深伤害过自己的人或者自己的敌人,即"以德报怨",则是最难的,也是宽容的最高境界,这才是人性中最美丽的花朵。

宽容是心理养生的调节阀。人在社会的交往中,吃亏、被误解、受委屈的事总是不可避免地发生,面对这些,最明智的选择就是学会宽容。宽容是一种良好的心理品质;宽容是一种非凡的气度、宽广的胸怀;宽容是一种高贵的品质、崇高的境界;宽容是一种仁爱的光芒、无上的福分;宽容是一种生存的智慧、生活的艺术。它不仅包含着理解和原谅,更显示着气质和胸襟、坚强和力量。一个不会宽容,只知苛求别人的人,其心理往往处于紧张状态,从而导致神经兴奋、血管收缩、血压升高,使心理、生理进入恶性循环。

宽容是甘甜柔软的春雨,可以滋润人内心的焦渴,给这个世界带来勃勃生机。宽容是人性中最美丽的花朵,可以慰藉人内心的不平,给这个世界带来幸福和希望。我们要提高自身的道德修养;做到心胸宽广。

(2)仁善:指人与人相互友爱、互助、同情等;心地仁爱,品质淳厚,是人类最高的道德原则、道德标准和道德境界。作为一个人,多做善事时,心情就会很愉快。"善"字怎样写呢? 美好的美字开头,欢喜的喜字结尾。如果我们博爱、善良,常常做善事,人生也就会获得美好的开头,欢喜的结尾。

有国外研究机构通过大量调查发现,"与人为善者有助健康"。美国耶鲁大学病理学家曾对 7000 多人进行调查,结果发现,凡与人为善者其死亡率明显下降。

因此,我们要与人为善:宽以待人,积善行功,乐于助人。做一个宽厚善良的人。

(3)忌怨恨:怨恨指一种情绪,表示强烈不满或仇恨的一种不良现象。仇恨是一把双刃剑,报复别人的同时,自己也同样受到伤害,所以"冤冤相报"的结果就是"两败俱伤"。心中装着仇恨的人,其人生是痛苦而不幸的人生,只有放下仇恨选择宽容,纠缠在心中的死结才会豁然脱开,心中才会出现安详、纯净的"爱之天空"。恨能挑起事端,爱能征服一切。

生活中我们每个人难免与别人产生摩擦、误会,甚至仇恨,这时别忘了在自己心里装满宽容。宽容是温暖明亮的阳光,可以融化人内心的冰点,让这个世界充满浓浓暖意。

因此,我们忌怨恨,要有君子之心,雨过天晴。忘掉仇恨,远离仇恨,用一颗宽容的心去包容一切,拥抱一切。

(4)忌贪婪:贪婪指一种攫取远超过自身需求的金钱、物质财富或肉体满足的欲望。贪婪是人生和养生的大忌!

巴西医学家马丁斯曾追踪调查过 583 名被指控犯有各种贪污受贿、以权谋私的贪官,与同样多的清正廉洁者十几年的健康状况比较发现:在同一时间内前者有60% 的人生病死亡,后者生病或病故者仅占 7%。我们要忌贪婪,要做到君子爱财,取之有道。不义之财不可取,对社会,对人类多做奉献。

孔子说:"仁者寿,大德必得其寿"。唐代名医孙思邈说:"德行不克,纵服金丹玉液未能延寿。"明代龚延贤《寿世保元》说:"积善有功,常存阴德,可以延年。"所以说重仁德,提高自身的道德修养是我们养生的重要原则。

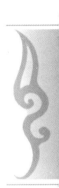

2. 高素质

即要提高自身的文化修养。我们提倡文学养生,书法养生,花卉养生,艺术养生等。热爱文学、艺术、书法、花卉是一种高雅生活的追求。荡漾其中时,思想高度集中,可达到忘我之境界,心情和思想都融入其意境之中,从而进入既轻松又安适的状态,没有了妄念和烦恼。精神得以净化。使人达到心情舒畅、意念集中,襟怀坦荡,身心愉悦的境界。

3. 修性情

做到淡泊明志,宁静致远。诸葛亮说:"非淡泊无以明志,非宁静无以致远。"淡泊,是指平淡的生活,正确对待成功与失败、困难与挫折的平静心态;明志,是指明确的志向,远大的目标;宁静,是要怡神静气,自思内省,潜心力学;致远是要有远大的抱负,强烈的事业心和使命感,并为实现目标而不懈的努力。

在我们的一生之中,事业是生命活动的主体,也是养生学所必须重视的部分。有位科学家说:"事业是生命的盐,没有事业,人生将淡而无味。"人老志不老,在养生过程中,重要的要找到一种事业,一种追求,这样才能使老年生活精彩而不寂寞。

中医学强调人是社会的人,具有完备的喜、怒、忧、思、悲、恐、惊七种情志活动。而且这种情志活动对人体的正常生理功能起着重要的调节作用。因此,做任何事情都要做到调整好自己的心情,要正确面对事业的成败得失,地位的高低贵贱,快快乐乐的做事,开开心心的生活。

防止"癌症性格"的发生:所谓"癌症性格"是指抑郁内向,喜怒不溢于言表,自我感觉甚差,不易与别人发展诚挚、深厚的友谊,沉默寡言。要忘记不高兴的事,做情绪的主人。清朝有位大学士阎敬铭做了一首《不气歌》:"他人气我我不气,我本无气他来气;倘若生气中他计,气下病来无人替;请来医生把病治,反说气病治非易;气之危害太可惧,不气不气真不气。"值得我们借鉴。

调节心情,做到笑口常开,青春永在。我们提倡高尚的幽默,高尚的幽默是生活的润滑剂。英国有句俗语:"一个小丑进城,胜过一打医生",说明了开心的重要。我们要做情绪的主人:愤怒时要制怒、宽容;过喜时要收敛、抑制;悲伤时要转移、娱乐;忧愁时要释放、自解;焦虑时要分散、消遣;惊慌时要镇静、沉着。

静养心神、恬淡虚无,保持快乐健康的心情,达到养生的最高境界!

第四节　老年心理调养方法

中医学认为,心主神明,相对于人的肉身来说,心主要掌管的是人的精神和思想,而思想是统帅,是指挥者。很显然,中医学强调养心,强调的是人的思想修养与道德教育,即宇宙观、世界观、人生观层面的内容。而"心"对于身体的健康具有决定性的作用。

1. 心理调养的方法

(1)热爱生活,勤于运动:《周易》说:"天行健,君子以自强不息,地势坤,君子以厚德载物。"我们要自强不息,热爱生活,不断运动。常言说:"生命在于运动""用进废退""不动则衰""君欲延年寿,动中度晚年""饭后百步走,活到九十九"。老年人要注意加强身体的适度锻炼,循序渐进,持之以恒,才能保持强健的身体。

(2)要厚德,注重提高自身的道德修养:(前文已详述)。

(3)"循天之道,以养其身":在养生学中,我们提倡,"循天之道,以养其身"? 即做到天人合一。《四气调神论》曰:春天"使志生,生而勿杀,予而勿夺,赏而勿罚";夏天"使志无怒,使华英成秀,使气得泄,若所爱在外";秋天"使志安宁,以缓秋刑,收敛神气,使秋气平,无外其志,使肺气清";冬天"使志若伏若匿,若有私意,若已有得"。这段话的意思是,春季要使情志生机盎然,夏季要保持情志愉快不怒,秋天要使情志安定宁静,冬天要使情志保持沉静。

(4)发挥余热,老有所为,重归社会:老同志要积极参加一些社会活动,发挥余热,重归社会;或者将自己工作几十年的经验、知识、著书立说,惠泽后人。在工作或写书中体现自身的价值,使生活重新充实起来。如果整天无所事事,精神空虚的话,会使全身的功能活动处于抑制状态,各个脏器的功能不断衰退,应激能力下降。

行为变得迟缓,抑郁自卑,健康状况就会每况愈下。

（5）善学习,求新知:"人老脑先老"是一个规律,而坚持用脑却是抑制大脑老化进程的最好的方法之一。因此,世界上很多发达国家的老年人学习新知蔚然成风。因为,读书学习可以调动了人的整个机体和脏器功能,包括视觉、听觉和其他感官,以及运动神经的功能。

许多研究资料表明:人的智力越高,知识面越广,人的精神、心理的满足感就越强,而良好的心理素质和精神状态能提高机体的免疫能力,抵御病邪的入侵,能延缓衰老。因此,应当充分利用难得的空余时间来充实自己的大脑,可使晚年的生活丰富多彩。

（6）生活要有规律,参加体育锻炼:老同志应合理安排生活,根据四时不同的特点安排好作息时间,有规律的生活。坚持适宜的健身运动,如打太极拳、跳扇操、练剑、跳交谊舞、打门球等。门球运动有简便易学、安全经济、运动量小、兼体格锻炼和娱乐性于一体等特点。

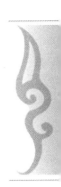

到美丽而清新的大自然中去,沐浴大自然赐予的新鲜空气,也可以三五个知己聚在一起打麻将,使大脑、眼、手得到运动。但切忌懒散,饱食终日,无所用心,以打发日子而生疾病。

（7）重视家庭关系的改善:老同志要关心家庭成员、理解和宽容善待每一个人,营造和睦的家庭气氛,有时间和儿女们聊天,并积极参加社会活动,培养业余爱好,在精神上得到快乐和幸福。

（8）乐观豁达,心胸开阔,保持良好的心理状态:健康的心理和健康的身体互为因果。保持心理健康,有利于身体健康,减少疾病的发生,能愉悦地度过幸福的晚年生活。

要心胸开阔,正确对待各种不顺心的事。俗话说:"人生也有八九不如意"。人遇到不如意的事情时,应想办法去积极解决,坦然面对成败荣辱、解除烦恼,以阳光的心里面对一切。保持乐观豁达,心胸开阔的心境,很好地调养精神,努力提高生理健康和身心健康水平。

（9）药物治疗方面:对于患有严重的焦躁不安和失眠的离退休综合征的老年人,必要时可在医师的指导下适当服用多塞平、艾司唑仑(舒乐安定)等药物,以及接受心理治疗。

2. 做到"三乐"

马克思曾说:"一种美好的心情,比十剂良药更能解除心理上的疲惫和痛楚。"因此,一个人若想健康长寿,在日常生活中必须坚持做到"三乐",即知足常乐、自行其乐、助人为乐,保持稳定的思想情绪。这样,才能有益身体健康,延年益寿。

（1）知足常乐:孔子说:"君子坦荡荡,小人长戚戚。"人要想健康长寿,必须树立正确的人生观,正确地对待生活,善待人生,不斤斤计较个人得失;做到"小利不贪,小患不避",知足常乐。

(2)自行其乐:要使自己的心情愉快,就要善于日常生活中自寻欢乐,做到乐而忘忧。

(3)助人为乐:高尔基说:"给"永远比"拿"愉快。一个人能根据自己的实际,为社会和民众做些有益的事,就能受到人们的拥戴,自己会感到高兴和充实,这种愉快的心情有益于健康延年。

3. 养生五要诀

(1)一个目的——为了身心健康:这是人到老年的主要任务。老年生活的一切活动,都要围绕这个目的进行,万不得不顾健康而过分追求其他。老年人坚持把身心健康搞好,生命质量提高,做到老而不衰,精神焕发,行动自如,有为有乐。才能活得充分愉快,再创辉煌。

(2)两个一点——潇洒一点,糊涂一点:这是永葆平和心境的要诀。老年人不管遇有什么不如意事,都要乐观豁达,善于解脱,潇洒对待。在日常生活中,家人亲友交往时,更要乐得"糊涂",不必事事较真,徒增烦恼而损害健康。

(3)三个忘记——忘记年龄、忘记疾病、忘记怨恨:不要老是把"老人""病人"记在心里,挂在嘴上,老气横秋,忧心忡忡,那对健康很不利。"叹老老得快,疑病病自生",有一定的科学道理。还有一些老年人,历尽坎坷,对曾经伤害过自己的人和事,积怨甚深,尽管后来已得到公正的处理,老来依然耿耿于怀,怨愤不已,这对身心健康是有害的,不如大度为怀,忘掉为好。

(4)四有——有个老窝(房子)、有点老底(积蓄)、有个老伴、有群老友:搞好这"四有",对健身益寿助益亟大。房子和积蓄都是安度晚年的物质条件,房不在大,钱不在多,但不能没有。老伴是同甘共苦的生活伴侣,相亲相爱,白头偕老是人生的幸福。夫妻之间的关心、理解和扶助,对双方健康长寿均有促进作用,是任何别的关怀不能替代的,一定要倍加珍惜和维护。老友贵相知,常相聚,对活跃思想、愉悦身心,皆大有益。

(5)五要——要笑、要跳、要俏、要嗑、要掉:这些都是健身要求和方法。笑是笑口常开,心常乐;跳是坚持适当的运动锻炼;俏是美化自己的生活;嗑是谈心交流不憋闷;掉就是掉价(架),不论从什么岗位上退下来,功名利禄皆成过去,都要自觉以普通退休老人的正常心态对待一切,既不背往日辉煌的包袱,也不计今日"门庭冷落"的寂寞,这样才能永葆心理平衡而拥有健康幸福的晚年。

第五节　调神养生法

历代养生家把调养精神作为养生长寿之本法,防病治病之良药。《淮南子》说:

"神清志平，百节皆宁，养性之本也；肥肌肤，充肠腹，供嗜欲，养性之末也。"《素问·上古天真论》言："精神内守，病安从来？"说明"养生贵乎养神"。不懂得养神之重要，单靠饮食营养、药物滋补，是难以达到健康长寿目的的。由于人的精神活动是在"心神"的主导作用下，脏腑功能活动与外界环境相适应的综合反应，所以精神调摄必然涉及多方面的问题。调神之法概括起来可有：清静养神、立志养德、开朗乐观、调畅情志、心理平衡等方面。

1. 清静养神

清静，是指精神情志保持淡泊宁静的状态。因神气清净而无杂念，可达真气内存，心神平安的目的。此处之"清静"是指思想清静，即心神之静。心神不用不动固然属静，但动而不妄动，用之不过，专而不乱，同样属于"静"。我们提倡的思想清静主要是思想专一，排除杂念，不见异思迁，想入非非，而是要思想安定，专心致志地从事各项工作、学习。

调养心神是养生之本。调神摄生，首在静养。这种思想源于老庄道家学说，后世在内容和方法上不断有所补充和发展。养生家认为，静养之要在于养心，道、儒、佛、医都有此主张。"儒曰正心，佛曰明心，道曰炼心，要皆参修心学一事""万法唯心，万道唯心。心为人之主宰，亦为精气神之主宰。炼精炼气炼神，均须先自炼心始"。心静则神清，心定则神凝，故养生在于养心。天玄子曰："养心之大法有六：曰心广、心正、心平、心安、心静、心定，心广所以容万类也，心正所以诚意念也，心平所以得中和也，心安所以寡怨尤也，心静所以绝攀缘也，心定所以除外累、同大化也。"（《道家养生学概要》）凡事皆有根本，养心养神乃养生之根本，心神清明，则血气和平，有益健康。

《黄帝内经》从医学角度提出了"恬淡虚无"的养生防病思想。《素问·上古天真论》云："虚邪贼风，避之有时；恬淡虚无，真气从之，精神内守，病安从来？"《素问·生气通天论》说："清静则肉腠闭拒，虽有大风苛毒，弗之能害。"这里从内外两个方面揭示了调摄的重要原则。对外，顺应自然变化和避免邪气的侵袭；对内，谨守虚无，心神宁静，这样外御内守，真气从之，邪不能害。可见，"恬淡虚无"之要旨是保持静养，思想清静、畅达情志，使精气神内守而不散失，保持人体形神合一的生理状态，有利于防病去疾，促进健康。

近年来，国内外有关学者非常重视思想清静与健康关系的研究。生理学研究证实，人在入静后，生命活动中枢的大脑又回复到人的儿童时代的大脑电波波慢状态，也就是人的衰老生化指标得到了"逆转"。社会调查发现，凡经过重大精神挫折、思想打击之后，又未得到良好的精神调摄，多种疾病的发病率都有明显增加。社会实践证实，经常保持思想清静，调神养生，可以有效地增强抗病能力，减少疾病发生，有益身心健康。

（1）少私寡欲：少私，是指减少私心杂念；寡欲，是降低对名利和物质的嗜欲。老子《道德经》主张：“见素抱朴，少私寡欲。”《黄帝内经》指出，“是以志闲而少欲，心安而不惧，形劳而不倦，气从以顺，各从其欲，皆得所愿……所以能年皆度百岁而动作不衰。”因为私心太重，嗜欲不止，欲望太高太多，达不到目的，就会产生忧郁、幻想、失望、悲伤、苦闷等不良情绪，从而扰乱清静之神。使心神处于无休止的混乱之中，导致气机紊乱而发病。如果能减少私心、欲望，从实际情况出发，节制对私欲和对名利的奢望，则可减轻不必要的思想负担，使人变得心地坦然，心情舒畅，从而促进身心健康。而要做到少私寡欲，必须注意下述两点：一是明确私欲之害，以理收心。如《医学入门·保养说》言：“主于理，则人欲消亡而心清神悦，不求静而自静也。”二是要正确对待个人利害得失。《太上老君养生诀》说：“且夫善摄生者，要先除六害，然后可以保性命延驻百年。何者是也？一者薄名利，二者禁声色，三者廉货财，四者损滋味，五者除佞妄，六者去妒忌。”六害不除，万物扰心，神岂能清静？去六害养心神，确为经验之谈。

（2）养心敛思：养心，即保养心神；敛思，即专心致志，志向专一，排除杂念，驱逐烦恼。《医钞类编》说：“养心则神凝，神凝则气聚，气聚则神全，若日逐攘扰烦，神不守舍，则易衰老。”所谓凝神，即是心神集中专注一点，不散乱，不昏沉。可见，这种凝神敛思的养神方法，并非无知、无欲、无理想、无抱负，毫无精神寄托的闲散空虚。因此，它与饱食终日，无所用心者是截然不同的。从养生学角度而言，神贵凝而恶乱，思贵敛而恶散。凝神敛思是保持思想清静的良方。随着科学的发展，实验已证明，清静养神这种自我调节能保持神经系统不受外界精神因素干扰，使人体生理功能处于极佳状态。要想取得保养心神之良效，必须具备心地光明磊落，志有所专的品德。只有精神静谧，从容温和，排除杂念，专心致志，才能做到安静和调，心胸豁达，神清气和，乐观愉快，这样不仅有利于学习和工作，而且能使整体协调，生活规律，有利于健康长寿。

2. 立志养德

正确的精神调养，必须要有正确的人生观。只有对生活充满信心，有目标、有追求的人，才能很好地进行道德风貌的修养和精神调摄，更好地促进身心健康。

（1）立志修养：养生首先要立志。所谓立志，就是要有为全人类服务的伟大志向，树立起生活的信念，对生活充满希望和乐趣。也就是说，要有健康的心理、高尚的理想和道德情操，这是每个人的生活基石和精神支柱。

理想和信念是健康人的精神保障，有了正确的志向，才会真正促使他们积极探索生命的价值，寻找生活的真谛，追求知识，陶冶情操，促进身心全面健康发展。理想和信念又是老年人的延长生命活力的“增寿剂”，不畏老是健康长寿的精神支柱，产生不畏老精神的重要思想基础就是晚年的理想和追求。老年人应重视健身养体,心胸开阔,情绪稳定,热爱生活,为社会发挥"余热",从而使内心感到无愧于一生的无限快乐的思想,这种思想又有益于健康。

理想和信念是生活的主宰和战胜疾病的动力。科学证明人的内在潜力很大,充满自信心,顽强的意志和毅力是战胜疾病的极为重要的力量。《灵枢·本脏篇》言:"志意者,所以御精神,收魂魄,适寒温,和喜怒者也"。就是说,意志具有统帅精神、调和情志、抗邪防病等作用,意志坚强与否与健康密切相关。事实证明,信念、意志坚定的人,能较好地控制和调节自己的情绪,保持良好的精神状态。生活实践也证实了不少病残者靠自己的信心、意志和努力,主宰自己的命运,为社会做出了可贵的贡献。

树立理想,坚定信念,充满信心,量力而行,保持健康的心理状态,是养生保健的重要一环。现代生理学和生物信息反馈疗法研究证明,坚强的意志和信念,能够影响内分泌的变化,如白细胞大幅度升高,改善生理功能,增强抵抗力,故有益于健康长寿。

(2)道德修养:古人把道德修养作为养生一项重要内容。儒家创始人孔子早就提出:"德润身""仁者寿"的理论。他在《中庸》中进一步指出:"修身以道,修道以仁""大德必得其寿"。他认为讲道德的人,待人宽厚大度,才能心旷神怡,体内安详舒泰得以高寿。古代的道家、墨家、法家、医家等,也都把养性养德列为摄生首务,并一直影响着后世历代养生家。唐代孙思邈在《千金要方》中说:"性既自喜,内外百病皆悉不生,祸乱灾害亦无由作,此养性之大经也。"明代的《寿世保元》说:"积善有功,常存阴德,可以延年。"明代王文禄也在《医先》中说:"养德、养生无二术。"由此可见,古代养生家把道德修养视作养生之根,养生和养德是密不可分的。他们的养性、道德观,虽有其历史的局限性和认识上的片面性,但其积极的一面对道德修养、摄生延年还是颇有益处的。

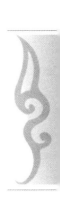

从生理上来讲,道德高尚,光明磊落,性格豁达,心理宁静,有利于神志安定,气血调和,人体生理功能正常而有规律地进行,精神饱满,形体健壮。这说明养德可以养气,养神,使"形与神俱",健康长寿。正如《素问·上古天真论》言:"内无思想之患,以恬愉为务,以自得为功,形体不敝,精神不散,亦可以百数。"现代养生实践证明,注意道德修养,塑造美好的心灵,助人为乐,养成健康高尚的生活情趣,获得巨大的精神满足,是保证身心健康的重要措施。

3. 开朗乐观

性格开朗是健身的要素、长寿的法宝,这是人所共知的常理。

(1)性格开朗:性格是人的一种心理特征,主要表现在人已经习惯了的行为方式上。性格开朗是胸怀宽广、气量豁达所反映出来的一种心理状态。性格虽然与人的基因和遗传因素直接相关,但随着环境和时间的变化,是可以改变的。人们都有一个使自己的性格适应于自然、社会和自身健康的改造任务。

医学研究已证明，人的性格与健康、疾病的关系极为密切。情绪的稳定，对一个人的健康起着重要作用。性格开朗，活泼乐观，精神健康者，不易患精神病、重病和慢性病，即使患了病也较易治愈，容易康复。不良性格对人体健康的影响是多方面的，它可以从各方面对人体大脑、内脏及其他部位产生危害。

培养良好性格的基本原则是，从大处着眼，从具体事情入手，通过自己美好的行为，塑造开朗的性格。首先要认识到不良性格对身心健康的危害，树立正确的人生观，正确对待自己和别人，看问题、处理问题要目光远大，心胸开阔，宽以待人，大度处事，不斤斤计较，不钻牛角尖。科学、合理地安排自己的工作、学习和业余生活，丰富生活内容，陶冶性情。

(2)情绪乐观：情绪乐观既是人体生理功能的需要，也是人们日常生活的需要。孔子在《论语》中说："发愤忘食，乐以忘忧，不知老之将至云尔。"可见，乐观的情绪是调养精神，舒畅情志，防衰抗老的最好的精神营养。精神乐观可使营卫流通，气血和畅，生机旺盛，从而身心健康。正如《素问·举痛论》云："喜则气和志达，营卫调利。"

要想永葆乐观的情绪，首先要培养开朗的性格，因为乐观的情绪与开朗的性格是密切相关的，心胸宽广，精神才能愉快。其次，对于名利和享受，要培养"知足常乐"的思想，要体会"比上不足，比下有余"的道理，这样可以感到生活和心理上的满足。再次，培养幽默风趣感，幽默的直接效果是产生笑意。现代科学研究已证明，笑是一种独特的运动方式，可以调节人体的心理活动，促进生理功能，改善生活环境，使人养成无忧无虑，开朗乐观的性格，让生命充满青春的活力。

第六节　调摄情绪法

历代养生家都非常重视七情调摄。具体方法多种多样，但归纳起来可分为节制法、疏泄法、转移法和情志制约法。

1. 节制法

所谓节制法就是调和、节制情感，防止七情过极，达到心理平衡。《吕氏春秋》说："欲有情，情有节，圣人修节以止欲，故不过行其情也。"重视精神修养，首先要节制自己的感情才能维护心理的协调平衡。

(1)遇事戒怒："怒"是历代养生家最忌讳的一种情绪，它是情志致病的魁首，对人体健康危害极大。怒不仅伤肝，怒气还伤心、伤胃、伤脑等，导致各种疾病。《千金要方》指出："人生切要知三戒，大怒、大欲、并大醉，三者若还有一焉，须防损失真元气。"《老老恒言·戒怒》亦说："人借气以充身，故平日在乎善养。所忌最是怒。

怒气一发,则气逆而不顺,窒而不舒,伤我气,即足以伤我身。"这些论述把戒怒放在首位,指出了气怒伤身的严重的危害性,故戒怒是养生一大课题。

制怒之法,首先是以理制怒。即以理性克服感情上的冲动,在日常工作和生活中,虽遇可怒之事,但想一想其不良后果,可理智地控制自己过激情绪,使情绪反应"发之于情""止之于理"。其次,可用提醒法制怒。在自己的床头或案头写上"制怒""息怒""遇事戒怒"等警言,以此作为自己的生活信条,随时提醒自己可收到良好效果。再次。怒后反省,每次发怒之后,吸取教训,并计算一下未发怒的日子,减少发怒次数,逐渐养成遇事不怒的习惯。

(2)宠辱不惊:人世沧桑,诸事纷繁;喜怒哀乐,此起彼伏。老庄提出"宠辱不惊"之处世态度,视荣辱若一,后世遂称得失不动心为宠辱不惊。对于任何重大变故,都要保持稳定的心理状态,不要超过正常的生理限度。现代医学研究证明,情志刺激与免疫功能之间的联系息息相关。任何过激的刺激都可削弱白细胞的战斗力,减弱人体免疫能力,使人体内防御系统的功能低下而致病。为了健康长寿,任何情绪的过分激动都是不可取的。总之,要善于自我调节情感,以便养神治身。对外界的事物刺激,既要有所感受,又要思想安定,七情平和,明辨是非,保持安和的处世态度和稳定的心理状态。

2. 疏泄法

把积聚、抑郁在心中的不良情绪,通过适当的方式宣达、发泄出去,以尽快恢复心理平衡,称之为疏泄法。具体做法可采取下面几种方式。

(1)直接发泄:用直接的方法把心中的不良情绪发泄出来,如当遇到不幸、悲痛万分时,大哭一场;遭逢挫折,心情压抑时,可以通过急促、强烈、粗犷、无拘无束的喊叫,将内心的郁积发泄出来,从而使精神状态和心理状态恢复平衡。发泄不良情绪,必须学会正当的途径和渠道排遣之,决不可采用不理智的冲动性的行为方式。否则,非但无益,反而会带来新的烦恼,引起更严重的不良情绪。

(2)疏导宣散:出现不良情绪时,借助于别人的疏导,可以把闷在心里的郁闷宣散出来。所以,扩大社会交往,广交朋友,互相尊重,互相帮助,是解忧消愁,克服不良情绪的有效方法。研究证明,建立良好的人际关系,缩小"人际关系心理距离",是医治心理不健康的良药。

3. 转移法

转移法又可称移情法。即通过一定的方法和措施改变人的思想焦点,或改变其周围环境,使其与不良刺激因素脱离接触,从情感纠葛中解放出来,或转移到另外事物上去。《素问·移情变气论》言:"古之治病,惟其移精变气,可祝由而已。"古代的祝由疗法,实际上是心理疗法。其本质是转移患者的精神,以达到调整气机,精神内守的作用。转移法可采取以下几种方法。

（1）升华超脱：所谓升华，就是用顽强的意志战胜不良情绪的干扰，用理智战胜生活中的不幸，并把理智和情感化作行为的动力，投身于事业中去，以工作和事业的成绩来冲淡感情上的痛苦，寄托自己的情思。这也是排除不良情绪，保持稳定心理状态的一条重要保健方法。

超脱，即超然，思想上把事情看得淡一些，行动上脱离导致不良情绪的环境。在心情不快、痛苦不解时，可以到环境优美的公园或视野开阔的海滨漫步散心，可驱除烦恼，产生豁达明朗的心境。如果条件许可，还可以短期旅游，把自己置身于绮丽多彩的自然美景之中，可使精神愉快，气机舒畅，忘却忧烦，寄托情怀，美化心灵。

（2）移情易性：移情，即排遣情思，改变内心情绪的指向性；易性，即改易心志，排除内心杂念和抑郁，改变其不良情绪和习惯。《临证指南医案》说："情志之郁，由于隐情曲意不伸……郁症全在病者能移情易性"。移情易性是中医心理保健法的重要内容之一。移情易性的具体方法很多，可根据不同人的心理、环境和条件等，采取不同措施，进行灵活运用。《北史·崔光传》说："取乐琴书，颐养神性"。《理瀹骈文》说："七情之病者，看书解闷，听曲消愁，有胜于服药者矣"。《千金要方》亦说："弹琴瑟，调心神，和性情，节嗜欲"。古人早就认识到琴棋书画具有影响人的情感，转移情志，陶冶性情的作用。实践证明，情绪不佳时，听听适宜的音乐，观赏一场幽默的相声或喜剧，苦闷顿消，精神振奋。可见，移情易性并不是压抑情感。如对愤怒者，要疏散其怒气；对悲痛者，要使其脱离产生悲痛的环境与气氛；对屈辱者，要增强其自尊心；对痴情思者，要冲淡其思念的缠绵；对有迷信观念者，要用科学知识消除其愚昧的偏见等。

（3）运动移情：运动不仅可以增强生命的活力，而且能改善不良情绪，使人精神愉快。因为运动可以有效地把不良情绪的能量发散出去，调整机体平衡。当自己的情绪苦闷、烦恼，或情绪激动与别人争吵时，最好的方法是转移一下注意力，去参加体育锻炼，如打球、散步、爬山等活动，也可采用传统的运动健身法和太极拳、太极剑、导引保健功等。传统的体育运动锻炼主张动中有静，静中有动，动静结合，因而能使形神舒畅，松静自然，心神安合，达到阴阳协调平衡。且有一种浩然之气充满天地之间之感，一切不良情绪随之而消。此外，还可以参加适当的体力劳动，用肌肉的紧张去消除精神的紧张。在劳动中付出辛勤的汗水，促进血液循环，活跃了生命功能，使人心情愉快，精神饱满。

4. 情志制约法

情志制约法，又称以情胜情法。它是根据情志及五脏间存在的阴阳五行生克原理，用互相制约、互相克制的情志，来转移和干扰原来对机体有害的情志，借以达到协调情志的目的。

（1）五脏情志制约法：《素问·阴阳应象大论》曾指出："怒伤肝,悲胜怒;喜伤心,恐胜喜;思伤脾,怒胜思;忧伤肺,喜胜忧;恐伤肾,思胜恐。"这是认识了精神因素与形体内脏、情志之间及生理病理上相互影响的辩证关系,根据"以偏救偏"的原理,创立的"以情胜情"的独特方法。正如《医方考》所言："情志过极,非药可愈,顺以情胜,《内经》一言,百代宗之,是无形之药也"。朱丹溪指出："怒伤,以忧胜之,以恐解之;喜伤,以恐胜之,以怒解之;忧伤,以喜胜之,以怒解之;恐伤,以思胜之,以忧解之;惊伤,以忧胜之,以恐解之,此法惟贤者能之。"同期医家张子和更加具体地指出："以悲制怒,以怆恻苦楚之言感之;以善治悲,以谑浪戏狎之言娱之;以恐治喜,以恐惧死亡之言怖之;以怒制思,以污辱欺罔之言触之;以思治恐,以虑彼忘此之言夺之。"后世不少医家对情志的调摄有时比药石祛疾更加重视,而且创造了许多行之有效的情志疗法。例如,或逗之以笑,或激之以怒,或惹之以哭,或引之以恐等,因势利导,宣泄积郁之情,畅遂情志。总之,情志既可致病,又可治病的理论,在心理保健上是有特殊意义的。

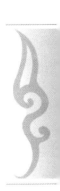

在运用"以情胜情"方法时,要注意情志刺激的总强度,超过或压倒致病的情志因素,或是采用突然的强大刺激,或是采用持续不断的强化刺激。总之,后者要适当超过前者,否则就难以达到目的。

（2）阴阳情志制约法：运用情志之间阴阳属性的对立制约关系,调节情志,协调阴阳,是为阴阳情志制约法。人类的情志活动是相当复杂的,往往多种情感互相交错,很难明确区分其五脏所主及五行属性,然而情志活动可用阴阳属性来分,此亦即现代心理学所称的"情感的两极性"。《素问·举痛论》指出："怒则气上,喜则气缓,悲则气消,恐则气下……惊则气乱……思则气结"。七情引出的气机异常,具有两极倾向的特点。根据阴阳分类,人的多种多样的情感,皆可配合成对,如喜与悲、喜与怒、怒与恐、惊与思、怒与思、喜乐与忧愁、喜与恶、爱与恨等。性质彼此相反的情志,对人体阴阳气血的影响也正好相反。因而相反的情志之间,可以互相调节控制,使阴阳平衡。喜可胜悲,悲也可胜喜;喜可胜恐,恐也可胜喜;怒可胜恐,恐也可胜怒等。总之,应采用使之产生有针对性的情志变化的刺激方法,通过相反的情志变动,以调整整体气机,从而起到协调情志的作用。

以情胜情实际上是一种整体调整方法,人们只要掌握情志对于气机运行影响的特点,采用相应方法即可,切不可简单机械、千篇一律地按图照搬。倘若单纯拘泥于五行相生相克而滥用情志制约法,有可能增加新的不良刺激。因此,只有掌握其精神实质,方法运用得当,才能真正起到心理保健作用。

第 9 章

体质养生与体质辨识

体质养生是在中医理论指导下，根据不同的体质，采用相应的养生方法和措施，纠正其体质上之偏差，达到防病延年的目的，这就叫体质养生法。体质养生法，是因人养生的方法之一，因其内容较多，具有相对独立的范围，故单立一章进行讨论。

第一节　体质学说与养生

1. 体质的基本概念

体质是指人体禀赋于先天，受后天多种因素影响，在其生长发育和衰老过程中，所形成的形态上和心理、生理功能上相对稳定的特征，这种特性往往决定着机体对某些致病因素的易感性和病变过程的倾向性。现代生物学研究认为，人具有根本的区别于其他动物的共性，同时在人类群体中也普遍存在着个体差异，这种个体差异的研究完全支持了中医的体质学说。

中医的体质概念与人们常说的气质不同。所谓气质，是指人体在先后天因素影响下形成的精神面貌、性格、行为等心理功能的，即神的特征，而体质是形与神的综合反映。因此，二者有着不可分割的内在联系，但体质可以包括气质，气质不等于体质。

2. 体质学说与养生的关系

人们对体质的研究由来已久。在国外，到目前为止，已有三十多种体质类型学说。古罗马医生盖伦(公元30－200年)在希波克拉底的体液学说的基础上，把气质分为四种类型：即性情急躁，动作迅猛的胆汁质；性情活跃，动作灵敏的多血质；性情沉静、动作迟缓的黏液质；性情脆弱、动作迟钝的抑郁质。在17世纪以前，盖伦的气质学说一直被西方医学界奉为信条。近代著名科学家巴甫洛夫则认为，气质是高级神经活动类型特点在行为中的表现，把人分为兴奋型、活泼型、安静型、弱质型等四种类型，分别相当于胆汁质、多血质、黏液质、抑郁质，在西方医学界颇有影响。但是迄今为止，国外医学对体质的各种分类学说，都无法直接指导临床治疗与养生康复实践,唯有中医体质学说与医疗实践、养生康复是密切相合着的。

中医学一贯重视对体质的研究,早在两千多年以前成书的《黄帝内经》里,就对体质学说进行了多方面的探讨。可以说,《黄帝内经》是中医体质学说的理论渊源。《黄帝内经》不仅注意到个体的差异性,并从不同的角度对人的体质做了若干分类。《灵枢》中的《阴阳二十五人》和《生气通天》,就提出了两种体质分类方法。在《素问·异法方宜论》里还指出,东南西北中五方由于地域环境气候不同,居民生活习惯不同,所以形成不同的体质,易患不同的病症,因此治法也要随之而异。后世医学家在《黄帝内经》有关体质学说的基础上续有发挥,如朱丹溪《格致余论》说:"凡人之形,长不及短,大不及小,肥不及瘦,人之色,白不及黑,嫩不及苍,薄不及厚。而况肥人多湿,瘦人多火,白者肺气虚,黑者肾不足。形色既殊,脏腑亦异,外证虽同,治法迥别也"。又如叶天士研究了体质与发病的关系,在《外感温热篇》中说:"吾吴湿邪害人最广,如面色白者,须到顾其阳气……面色苍者,须要顾其津液,强调了治法须顾及体质。再如吴德汉在《医理辑要·锦囊觉后篇》中说:"要知易风为病者,表气素虚;易寒为病者,阳气素弱;易热为病者,阴气素衰;易伤食者,脾胃必亏,易劳伤者,中气必损。"说明了不良体质是发病的内因,体质决定着对某些致病因素的易感性。这就为因人摄生提供了重要的理论根据。

人们在实践中认识到,体质不是固定不变的,外界环境和发育条件,生活条件的影响,都有可能使体质发生改变。因此,对于不良体质,可以通过有计划地改变周围环境,改善劳动、生活条件和饮食营养,以及加强体格锻炼等积极的养生措施,提高其对疾病的抵抗力,纠正其体质上的偏颇,从而达到防病延年之目的。

第二节　体质差异形成的原因和分类

1. 体质差异形成的原因

(1)先天因素:先天因素即"禀赋",包括遗传和胎儿在母体里的发育营养状况。父母的体质特征通过遗传,使后代具有类似父母的个体特点,是先天因素的一个方面,而胎儿的发育营养状况、对体质特点的形成也起着重要的作用。

(2)性别因素:人类由于先天遗传的作用,男女性别不仅形成各自不同的解剖结构和体质类型,而且在生理特性方面,也会显示出各自不同的特点。一般说,男子性多刚悍,女子性多柔弱,男子以气为重,女子以血为先。《灵枢·五音五味》提出:"妇人之生,有余于气,不足于血"的论点,正是对妇女的体质特点做了概括说明。

(3)年龄因素:俗话说:"一岁年纪,一岁人"。说明人体的结构、功能与代谢的变化同年龄有关,从而形成体质的差异。《灵枢·营卫生会》指出:"老壮不同气",

即是说年龄不同对体质有一定影响。

（4）精神因素：人的精神状态，由于能影响脏腑气血的功能活动，所以也可以改变体质。《素问·阴阳应象大论》里说："怒伤肝""喜伤心""思伤脾""忧伤肺""恐伤肾"，即指情志异常变化伤及内在脏腑。

（5）地理环境因素：人类和其他生物一样，其形态结构，气化功能在适应客观环境的过程中会逐渐发生变异。《素问·五常政大论》早就指出："必明天道地理"，对了解"人之寿夭，生化之期"及"人之形气"有着极其重要的意义。地理环境不同，则气候、物产、饮食、生活习惯等亦多有不同。所以《素问·异法方宜论》在论证不同区域有不同的体质，不同的多发病和不同的治疗方法的时候，特别强调了不同地区的水土、气候及饮食、居住等生活习惯，对体质形成的重大影响，说明地理环境对体质的变异，既是一个十分重要的因素，又是极其复杂的因素。

2. 体质的分类

中医学对人体体质的分类，在《黄帝内经》时代主要有以下几种。

（1）阴阳五行分类：《灵枢·阴阳二十五人》根据人的体形、肤色、认识能力、情感反应、意志强弱、性格静躁，以及对季节气候的适应能力等方面的差异，将体质分为木、火、土、金、水五大类型。然后又根据五音及左右手足三阳经，气血多少反映在头面四肢的生理特征，将每一类型再分为五类，共为五五二十五型，统称"阴阳二十五人"。本法强调对季节的适应能力为体质的分类依据，具有实际意义。

（2）阴阳太少分类：《灵枢·通天》把人分为太阴之人，少阴之人，太阳之人、少阳之人，阴阳和平之人五种类型。这是根据人体先天禀赋的阴阳之气的多少，来说明人的心理和行为特征，即气质方面的差别的分类方法。

（3）禀性勇怯分类：《灵枢·论勇》根据人体脏气有强弱之分，禀性有勇怯之异，再结合体态、生理特征，把体质分为两类。其中，心胆肝功能旺盛，形体健壮者，为勇敢之人；而心肝胆功能衰减，体质孱弱者，多系怯弱之人。

（4）体型肥瘦分类：《灵枢·逆顺肥瘦》将人分为肥人、瘦人、肥瘦适中人三类。《灵枢·卫气失常》又将肥人分为膏型、脂型、肉型三种，并对每一类型人生理上的差别、气血多少、体质强弱皆做了比较细致的描述。由于人到老年形体肥胖者较多，所以本法可以说是最早的关于老年人体质的分型方法。

随着中医临床医学的发展，为了更好地与临床辨证用药相结合，现代中医常用的体质分类法着眼于阴阳气血津液的虚实盛衰，把人体分为正常体质和不良体质两大类。凡体力强壮、面色润泽、眠食均佳、二便通调，脉象正常，无明显阴阳气血偏盛偏衰倾向者，为正常体质。反之，有明显的阴虚、阳虚、气虚、血虚、痰湿、阳盛、血瘀等倾向（倾向与证候有微甚轻重之别）的属于不良体质，这种分类方法，可称之为实用体质分类法。

第三节　不良体质的调养

本节着重介绍阴虚、阳虚、气虚、血虚、阳盛、痰湿、血瘀等不良体质的养生方法。至于阴阳气血平调的体质,应根据年龄、性别、职业等差异,采用不同的养生方法,不必考虑体质问题。

1. 阴虚体质

(1)体质特点:形体消瘦,午后面色潮红,口咽少津,心中时烦,手足心热,少眠,便干,尿黄,不耐春夏,多喜冷饮,脉细数,舌红少苔。

(2)养生方法

①精神调养:阴虚体质之人性情急躁,常常心烦易怒,这是阴虚火旺、火扰神明之故。应遵循《黄帝内经》"恬淡虚无""精神内守"之养神大法。平素加强自我涵养,常读自我修养的书籍,自觉地养成冷静、沉着的习惯。在生活和工作中,对非原则性问题少与人争,以减少激怒,要少参加争胜负的文娱活动。此外,节制性生活也很重要。

②环境调摄:阴虚者,常手足心热,口咽干燥,常畏热喜凉,冬寒易过,夏热难受。因此,每逢炎热的夏季,应注意避暑,有条件的应到海边、高山之地旅游。"秋冬养阴"对阴虚体质之人更为重要,特别是秋季气候干燥,更易伤阴。居室环境应安静,最好住坐北朝南的房子。

③饮食调养:饮食调理的原则是保阴潜阳,宜食芝麻、糯米、蜂蜜、乳品、甘蔗、蔬菜、水果、豆腐、鱼类等清淡食物,并着意食用沙参粥、百合粥、枸杞子粥、桑椹粥、山药粥。条件许可者,可食用燕窝、银耳、海参、淡菜、龟肉、蟹肉、冬虫夏草、老雄鸭等。对于葱、姜、蒜、韭、薤、椒等辛辣燥烈之品则应少吃。

④体育锻炼:不宜过激活动,着重调养肝肾功能,太极拳、八段锦、内养操等较为适合。养生功宜固精功、保健功、长寿功等,着重咽津功法。

⑤药物养生:可选用滋阴清热、滋养肝肾之品,加女贞子、山茱萸、五味子、墨旱莲、麦冬、天冬、黄精、玉竹、玄参、枸杞子、桑椹、龟甲诸药,均有滋阴清热之作用,可依证情选用。常用中药方剂有六味地黄丸、大补阴丸等。由于阴虚体质,又有肾阴虚、肝阴虚、肺阴虚、心阴虚等不同,故应随其阴虚部位和程度而调补之。如肺阴虚,宜服百合固金汤;心阴虚,宜服天王补心丸;脾阴虚,宜服慎柔养真汤;肾阴虚,宜服六味地黄丸;肝阴虚,宜服一贯煎。著名老中医秦伯未主张长期服用首乌延寿丹,认为本方有不蛮补、不滋腻、不寒凉、不刺激四大优点,服后有食欲增进、睡眠酣适,精神轻松愉快的效果,很值得采用。

2. 阳虚体质

(1)体质特点:形体白胖,或面色淡白,平素怕寒喜暖,手足欠温,小便清长,大便时稀,唇淡口和,常自汗出,脉沉乏力,舌淡胖。

(2)养生方法

①精神调养:阳气不足的人常表现为情绪不佳,如肝阳虚者善恐、心阳虚者善悲。因此,要善于调节自己的感情,消除或减少不良情绪的影响。

②环境调摄:此种人适应寒暑变化之能力差,稍微转凉,即觉冷不可受。因此,在严寒的冬季要"避寒就温"。在春夏之季,要注意培补阳气。"无厌于日"。有人指出,如果能在夏季进行 20～30 次日光浴,每次 15～20 分钟,可以大大提高适应冬季严寒气候的能力。因为夏季人体阳气趋向体表,毛孔、腠理开疏,阳虚体质之人切不可在室外露宿,睡眠时不要让电扇直吹;有空调设备的房间,要注意室内外的温差不要过大,同时避免在树荫下、水亭中及过堂风很大的过道久停。如果不注意夏季防寒,只图一时之快,更易造成手足麻木不遂或面瘫等"风痹"的发生。

③体育锻炼:因"动则生阳",故阳虚体质之人,要加强体育锻炼。春夏秋冬,坚持不懈,每天进行 1～2 次。具体项目,因体力强弱而定,如散步、慢跑、太极拳、五禽戏、八段锦、内养操、工间操、球类活动和各种舞蹈活动等,亦可常做日光浴、空气浴,强壮卫阳。养生功方面,坚持做强壮功、站桩功、保健功、长寿功。

④饮食调养:应多食有壮阳作用的食品,如羊肉、狗肉、鹿肉、鸡肉。根据"春夏养阳"的法则,夏日三伏,每伏可食附了粥或羊肉附子汤·次,配合天地阳旺之时,以壮人体之阳,最为有效。

⑤药物养生:可选用补阳祛寒、温养肝肾之品,常用药物有鹿茸、海狗肾、蛤蚧、冬虫夏草、巴戟天、淫羊藿、仙茅、肉苁蓉、补骨脂、胡桃、杜仲、续断、菟丝子等。成方可选用金匮肾气丸、右归丸、全鹿丸。若偏心阳虚者,桂枝甘草汤加肉桂常服,气虚甚者可加人参;若偏脾阳虚者,选择理中丸、附子理中丸;脾肾两虚者,可用济生肾气丸。

3. 气虚体质

(1)体质特点:形体消瘦或偏胖,面色㿠白,语声低怯,常自汗出,动则尤甚,体倦健忘,舌淡苔白,脉虚弱。

(2)养生方法

①养生功锻炼:肾为元气之根,故气虚宜做养肾功,其功法如下。

屈肘上举:端坐,两腿自然分开,双手屈肘时侧举,以两胁部感觉有所牵动为度,随即复原,可连做 10 次。

抛空:端坐,左臂自然屈肘,置于腿上,右臂屈肘,手掌向上,做抛物动作 3～5

次，然后，右臂放于腿上，左手做抛空动作，与右手动作相同，每日可做 5 遍。

荡腿：端坐，两脚自然下垂，先慢慢左右转动身体 3 次；然后，两脚悬空，前后摆动 10 次。本动作可以活动腰、膝，具有益肾强腰的功效。

摩腰：端坐，宽衣，将腰带松开，双手相搓，以略觉发热为度；再将双手置于腰间，上下搓摩腰部，直至腰部感觉发热为止。搓摩腰部，实际上是对命门、肾俞、气海俞、大肠俞等穴的自我按摩，而这些穴位大多与肾有关。待搓至发热之时，可起到疏通经络、行气活血、温肾壮腰之作用。

"吹"字功：直立，双脚并拢，两手交叉上举过头；然后，弯腰，双手触地、继而下蹲，双手抱膝，心中默念"吹"字音，可连续做 10 次。常练可固肾气。

②饮食调养：可常食粳米、糯米、小米、黄米、大麦、山药、籼米、莜麦、马铃薯、大枣、胡萝卜、香菇、豆腐、鸡肉、鹅肉、兔肉、鹌鹑、牛肉、狗肉、青鱼、鲢鱼。若气虚甚，当选用"人参莲肉汤"补养。

③药物养生：平素气虚之人宜常服金匮薯蓣丸。脾气虚者，宜选四君子汤，或参苓白术散；肺气虚者，宜选补肺汤；肾气虚者，多服肾气丸。

4. 血虚体质

（1）体质特点：面色苍白无华或萎黄，唇色淡白，不耐劳作，易失眠，舌质淡，脉细无力。

（2）养生方法

①起居调摄：要谨防"久视伤血"，不可劳心过度。

②饮食调养：可常食桑椹、荔枝、松子、黑木耳、菠菜、胡萝卜、猪肉、羊肉、牛肝、羊肝、甲鱼、海参、平鱼等，均有补血养血的作用。

③药物养生：可常服当归补血汤、四物汤，或归脾汤。若气血两虚者，则气血双补，选八珍汤、十全大补汤，或人参养荣汤，亦可改汤为丸长久服用。

③精神调养：血虚的人，时常精神萎靡、失眠、健忘、注意力不集中，故应振奋精神。当烦闷不安、情绪不佳时，可以听一听音乐，欣赏戏剧，观赏幽默的相声或哑剧，能使精神振奋。

5. 阳盛体质

（1）体质特点：形体壮实，面赤，声高气粗，喜凉怕热，喜冷饮，小便热赤，大便熏臭。

（2）养生方法

①精神调养：阳盛之人好动易发怒，故平日要加强道德修养和意志锻炼，培养良好的性格，有意识控制自己，遇到可怒之事，用理性克服情感上的冲动。

②体育锻炼：积极参加体育活动，让多余阳气散发出来。游泳锻炼是首选项

目。此外,跑步、武术、球类等,也可根据爱好选择进行。

③饮食调理:忌辛辣燥烈食物,如辣椒、姜、葱等,对于牛肉、狗肉、鸡肉、鹿肉等温阳食物宜少食用。水果、蔬菜、香蕉、西瓜、柿子、苦瓜、番茄、莲藕可常食之。酒性辛热上行,阳盛之人切戒酗酒。

④药物调养:可以常用菊花、苦丁茶沸水泡服。大便干燥者,用麻子仁丸,或润肠丸;口干舌燥者,用麦门冬汤;心烦易怒者,宜服丹栀逍遥散。

6. 血瘀体质

(1)体质特点:面色晦滞,口唇色暗,眼眶暗黑,肌肤干燥,舌紫暗或有瘀点,脉细涩。

(2)养生方法

①体育锻炼:多做有益于心脏血脉的活动,如各种舞蹈、太极拳、八段锦、动桩功、长寿功、内养操、保健按摩术,均可实施。总以全身各部都能活动,以助气血运行为原则。

②饮食调理:可常食桃仁、油菜、慈姑、黑大豆等具有活血祛瘀作用的食物,酒可少量常饮,醋可多吃,山楂粥、花生粥亦颇相宜。

③药物养生:可选用活血养血之品,如地黄、丹参、川芎、当归、五加皮、地榆、续断、茺蔚子等。

④精神调养:血瘀体质在精神调养上,要培养乐观的情绪。精神愉快则气血和畅,营卫流通,有利血瘀体质的改善。反之,苦闷、忧郁则可加重血瘀倾向。

7. 痰湿体质

(1)体质特点:形体肥胖,肌肉松弛,嗜食肥甘,神倦身重,懒动,嗜睡,口中黏腻,或便溏,脉濡而滑,舌体胖,苔滑腻。

(2)养生方法

①环境调摄:不宜居住在潮湿的环境里;在阴雨季节,要注意湿邪的侵袭。

②饮食调理:少食肥甘厚味,酒类也不宜多饮,且勿过饱。一些具有健脾利湿、化痰祛湿的食物,更应多食之,如白萝卜、荸荠、紫菜、海蜇、洋葱、枇杷、白果、大枣、扁豆、薏苡仁、红小豆、蚕豆、包菜等。

③体育锻炼:痰湿之体质,多形体肥胖,身重易倦,故应长期坚持散步、慢跑、球类、武术、八段锦、五禽戏,各种舞蹈均可选择。活动量应逐渐增强,让疏松的皮肉逐渐转变成结实、致密之肌肉。养生功方面,以站桩功、保健功、长寿功为宜,加强运气功法。

④药物养生:痰湿之生与肺脾肾三脏关系最为密切,故重点在于调补肺脾肾三脏。若因肺失宣降,津失输布,液聚生痰者,当宣肺化痰,方选二陈汤;若因脾不健

运,湿聚成痰者,当健脾化痰,方选六君子汤,或香砂六君子汤;若肾虚不能制水,水泛为痰者,当温阳化痰,方选金匮肾气丸。

8. 气郁体质

(1)体质特点:形体消瘦或偏胖,面色苍暗或萎黄,时或性情急躁易怒,易于激动,时或忧郁寡欢,胸闷不舒,时欲太息,舌淡红,苔白,脉弦。

(2)养生方法

①精神调摄:此种人性格内向,神情常处于抑郁状态,根据《黄帝内经》"喜胜忧"的原则,应主动寻求快乐,多参加社会活动,集体文娱活动,常看喜剧、滑稽剧、相声,以及富有鼓励、激励的电影、电视,勿看悲剧、苦剧。多听轻松、开朗、激动的音乐,以提高情志。多读积极的、鼓励的、富有乐趣的、展现美好生活前景的书籍,以培养开朗、豁达的意识。在名利上不计较得失,知足常乐。

②多参加体育锻炼及旅游活动:因体育和旅游活动均能运动身体,流通气血,既欣赏了自然美景,调剂了精神,呼吸了新鲜空气,又能沐浴阳光,增强体质。养生功方面,以强壮功、保健功、站桩功为主,着意锻炼呼吸吐纳功法,以开导郁滞。

③饮食调养:可少量饮酒,以活动血脉,提高情绪。多食一些行气的食物,如佛手、橙子、柑皮、荞麦、韭菜、茴香菜、大蒜、火腿、高粱、刀豆、香橼等。

④药物养生:常用香附、乌药、川楝子、小茴香、青皮、郁金等善于疏肝理气解郁的药为主组成方剂,如越鞠丸等。若气郁引起血瘀,当配伍活血化瘀药。

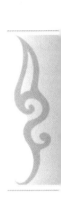

下　篇　各　论

第 10 章

概　述

　　"健康二字值千金"。人们通过养生保健的各种方法来珍惜生命、保护健康、防止疾病、延长寿命。但是在人的生命过程中,健康和疾病的存在,是人生的一种自然现象。从人类产生到现在,各种各样的疾病严重危害着人类的健康,甚至会导致死亡,而人的生命从诞生开始,便和疾病纠缠在一起。从某种角度上讲,人的一生就是伴随疾病的一生。只有认清疾病产生的病因,防止疾病发生,减少疾病对人体的损害,才能健康地度过人生。

　　世界卫生组织(WHO)在世界保健大宪章中对健康做了如下定义:健康不仅是身体没有病,还要有完整的生理、心理状态和社会的适应能力,以及有道德。因此可知,健康的标准不仅仅是躯体没有疾病,而且要符合以下条件:①有充沛的精力,能从容不迫地应付日常生活和工作的压力,而不感到过分紧张;②处事乐观,态度积极,乐于承担责任,事无巨细不挑剔;③善于休息,睡眠良好;④应变能力强,能适应外环境的各种变化;⑤能够抵抗一般性感冒和传染病;⑥体重适当,身体匀称,站立时头、肩、臀位置协调;⑦眼睛明亮,反应敏锐,眼睑不发炎;⑧牙齿清洁,无空洞,无痛感,齿龈颜色正常无出血现象;⑨头发有光泽,无头屑;⑩肌肉、皮肤有弹性。这给我们健康的人或健康的老人制定了一个标准,也给我们健康的生活指定了一个准则和目标。

　　与健康相对的是疾病。对于疾病的概念,目前全世界尚没一个完整的定义。英国《不列颠百科全书》作了一个这样的定义:"人体在致病因素的影响下,器官组织的形态、功能偏离正常标准的状态"。这是广为接受却不够专业的界定。用这个定义来解释目前人类的器质性病变和可以用现代诊断方法能检测出异常(如实验室检查、B超、CT等)的疾病尚可,但对于目前临床上常见的心理疾病、精神类疾病和不明原因的身体异常状态就无从解释了。中医学认为,疾病就是机体的阴阳失调,是身体内各种正常状态被破坏,这种失调包括生理上、心理上的失调,这从某种意义上揭示了疾病的实质。

随着年龄的增长及生理上的变化,老年人脏器的组织结构和生理功能都有一定的退化改变,加之机体的免疫功能及抗病能力也有所减弱,因而出现慢性疾病较多。老年病是指与衰老有关的疾病,2001 年 7 月 11 日,WHO(世界卫生组织)对欧、亚、美洲的 30 多个国家和地区进行健康抽样调查,该调查报告表明:老年人患有不同程度的脂肪肝、高血脂、高血压、糖尿病,而慢性肺部疾病、消化系疾病、心血管疾病、抑郁症、神经系统疾病、肿瘤也在逐渐地增加。这些疾病已经越来越普遍化,且有进一步蔓延的势头。这给老年人健康和延年益寿带来极大的危害和影响。因此,保护健康,防止老年性疾病的发生引起了医疗界的广泛重视。近年的研究也取得了较大的进展。

1. 常见疾病发生的主要原因

要防治老年性疾病,首先必须了解老年性疾病发生的主要原因。常见疾病发生的主要原因有生物因素、不良的生活行为方式、不良的饮食结构和饮食方式、环境的破坏、遗传因素及不正确的医疗方式等。

(1)生物因素:包括致病性微生物、细菌、病毒、真菌、原虫等,生物的致病曾给人类的健康和生命带来了极大的危害,给人类的生存造成了重大的威胁。但是随着医学科学的发展,生物因素造成的疾病得到了较好的控制,但目前仍然是导致人生病的重要原因之一。

(2)不良行为生活方式:包括风俗习惯、嗜好(吸烟、酗酒)、交通工具(如汽车所带来的车祸)、体育锻炼等。不良生活方式给人类带来的疾病已越来越多见了。

(3)不良的饮食结构和饮食方式:有资料表明,饮食结构和饮食习惯的不良成了人类疾病的重要原因,约有 80%的疾病与饮食有关。可以说,许多疾病是吃出来的。

(4)环境的破坏:环境的破坏给人类的生存带来了灾难性的影响,与许多疾病特别是肿瘤的发病有着重要的关系。

(5)遗传因素:从亲代遗传的体形特征、生理特征、代谢类型、行为本能等由于基因的变化引起的遗传性疾病也给人类带来影响。

(6)医疗卫生服务:社会的医疗卫生设施和制度及其利用。

上述六个方面的影响因素相互依存。其中生物因素对健康起着一定的影响作用,目前起主要作用的是不良的生活行为方式、不良的饮食结构和饮食方式、环境的破坏和生物因素,医疗因素,遗传因素占较小的比例,可一旦发生疾病,常致不可逆转的终身伤残。科技发展大大促进了医疗技术的进步,而生活、工作环境的改变,将会使疾病谱继续发生变化。了解健康危险因素,对于了解人类生命的过程,以及有效地控制疾病的发生和危害,具有重要的意义。

2. 治未病

治未病是防治疾病发生的最好方法,除了对疾病的治疗以外,防治疾病的发生具有更加重要的意义!

由于医疗费用恶性膨胀引发的全球 21 世纪医疗危机。20 世纪末,时任法国总统密特朗邀请 75 位诺贝尔奖得主,研究 21 世纪的挑战和希望。他们在《巴黎宣言》提出"医学不仅是关于疾病的科学,更应该是关于健康的科学"。"好的医生应该是使人不生病,而不是能把病治好的医生。"世界卫生组织也提出:医学从"以治愈疾病为目的的高技术追求",转向"预防疾病和损伤,维持和促进健康";以"预防疾病,促进健康"为首要。这个观念就是中医学在 2000 多年以前提出"治未病"的理念。

《素问·四气调神大论》指出:"圣人不治已病治未病,不治已乱治未乱,此之谓也。大病已成而后药之,乱已成而后治之,譬犹渴而穿井,斗而铸锥,不亦晚乎?"

大家都知道,在中国古代最有名的医生是扁鹊,扁鹊曾有"入虢之诊""望齐侯之色"精彩医学轶事。但在《鹖冠子·世贤》记载,魏文王曾求教于名医扁鹊:"你们家兄弟三人,都精于医术,谁是医术最好的呢?"扁鹊:"大哥最好,二哥差些,我是三人中最差的一个。"

魏王不解地说:"请你介绍得详细些。"扁鹊说:"大哥治病,是在病情发作之前,那时候病人自己还不觉得有病,但大哥就下药铲除了病根,使他的医术难以被人认可,所以没有名气,只是在我们家中被推崇备至。我的二哥治病,是在病初起之时,症状尚不十分明显,病人也没有觉得痛苦,二哥就能药到病除,使乡里人都认为二哥只是治小病很灵。我治病,都是在病情十分严重之时,病人痛苦万分,家属心急如焚。此时,他们看到我在经脉上穿刺,用针放血,或在患处敷以毒药以毒攻毒,或动大手术直指病灶,使重病人病情得到缓解或很快治愈,所以我名闻天下。"所以真正的好医生是治未病的医生。

"未病"包括三个方面,其一是可能发生而尚未发生的疾病;其二是可能变化和进展而尚未变化和进展的疾病;其三是可能复发而尚未复发的疾病。

因此,"治未病"也包括三个方面:其一是"未病先防",即保护人类健康,防止疾病发生;其二是"已病防变"要防止患病者病情发展和演变;其三是"瘥后防复"即要康复者防止疾病复发。

未病先防:是预防疾病的发生,主要针对健康人群和亚健康人群,预防疾病的发生,是"治未病"的最高境界,也是人类最重要的"健康工程"。

未病先防的主要措施:一是通过定期的健康体检;二是进行全民的健康教育;三是提倡全民健身运动。未病先防的最好方法是养生。

已病防变:防止病情的变化或加重,疾病发生后,必须认识疾病的原因和机制,掌握疾病发展变化规律,争取治疗的主动权,以防止和进一步变化、恶化或传变。

瘥后防复:是防止疾病复发,当疾病经过治疗或调养治愈以后,要防止疾病的复发。

3. 防治老年常见病的方法

(1)保持乐观的情绪:乐观的情绪有利于健康。老年人,特别是离退休的老年人应该做到自得其乐,助人为乐,知足常乐。及时调节好心态,享受离退休后新的生活。情绪紧张、心理不平衡常常引起人体的生理功能失调,抵抗力低下,易患高血压、冠心病、神经衰弱、消化性溃疡等疾病。

(2)注意合理的饮食营养:合理、平衡的营养能保持健康的身体,可预防或减轻老年人某些易患疾病,如动脉硬化、高血压、冠心病等。应选择适合老年人的食品,如低热能、低脂肪、低糖、充足蛋白质和维生素的饮食,且应常吃水果。

(3)良好的生活习惯:如按时休息,有良好的睡眠习惯等。

(4)适当的体力劳动和体育运动:经常参加锻炼(如慢跑、打太极拳、打门球等)及适度的体力劳动能提高抗病的能力,对各系统、器官功能的改善都有益。

(5)重视平时的保健与医疗:每年定期进行身体检查1~2次。平时注意身体的不适,即使是轻微的症状,也要重视,及早就医。老年人往往敏感性差、反应差、主诉少,因此应仔细观察老年人的饮食、情绪、睡眠、体温、脉搏,以引起注意。慢性病患者应严格遵医嘱服药及定期复查。应叮嘱患者不要随意用药或中断治疗。

保持健康,防止疾病,过一个快乐幸福的晚年是每个老年人的愿望。然而每个人在一生中都会发生疾病,老年是疾病多发的阶段。养生是防止疾病发生的重要手段。中国传统养生文化中"治未病"的理论,是至目前为止最先进的养生文化。未病先防是养生的最高境界。而当疾病发生以后,我们要防止疾病的发展、变化,通过及时的治疗和调养,促使疾病的早日康复。康复以后要防止疾病的复发,以维持人体的健康。因此,学习和了解老年性疾病的防治和调养,对于老年人养生保健具有非常重要的意义。

第11章

常见临床症状

第一节　发　热

发热是指致热原直接作用于体温调节中枢、体温中枢功能紊乱或各种原因引起的产热过多、散热减少，导致体温升高超过正常范围的情形。

1. 发热的原因

引起发热的原因很多，最常见的是感染（包括各种传染病），其次是结缔组织病（胶原病）、恶性肿瘤等。发热是因为体内白细胞为了吞掉细菌而迅速增加，耗氧增加而引起的，虽然体温37℃是一般的正常值，但这数字并非固定值。每个人的正常体温都不尽相同，而且在一天当中会有一定的波动。进食、过多衣物、情绪兴奋、激烈运动等，都会提升体温。

发热本身不是疾病，而是一种症状，是疾病的一个标志，对人体有利也有害。发热时人体免疫功能明显增强，它是体内抵抗感染的机制之一。发热甚至可以缩短疾病时间、增强药物的治疗效果，促使疾病恢复。因此，体温不太高时不必用退热药。但如体温超过40℃（小儿超过39℃）则可能引起惊厥、昏迷，甚至严重后遗症，故应及时应用退热药及镇静。

不明原因发热（FUO）的病因诊断是一个世界性难题，有近10%的FUO病例始终不能明确病因。

对于不明原因的发热，要特别引起重视，如2003年的"非典"和2020年的"新冠肺炎"的流行，最初都表现为不明原因的发热，尤其是"新冠肺炎"，许多患者症状并不典型，最初仅表现为低热（37.3℃左右），但其病情进展较快，给人类带来较大的损害，并引起了全世界的大流行。

2. 发热程度的判断

正常人体温一般为36～37℃，成年人清晨安静状态下的口腔体温在36.3～37.2℃；肛门内体温36.5～37.7℃；腋窝体温36～37℃。超过37.4℃可定为发热。

（1）口腔温度：发热程度可划分为：低热37.3～38℃，中等热38.1～39℃，高热

39.1～41℃,超高热 41℃及以上。

(2)腋窝温度:分为低热型(＜38℃),中热型(38～39℃),高热型(39～40℃),超高热型(＞40℃)。

人体最高的耐受温度为 40.6～41.4℃,直肠温度持续升高超过 41℃,可引起永久性的脑损伤;高热持续在 42℃以上 2～4 小时常导致休克等严重并发症。体温高达 43℃则很少存活。

3. 中医学对发热的认识

发热是体温高出正常标准,或自觉有身热不适的感觉。

发热原因分为外感、内伤两类。外感发热,因感受六淫之邪及疫疠之气所致;内伤发热,多由饮食劳倦或七情变化,导致阴阳失调,气血虚衰所致。外感发热多实,见于感冒、伤寒、温病、瘟疫等病证;内伤多虚,有阴虚发热、阳虚发热、血虚发热、气虚发热、虚劳发热、失血发热等。发热类型,有壮热、微热、恶热、发热恶寒、往来寒热、潮热、五心烦热等。以发热时间分,有平旦热、昼热、日晡发热、夜热等。又有瘀积发热、食积发热、瘀血发热、病后遗热等。

4. 发热的诊断

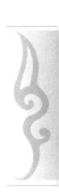

根据热程热型与临床特点,可分为急性发热(热程＜2 周)、长期发热(热程超过 2 周且多次体温在 38℃以上)和反复发热(周期热)。一般认为,急性发热多为感染性发热,常起病急,伴有寒战,发热,全身症状和体征。血白细胞计数高于 $1.2×10^9/L$,或低于 $0.5×10^9/L$。非感染性发热多为脏腑疾病,其热程长,无明显中毒症状,可见贫血、无痛性多部位淋巴结肿大、肝脾大,实验室和辅助检查有助于疾病的诊断。

发热,特别是持续发热不退时要及时到医院查血常规、X 线胸片、CT,在传染病流行的季节最好能做病毒核酸检测。

5. 常见发热的病症

(1)急性膀胱炎

①症状:发热,排尿次数多,尿急,尿痛及小腹不适等。

②治疗:到医院就诊,查尿常规和血常规,在医师的指导下用药。

③调理:多饮白开水,或用车前子 20 克,灯心草 15 克,煎水,促进尿液的排泄。

(2)急性呼吸道感染

①症状:发热,咳嗽,呼吸困难,痰呈棕色。

②处理:立即去医院就诊。可能要做 X 线检查,也可能要住院治疗。

(3)急性支气管炎

①症状:发热,咳嗽,有灰黄色痰,呼吸时有痰鸣音。

②处理:吃点退热药降低体温,去药房买止咳化痰药,减轻咳嗽,必要时加服抗感染药。如在48小时后未见好转,或发生呼吸困难,就要去医院就诊。

(4)流行性感冒

①症状:发热,喉痛,头痛,流鼻涕,咳嗽,全身酸痛。

②处理:流行性感冒是一种滤过性病毒感染。多休息,多饮水,适当服用感冒药。如48小时后病况加重,或发现其他症状,去医院就诊。

(5)急性扁桃体炎

①症状:发高热,困倦,喉头很痛,吞咽困难,扁桃体红肿,喉头黄白色薄衣,有时颈部淋巴结肿大。

②处理:要去医院就诊。多休息,多饮水。

(6)中暑

①症状:夏天在烈日阳光下或在温度高的地方工作太久,单纯的体温升高,并有头痛、心慌、恶心等症状,严重的可致昏迷,甚至死亡。

②处理:迅速移至凉爽的地方,饮凉盐水,休息后体温会恢复正常。如休息1~2小时后体温仍继续上升,立即送医院治疗。

(7)不明原因的发热

①症状:发热,体温超过正常(37.3℃)或38.3℃以上,发热时间持续3周以上,并且住院3天或3次门诊没有做出诊断。

②处理:在排除肿瘤、自身免疫系统疾病等的情况下,如怀疑是感染性疾病,应全面了解患者的病史、家族史,排除传染病,并注意就诊、隔离防护等。

6. 如何退热

(1)原则:首先要诊断是外感发热还是内伤发热,对外感发热可采用一些物理降温的方法,一般化学降温的方法要在医师的指导下用。

发汗是退热的较好方法,发汗以物理方法或食疗的方法为佳,化学的退热药物要慎用,特别是对老年人和小儿,尤为慎重。

(2)发热的治疗措施

①不要急于降温:如果医师确定只是感冒了,在能耐受的范围内,最好不要急于服用解热药。发热是体内抵抗感染的机制之一。身体由升高体温来调动自身的防御系统,杀死外来病菌(一般来说,病菌在39℃以上时就会死亡),从而缩短疾病时间、增强抗生素的效果。如果在感冒初起时(37.1~38.5℃)使用药物来退热,会使体内的细菌暂时变成假死状态,并使它们产生抗药性,一旦死灰复燃,往往更难治疗。

②冷敷:如果高热无法耐受,可以采用冷敷帮助降低体温。在额头、手腕、小腿

上各放一块湿冷毛巾,其他部位应以衣物盖住。当冷敷布达到体温时,应换一次,反复直到热退为止。也可将冰块包在布袋里,放在额头上。

③热敷:假使体温不是太高,可以采用热敷来退热。用热的湿毛巾反复擦拭患者额头、四肢,使身体散热,直到退热为止。但是,如果体温上升到 39℃ 以上,切勿再使用热敷退热,应以冷敷处理,以免体温继续升高。

④擦拭身体:蒸发也确有降温作用。建议使用冷自来水来帮助皮肤驱散过多的热。虽然可以擦拭(用海绵)全身,但应特别加强一些体温较高的部位,如腋窝。将海绵挤出过多的水后,一次擦拭一个部位,其他部位应以衣物盖住。体温将蒸发这些水分,有助于散热。

⑤泡澡:有时候,泡个温水澡是最舒服不过了,同样也可以起到缓解发热的症状。

⑥补充液体:当发热时,身体会流汗散热;但你发高热时,身体会因为流失太多水分而关闭汗腺,以阻止进一步的水分流失,这使身体无法散热。解决之道就是补充液体,喝大量的白开水及果菜汁,其中果菜汁含丰富的维生素及矿物质,尤其是甜菜汁及胡萝卜汁。发热期间应避免固体食物,直到状况好转。

⑦适当用消炎镇痛药:若感到非常不舒服,可在医师的指导下服用消炎镇痛药。成人服用 2 片阿司匹林或 2 片对乙酰氨基酚(扑热息痛),每 4 小时服用一次(18 岁以下的青少年,千万不要服用阿司匹林)。

⑧注意保暖:如果感到很热,则脱下过多的衣物,使体内的热气可以散发出来。但如果因此而寒战,则说明衣物太少,应该增加,直到不冷为止。同时,应让室内适度地透气,以帮助复原,并保持柔和的光线,使患者放松心情。

⑨食疗:即能发汗退热,又能扶助正气。

荷叶粥:白米煮粥,粥好放荷叶微煮即食。

绿豆粥:绿豆 25 克,大米 15 克,白糖适量。煮绿豆和白米成粥,煮好后放白糖食之。

银花茶:金银花 10 克,煎水加白糖服。

生芦根粥:鲜芦根 15 克,粳米 25 克。芦根加水煎至 1/2,纳米于汁中煮粥食之。

五汁饮:梨汁、荸荠汁、鲜苇根汁、麦冬汁、藕汁。和匀凉服,也可温服。

海参粥:海参 10 克,白米 25 克,煮粥食之。

西瓜水:西瓜瓤挤汁饮用。

第二节　腹　痛

腹痛是指膈肌以下,耻骨联合以上部位的疼痛不适。腹部的脏器较为复杂,有

肝、胆、胰、脾、胃、肠、肾、输尿管、膀胱、前列腺,女性有子宫、附件等,腹腔内任何一个脏器的功能或器质性病变都可能引起腹痛。其他部位的病变也可能引起腹痛。

1. 腹痛的原因

腹痛在日常生活中很多见,引起的原因很复杂,腹痛可分为急性和慢性。急性腹痛发病急、病程短;慢性腹痛起病缓、病程长。

(1)急性腹痛:急性腹痛主要表现为腹部剧烈的疼痛或刺痛,或伴有呕吐或呕血、高热;腹部不能触摸,严重时可出现出冷汗,四肢湿冷,面色苍白,血压下降或休克等,必须尽快送医院救治。其常见急性胃肠炎、急性胰腺炎、急性阑尾炎、急性胆管炎,腹部脏器穿孔或破裂、肾与输尿管结石或妇科急症等。另外,还须特别注意冠心病引起的急性胀痛。

(2)慢性腹痛:慢性腹痛发病的原因非常复杂,常表现为隐痛或钝痛,持续时间较长或呈间歇性发作,一般上腹部的疼痛多为食管、胃、十二指肠、胆管、胰腺疾病引起;右下腹部疼痛多为慢性阑尾炎、肠结核等疾病;下腹部疼痛多为结肠病变、盆腔疾病引起等。

2. 腹痛的家庭救护

(1)让患者两腿屈曲侧卧,以减轻腹肌紧张度、减轻疼痛。腹膜炎以半坐位为好。

(2)观察腹痛的性质,部位,发作时间,伴随症状,尽快查明病因。病因不明时切忌盲目热敷或冷敷腹部。

(3)在病因不明时,尽量不用镇痛药,以免干扰疼痛的性质而误诊。

(4)病因明确的肠炎、痢疾、胃炎等,可适当应用镇痛药。用药1～2次后腹痛不见减轻,应及时到医院诊治。重视做心电图检查以排除冠心病,以及X线检查和腹部B超检查。

(5)饮食调养:消化系统引起的腹痛,饮食治疗很重要。溃疡病、胃炎的饮食要容易消化,较细软;胰腺炎要给予低脂、低蛋白的清淡饮食,急性期还需要禁食。要根据病情决定饮食治疗的方向,适当的饮食治疗会使腹痛减轻。

(6)精神要放松,保持乐观主义态度,注意休息,减少胃肠神经官能症引起的腹痛。

3. 临床检查

(1)常规腹部体格检查和实验室检查,如血、尿、粪常规,酮体及血清淀粉酶是最常用的化验检查等。

(2)影像学检查,可行胸腹透视或常规X线拍片,对判断是否是急腹症有较大意义。B超检查主要用于检查胆管和泌尿系结石、胆管扩张,必要时可做CT、磁共振及核素扫描检查。

(3)胃镜和肠镜检查是寻找腹痛病因的重要手段。在患者病情允许的情况下,还可进行逆行胰胆管造影、膀胱镜及腹腔镜检查。

(4)心电图检查对年龄较大者尤为重要,主要排除心肌梗死和心绞痛引起的胀痛。

4. 腹痛的处理

由于引起腹痛的疾病甚多,所以最重要的是尽快确定腹痛的原因。对于急性腹痛者,应根据腹痛的性质、部位、持续时间等及时就医,并及时进行必要的化验或特殊检查,以便及时明确诊断;同时要注意生命体征,包括体温、脉搏、呼吸、血压及尿量变化等,以便及时治疗。

对急性腹痛者,在未明确诊断前,不能给予强效镇痛药,以免掩盖病情或贻误诊断。只有当诊断初步确立后可根据病情的需要应用镇痛药或解痉药缓解患者的痛苦;对慢性腹痛者则根据疾病的不同及时进行就医。

5. 腹痛的预防

腹痛预防与调摄主要是节饮食、适寒温、调情志。寒痛者要注意保温;虚痛者宜进食易消化食物;热痛者,忌食肥甘厚味和醇酒辛辣;食积者,注意节制饮食;气滞者,要保持心情舒畅。

6. 饮食调理

(1)白萝卜500克,蜂蜜150克。将白萝卜切丁,放于沸水中煮熟捞出,晾晒半日,再放锅内加蜂蜜用小火煮沸,调匀。适合于胃部胀痛、嗳气、反酸者食用。

(2)牛奶200毫升左右,蜂蜜30克,鹌鹑蛋1个。将牛奶先煮沸,打入鹌鹑蛋,再煮数分钟后加入蜂蜜即成。每早服用。适合胃痛、口渴、纳呆、便秘者食用。

(3)饴糖20克,冲入豆浆250毫升内,煮沸后空腹饮用。适合胃部隐痛、手足不温、怕冷者食用。

(4)莲子、糯米、薏苡仁各50克,红糖15克。莲子用开水泡涨,剥皮去心,放入锅后加水煮30分钟后加粳米及薏苡仁煮沸,小火炖至烂,放红糖后食用。适合中上腹疼痛、消瘦、食欲缺乏、舌苔腻者食用。

第三节　失　眠

人的一生有1/3的时间是在睡眠中度过的。睡眠的好坏,与人的心理和身体健康息息相关。失眠,指无法入睡或无法保持睡眠状态,导致睡眠不足,又称入睡和维持睡眠障碍。中医学又称其为"不寐""不得眠""不得卧""目不瞑",是以经常不能获得正常睡眠为特征的一种病症,为各种原因引起入睡困难、睡眠深度或频度过短(浅睡性失眠)、早醒及睡眠时间不足或质量差等为临床表现的一种疾病。

1. 失眠危害

失眠症是睡眠障碍的一种表现形式。诊断失眠症时应排除躯体疾病和精神疾病所导致的继发性失眠。

睡眠不足对人体健康有一种潜在威胁。失眠的人,由于长期处于睡眠不足状态,严重引起感知方面变化,如视野变化、幻视、免疫功能降低、消化功能和性功能减退、记忆力下降、脾气变得暴躁、性格改变,也会诱发高血压、冠心病、中风、糖尿病,妇女导致皮肤干燥、月经失调等疾病。

睡得少未必是失眠。睡眠时间长短因人而异,有的人一天睡 9 个小时还不够,有的人睡 5 个小时就精力充沛。

没有绝对的失眠者。失眠的程度再严重,也或多或少的能睡些时候。有些自称几个月没合眼的人,但在实验室经过检查,却发现即使是最严重的失眠者,一夜之间总是会有一些短暂的睡眠存在。其实,许多失眠者都无意识地夸大了失眠的症状,这是睡眠感丧失的结果。

2. 失眠原因

中医学认为,失眠病位主要在心,并涉及肝、脾(胃)、肾三脏。机体诸脏腑功能的运行正常且协调,人体阴阳之气的运行也正常,则人的睡眠正常;反之,就会出现睡眠障碍——失眠。

(1)因身体疾病造成的失眠:造成失眠的身体疾病,有心脏病、肾病、哮喘、溃疡病、关节炎、骨关节病、胃肠病、高血压、睡眠呼吸暂停综合征、甲状腺功能亢进、夜间肌阵挛综合征、脑病等。

(2)因生理造成的失眠:环境的改变,会使人产生生理上的反应,如乘坐车、船、飞机时,睡眠环境的变化;卧室内强光、噪声、过冷或过热都可能使人失眠。有的人对环境的适应性强,有的人则非常敏感,适应性差,环境一改变就睡不好。

(3)心理、精神因素导致的失眠:心理因素如焦虑、烦躁不安或情绪低落、心情不愉快等,都是引起失眠的重要原因。生活的打击、工作与学习的压力、未遂的意愿及社会环境的变化等,会使人产生心理和生理反应,导致神经系统的功能异常,造成大脑的功能障碍,从而引起失眠。

(4)服用药物和其他物质引起的失眠:服用中枢兴奋药物可导致失眠,如减肥药苯丙胺等。长期服用安眠药,一旦戒掉,也会出现戒断症状——睡眠浅,噩梦多。

茶、咖啡、可乐类饮料等含有中枢神经兴奋剂(咖啡因),晚间饮用可引起失眠。酒精干扰人的睡眠结构,使睡眠变浅,一旦戒酒也会因戒断反应引起失眠。

(5)对失眠的恐惧,引起的失眠:有的人对睡眠的期望过高,认为睡得好,身体就百病不侵,睡得不好,身体上易出各种毛病。这种对睡眠的过分迷信,增加了睡眠的压力,容易引起失眠。

人难免有睡不好的时候,但有的人对这种暂时性的睡不好及其对身体的影响过于担心,一想到睡觉,就会条件反射地恐惧,老想着一定要睡好,反而使人更难入睡。这样就会形成害怕失眠—致力于睡眠—失眠—更害怕失眠的恶性循环。长此以往,很可能演变成慢性失眠。

(6)原发性睡眠障碍:如特发性失眠睡眠时间延迟或提前综合征、睡眠呼吸暂停综合征等。

(7)假性失眠:假性失眠又称为睡眠状态误认,即将已睡误认为未睡。也有的人将疲乏认为失眠。

(8)原发性失眠:此类患者并无特殊内科疾病或精神疾病,通常是先天操心型的人,容易紧张、焦虑,平时有时候睡眠质量也不好,遇到重大压力、精神负荷增大时,就更睡不着了,久而久之,就成了慢性失眠,即使压力消失了,香醇的睡眠也不再复得,但有些原发性失眠者,可能找不到任何原因。

(9)精神疾病:如忧郁症患者常伴有失眠,特点是清晨两三点醒来再也难入睡。躁症患者晚上根本不想睡觉,精力无穷,半夜打电话找朋友聊天,活力无限,不断地往外跑,有时幻听,与"神鬼"沟通,无法安静入睡。广泛性焦虑症、恐慌症、精神分裂症患者,都可能时常睡不着。

(10)妇女停经:妇女于停经时产生潮热、盗汗、失眠等症候群,有些经前症候群会严重的焦虑、不安、疼痛甚至失眠。

(11)睡眠—清醒周期障碍:人类在白天工作一天后,夜晚来临时,渐渐进入梦乡,经过 6～9 小时的睡眠后,天亮时又苏醒过来,这样日复一日,就是人类的睡眠—清醒周期,固以一日为一周期,又称"日节律",但有些人日节律延后,以致到了清晨 3～4 点才睡觉,一直到中午才醒来。这类患者若自订作息则没有失眠问题,但与社会大众的作息无法配合,仍须矫正。

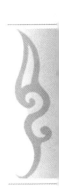

3. 失眠临床表现

入睡困难;不能熟睡,睡眠时间减少;早醒、醒后无法再入睡;频频从噩梦中惊醒,自感整夜都在做噩梦;睡过之后精力没有恢复;发病时间可长可短,短者数天可好转,长者持续数日难以恢复;容易被惊醒,有的对声音敏感,有的对灯光敏感;很多失眠的人喜欢胡思乱想;长时间的失眠会导致神经衰弱和抑郁症,而神经衰弱患者的病症又会加重失眠。

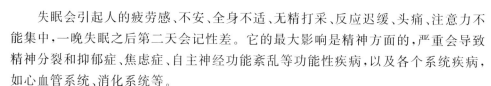

失眠会引起人的疲劳感、不安、全身不适、无精打采、反应迟缓、头痛、注意力不能集中,一晚失眠之后第二天会记性差。它的最大影响是精神方面的,严重会导致精神分裂和抑郁症、焦虑症、自主神经功能紊乱等功能性疾病,以及各个系统疾病,如心血管系统、消化系统等。

4. 失眠分类

(1)短暂性失眠(<1周):大部分的人在经历到压力、刺激、兴奋、焦虑时,生病时,至高海拔的地方,或者睡眠规律改变时(如时差、轮班的工作等)都会有短暂性失眠障碍。这类失眠一般会随着事件的消失或时间的拉长而改善,但是短暂性失眠如处理不当,部分人会导致慢性失眠。短暂性失眠主要治疗原则为间歇性使用低剂量镇静安眠药或其他可助眠药物,如抗抑郁药和好的睡眠卫生习惯。

(2)短期性失眠(一周至一个月):严重或持续性压力,如重大身体疾病或手术、亲朋好友的过世及严重的家庭、工作或人际关系问题等可能会导致短期性失眠。这种失眠与压力有明显的相关性。治疗原则为短期使用低量镇静安眠药或其他可助眠药物,如抗抑郁药和行为治疗(如肌肉放松法等)。短期性失眠如果处理不适当也会导致慢性失眠。

(3)长期失眠(>1个月):慢性失眠,亦可维持数年之久,有些人面对压力(甚至仅仅为正常压力),就会失眠,就像有的人容易得慢性胃炎或偏头痛一样,已经形成了一种对压力的习惯性模式。分为原发性失眠和继发性失眠。

①原发性失眠:是一种无法解释的、长期或终身存在的频繁的睡眠中断、短睡伴日间疲劳、紧张、压抑和困倦。除外其他内在原因和环境干扰的因素,部分患者可能有失眠的家族史。

②继发性失眠:由疼痛、咳嗽、呼吸困难、夜尿多、心绞痛和其他的躯体疲劳和症状引起的失眠。许多新陈代谢疾病可以引起睡眠结构的改变,干扰正常的睡眠。

5. 中医学对失眠的认识

临床以不易入睡,睡后易醒,醒后不能再寐,时寐时醒,或彻夜不寐为其证候特点,并常伴有日间精神萎靡,反应迟钝,体倦乏力,甚则心烦懊恼,严重影响身心健康及工作、学习和生活。历代医家认为失眠的病因病机以七情内伤为主要病因,其涉及的脏腑不外心、脾、肝、胆、肾,其病机总属营卫失和,阴阳失调为病之本,或阴虚不能纳阳,或阳盛不得入阴。阴阳失和是失眠的关键所在,睡眠可看作是阴阳消长平衡的一个过程。引起失眠的原因很多,《黄帝内经》记载的原因有三:一是其他病症影响,如咳喘、腹满等,使人不得安卧;二是为邪气客于脏腑,卫气不能入阴所致;三是脏腑所伤,阴阳不和,则夜寐不安,正是营卫相互协调,实现脏腑安和,目瞑而寐。可见,人的正常睡眠是阴阳之气自然而有规律地转化的结果,如果这种规律一旦被破坏，就可以导致不寐的发生。

从中医学角度看，失眠基本为五种类型。

（1）肝郁化火：多由恼怒烦闷而生，表现为少寐，急躁易怒，目赤口苦，大便干结，舌红苔黄，脉弦而数。方以龙胆泻肝汤为基础。

（2）痰热内扰：常由饮食不节，暴饮暴食，恣食肥甘生冷，或嗜酒成癖，导致肠胃受热，痰热上扰。表现为不寐，头重，胸闷，心烦，嗳气，吞酸，不思饮食，苔黄腻，脉滑数。方以温胆汤为基础。

（3）阴虚火旺：多因身体虚精亏，纵欲过度，遗精，使肾阴耗竭，心火独亢。表现为心烦不寐，五心烦热，耳鸣健忘，舌红，脉细数。方以朱砂安神丸、二至丸为基础。

（4）心脾两虚：由于年迈体虚，劳心伤神或久病大病之后，引起气虚血亏。表现为多梦易醒，头晕目眩，神疲乏力，面黄色少华，舌淡苔薄，脉细弱。方以归脾汤为基础。

（5）心胆气虚：由于突然受惊，或耳闻巨响，目睹异物，或涉险临危。表现为噩梦惊扰，夜寐易醒，胆怯心悸，遇事易惊，舌淡脉细弦。方以安神定志丸为基础。

6. 治疗法

（1）心理治疗：一般心理治疗通过解释、指导，使患者了解有关睡眠的基本知识，减少不必要的预期性焦虑反应。行为治疗，进行放松训练，教会患者入睡前进行，加快入睡速度，减轻焦虑。

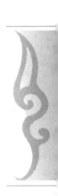

（2）催眠疗法：催眠疗法是应用一定的催眠技术使人进入催眠状态，并用积极的暗示控制患者心身状态和行为的一种心理治疗方法，通过正性意念来消除焦虑、紧张、恐惧等负性意念。

要想拥有安稳的睡眠，必须内心安宁平和。多数失眠者患的是"失眠担心症"，开始时是偶然事件造成的偶然睡不着，后来则是因为担心失眠而导致失眠，越失眠就越担心，越担心就越失眠，形成恶性循环，并深陷其中，无法自拔。催眠治疗就是要消除这种紧张担心的条件反射。治疗在温馨舒适的环境中进行，伴随着优美的音乐，治疗师一方面用专业轻柔的语言，引导患者进入深度放松状态，一方面引导其体验深度放松的感觉，让患者在意识清醒状态下真切地触摸到入睡的感觉，并学习掌握跟这种入睡感觉建立连接的方法，使患者对入睡建立信心，消除对失眠的焦虑。对于担心失眠者来说，只要消除了紧张担心的感觉和条件反射，内心安宁了，睡眠自然就正常了。

催眠疗法对失眠有非常好的疗效。在催眠师语言的诱导下，能使患者达到全身乃至心灵深处的放松。催眠师的循循诱导，能使患者摆脱所有影响睡眠的症结；再通过一针见血的语言指令，使一切造成压力、紧张、不安、挫折的因素得以宣泄，深层的病因被催眠师消除，从而能使患者体验到心身放松的快感和愉悦。只要经常体验这种松弛状态,那么恢复正常的睡眠功能那是指日可待的事情了。

身体疾病导致的失眠,也可通过催眠疗法进行辅助治疗。潜意识对调节和控制人体的内分泌、呼吸、消化、血液循环、免疫、物质代谢等均起着很大作用。身、心、灵是一体的,当内心充满了焦虑紧张等消极情绪时,产生各种身心疾病而失眠。而人在喜悦、大笑、回忆幸福的体验时,会有大量的脑啡肽的分泌,其让人内心感到安详宁静,从而改善睡眠质量。

(3)心理护理

①保持乐观、知足常乐的良好心态。对社会竞争、个人得失等有充分的认识,避免因挫折致心理失衡。

②建立有规律的一日生活制度,保持人的正常睡—醒节律。

③创造有利于入睡的条件反射机制,如睡前30分钟洗热水澡、泡脚、喝杯牛奶等,只要长期坚持,就会建立起"入睡条件反射"。

④白天适度的体育锻炼,有助于晚上的入睡。

⑤养成良好的睡眠卫生习惯,如保持卧室清洁、安静、远离噪声、避开光线刺激等;避免睡觉前喝茶、饮酒等。

⑥自我调节、自我暗示,可做一些放松的活动,也可反复计数等,有时稍一放松,反而能加快入睡。

⑦限制白天睡眠时间,老年人可适当午睡,应避免白天打盹,否则会减少晚上的睡意及睡眠时间。

⑧床就是睡觉的地方,不要在床上看书、看电视、工作。平时要坚持定时休息,晚上准时上床睡觉、早上准时起床的生活卫生习惯。

⑨对于部分较重的患者,应在医师指导下,短期、适量地配用安眠药或小剂量抗焦虑、抑郁药。这样可能会取得更快、更好的治疗效果。

(4)足底按摩:人的足底的穴位映射人体大脑部位,失眠可以通过摁压相应的穴位来治疗和改善失眠的状况。映射失眠的穴位在足底有三个点。

①第一失眠点:如果把人脚跟看成圆,这个圆最靠近前面5个脚趾的那一点就是失眠点。睡觉前洗完脚,用手指用力摁压这个部位1分钟左右。

②第二失眠点:人在站立情况下,5个脚趾的最前端。用手指依次从踇趾的相应部位摁压到小脚踇趾,再从小脚踇趾摁压回来,这样反复做10次。

③第三失眠点:整个踇趾的足底部分,用手指摁压1分钟即可。

足底按摩能促进血液循环、有益保持健康。脚离心脏最远,位置最低,又常受压迫,容易出现供血不足和血液循环障碍。按摩双脚,可使血液循环加快,代谢能力增强,神经功能得到调节,对消除脑力疲劳,治疗和预防失眠,有良好疗效。

(5)按摩+磁疗:磁作用于人体,有活血、通络、安眠,镇痛等功效。磁疗配合按摩,二者相得益彰,按摩时皮肤组织与磁场的作用,使足底穴位产生细微生物电,并随着按摩逐渐向四周扩散,直至全身。生物电在人体内能调节阴阳,疏通经络。因此,磁疗和按摩对失眠有很好的疗效。由于目前现代化的交通工具和生活方式,我们的腿脚面临运动不足的危机,长此下去将加速脚的老化和全身衰老。使用脚踏磁力按摩器能够最有效地刺激足反射区以外,还能够运动下肢关节,同时磁场作用于人体可以起到活血通络,镇痛安眠的作用。

（6）食物疗法

①烦躁不易入睡时,喝杯糖水,生成大量血清素,抑制大脑皮质。

②1 匙莴笋浆液汁,融于 1 杯水服下。

③睡前吃点面包、水果,或喝牛奶,都能镇静神经。

④鲜橘、梨、香蕉皮 50～100 克,装入不封口的小袋,放枕边。闻果皮的芳香易入睡。

⑤若半夜醒后不能再睡,吃 3～5 片饼干,喝 1 杯葡萄酒,即可入睡。

⑥食枸杞子有晚安神,早振奋作用。

⑦睡前喝碗鲜豆浆汁,可催眠。

⑧睡觉前,将适量葱白切碎,用布包好至于枕边,有催眠作用。因为,吸入的葱味有刺激大脑皮质的功效。

⑨枸杞子洗净浸泡于蜂蜜中。一周后每天早、中、晚各 15 粒,同时服用蜂蜜（槐花蜜最好）。

⑩核桃仁 50 克,加大米煮粥喝,治失眠。

7. 失眠的保健

老年人睡眠障碍通常有失眠、多梦、易醒,睡眠时间减少,睡眠不深不熟等状态。这是一系列症状的综合而不是疾病。需要进行检查,以排除影响睡眠的疾病或问题。

（1）选择卧具:老年人易生骨关节疾病,应避免睡棕绳床,以木板床为宜,上垫床褥宜柔软、平坦、厚薄适中,过厚易引起虚热内生,过薄则易受寒气外袭,都令人夜寐不安。被子、床单、枕头均须整洁,使人感到舒适。枕头宜有适度弹性,如木棉枕、稻草枕、蒲绒枕、散泡沫枕等。近来,市场投放有用中药充填的枕头,可辨证施"枕":头痛目赤、肝火上炎者,选用菊花药枕;心神不定、夜寐不宁者,选用灯心药枕;血压升高、面色潮红者,可用夏枯草药枕;颈椎肥大者,用颈椎病药枕;夏季睡绿豆药枕、冬季睡肉桂药枕。

（2）注意睡姿:以右侧卧尤好,可有利于肌肉组织松弛,消除疲劳,帮助胃中食物朝十二指肠方向推动,还能避免心脏受压。右侧卧过久,可调换为仰卧,舒展上下肢,将躯干伸直,全身肌肉尽量放松,保持气血通畅,呼吸自然平和。

（3）避免睡前兴奋:睡前兴奋,会招致失眠和多梦。因此,睡前不要做强度大的活动,不宜看紧张的电视节目和电影,不看深奥的书籍。

(4)调节睡眠时间:睡眠时间一般以醒来全身舒服、精力恢复、身心轻松为好。可视自己的体质、生活习惯自行调节。60－70岁一般睡7～8小时,70－80岁睡6～7小时,80岁以上睡6小时便可(包括午间休息1小时左右)。

(5)睡前热水泡脚:泡脚促使血管扩张,引导气血下行,使睡意蒙眬,入寐时间缩短,睡得更熟、更香。

(6)睡前勿进食:睡前进食,特别是油腻之品,会增加胃肠的负担,横膈肌向上抬,胸部受压,腹部胀满,易引起多梦、说梦话、发梦魇,应极力避免,并不要喝含咖啡因和酒精的饮料。

(7)睡前少饮水:老年人肾气亏虚,如果没有心脑血管疾病,则应睡前少饮水,排出尿液后再上床。避免膀胱充盈,增加排尿次数。

(8)定期运动:运动可帮助自然地进入睡眠,但不要在太晚的黄昏时运动,因为这能刺激心血管和神经系统,并使你保持清醒。

8. 提高睡眠质量的方法

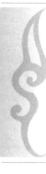

(1)坚持有规律的作息时间:遵循有规律的睡眠时间表,每天同一时间上床,同一时间起床。

(2)睡前勿猛吃猛喝:在睡觉前约2个小时吃少量的晚餐,不要喝太多的水,因为晚上不断上厕所会影响睡眠质量;晚上不要吃辛辣的富含油脂的食物,因为这些食物也会影响睡眠。

(3)睡前远离咖啡:建议睡觉前2小时不要喝咖啡。

(4)选择锻炼时间:下午锻炼是帮助睡眠的最佳时间,而有规律的身体锻炼能提高夜间睡眠的质量。

(5)保持室温稍凉:卧室温度稍低有助于睡眠。

(6)大睡要放在晚间:白天打盹可能会导致夜晚睡眠时间被"剥夺"。白天的睡眠时间严格控制在1个小时以内,且不能在下午3点后还睡觉。

(7)保持安静:关掉电视和收音机,因为安静对提高睡眠质量是非常有益的。

(8)舒适的床:一张舒适的床给你提供一个良好的睡眠空间。另外,你要确定床是否够宽敞。

(9)睡前洗澡:睡觉之前的热水澡有助于放松肌肉,可令人睡得更好。

(10)不要依赖安眠药:在服用安眠药之前一定要咨询医师,建议服用安眠药不要超过4周。

9. 科学睡眠四要素

(1)睡眠的用具:无论是南方的床,还是北方的炕,在安放或修造时,都应南北顺向,入睡时头北脚南,使机体不受地磁的干扰。铺的硬度宜适中,过硬的铺会使人因受其刺激而不得不时常翻身,难以安睡,睡后周身酸痛;枕高一般以睡者的一肩(约 10 厘米)为宜,过低易造成颈椎生理骨刺。在夏季,枕头要经常翻晒,以免病菌进入口鼻,肺系疾病增多。

(2)睡眠的姿势:有心脏疾病的人,最好多右侧卧,以免造成心脏受压而增加发病概率;脑部因血压高而疼痛者,应适当垫高枕位;肺系病人除垫高枕外,还要经常改换睡侧,以利痰涎排出;胃见胀满和肝胆系疾病者,以右侧位睡眠为宜;四肢有疼痛处者,应力避压迫痛处而卧。总之,选择舒适、有利于身体的睡位,有助于安睡。

(3)睡眠的时间:睡眠时间一般应维持 7～8 小时,但不一定强求,应视个体差异而定。入睡快而睡眠深、一般无梦或少梦者,睡上 6 小时即可完全恢复精力;入睡慢而浅睡眠多、常多梦噩梦者,即使睡上 10 小时,仍难精神清爽,应通过各种治疗,以获得有效睡眠,只是延长睡眠时间对身体有害。由于每个人有不同的生理节奏,在睡眠早晚的安排上要因人而异! 事实上,不同生理节奏使睡眠出现两种情况,即"夜猫子"和"百灵鸟"。顺应这种生理节奏,有利于提高工作效率和生活质量。反之,则对健康不利。

(4)睡眠的环境:睡眠的好坏,与睡眠环境关系密切。在 15～24℃ 中可获得安睡。冬季关门闭窗后,吸烟留下的烟雾,以及逸漏的燃烧不全的煤气,也会使人不能安睡。在发射高频电离电磁辐射源附近居住、长期睡眠不好而非自身疾病所致者,最好迁徙远处居住。

10. 失眠调理的注意事项

(1)忌乱投医、乱服药、滥用所谓保健品。人们在日常生活、工作、学习中有几天失眠是难免的,不要一见失眠就立即服安眠药。如果失眠持续 2 周以上,并出现白天明显不适症状,甚则影响工作或学习功能,可去正规医院失眠专科就诊。

(2)服药见效后,忌立即恢复原来紧张的工作,或又进入原来的精神环境。最好要有一个相对安静的生活、工作环境过渡一下,使之巩固一个阶段,这样才有利于减少病情的再复发。

(3)忌生活无规律,最好是晚 11 点钟以前睡觉,早 6 点起床。这是最合乎自然规律的睡眠时间,中午有可能再睡一刻钟到半小时,就更好。

(4)宜饮食清淡,少食海味佳肴,加食些杂粮。

(5)适度体力活动大有益处。"体脑并用,精神乃治",即体力活动与脑力活动相适应,二者不能偏废,才能保持人的体格健壮和精神健康。

(6)应进行体质和精神锻炼。

第四节 咳 嗽

中医学认为,咳嗽是因外感六淫,脏腑内伤,影响于肺所致的有声有痰之证。《素问·五脏生成篇》及《素问·病机气宜保命集》记载:"咳谓无痰而有声,肺气伤而不清也;嗽是无声而有痰,脾湿动而为痰也。咳嗽谓有痰而有声,盖因伤于肺气动于脾湿,咳而为嗽也。"因外邪犯肺,或脏腑内伤,累及于肺所致。

西医学认为,咳嗽是人体的一种保护性呼吸反射动作。通过咳嗽反射能有效清除呼吸道内的分泌物或进入气道的异物。但咳嗽也有不利的一面,剧烈咳嗽可导致呼吸道出血,如长期、频繁、剧烈咳嗽影响工作、休息,甚至引起喉痛、音哑和呼吸肌痛,则属病理现象。

1. 病因

咳嗽是呼吸系统疾病的主要症状,如咳嗽无痰或痰量很少为干咳,常见于急性咽喉炎、支气管炎的初期;急性骤然发生的咳嗽,多见于支气管内异物;长期慢性咳嗽,多于慢性支气管炎、肺结核等。

咳嗽的形成和反复发病,常是许多复杂因素综合作用的结果。常见的原因有以下几种。

(1)吸入物:吸入物分为特异性和非特异性两种。前者如尘螨、花粉、真菌、动物毛屑等;非特异性吸入物如空气中的粉尘(PM2.5)及空气中含过高的硫酸、二氧化硫、氯氨、甲醛、甲酸等污染物。

(2)感染:咳嗽的形成和发作与反复呼吸道感染有关。在咳嗽患者中,可存在细菌、病毒、支原体等。在病毒感染后,可直接损害呼吸道,致使呼吸道反应性增高,表现为咳嗽。

(3)食物:由于饮食关系而引起咳嗽发作的现象在咳嗽患者中常可见到,尤其是对食物过敏。引起过敏最常见的食物是鱼类、虾蟹、蛋类、牛奶等。

(4)气候改变:当气温、温度、气压和(或)空气中离子等改变时可诱发咳嗽,故在寒冷季节或秋冬气候转变时较多发病。

(5)精神因素:患者情绪激动、紧张不安、怨怒等,都会促使咳嗽发作。一般认为,它是通过大脑皮质和迷走神经反射或过度换气所致。

(6)运动:有70%～80%的咳嗽患者在剧烈运动后诱发咳嗽,称为运动诱发性咳嗽,或称运动性咳嗽。临床表现有咳嗽、胸闷、气急、喘鸣等,多为支气管痉挛引起。

(7)咳嗽与药物:有些药物可引起咳嗽发作,如普萘洛尔等因阻断 β_2-肾上腺素能受体而引起咳嗽。

2. 分类

(1)按临床发病情况分类:咳嗽主要分为急性咳嗽、亚急性和慢性咳嗽。

①急性咳嗽:是指病程 3 周以内的咳嗽,是呼吸科门诊最常见的症状。病因包括病毒、支原体或细菌导致的急性支气管炎、肺炎、呼吸道感染、肺结核、气管异物。

②亚急性咳嗽:持续时间超过 3 周,在 8 周以内的咳嗽称为亚急性咳嗽,原因较为复杂。

③慢性咳嗽:持续时间超过 8 周,可持续数年甚至持续数十年。慢性咳嗽的原因较为复杂,包括咳嗽变异性哮喘(过敏性支气管炎)、上呼吸道咳嗽综合征(过敏性鼻炎-支气管炎)、胃食管反流、嗜酸细胞增多性支气管炎、慢性支气管炎等。其中以咳嗽变异性哮喘和上呼吸道咳嗽综合征最为常见。

(2)中医学分类:将咳嗽分为外感咳嗽和内伤咳嗽。按病邪分为伤风咳嗽、风寒咳嗽、燥热咳嗽、痰饮咳嗽、风热咳嗽、热嗽、时行嗽、寒嗽、湿咳、暑咳、热咳、食咳等。

(3)过敏性咳嗽:过敏性咳嗽是机体对抗原性或非抗原性刺激引起的一种持续性炎性反应,常出现持续性或反复发作的剧烈咳嗽。如不及时诊断和积极治疗这种咳嗽,有可能发展为支气管哮喘。

3. 常规检查

(1)体格检查:常规的视触叩听对肺部的情况有一个初步的了解和诊断,尤其是听诊,有经验的医师对肺部仔细的听诊,具有十分重要的意义。

(2)实验室检查:对于急性咳嗽、急性肺部感染,血常规的检查有重要的意义;对于慢性咳嗽或特殊的咳嗽要进行痰液的检查,了解痰的量、色、气味及性质有诊断意义。痰的细菌学检查(涂片、培养、动物接种)对诊断肺结核、肺真菌病等有重要意义,痰中发现癌细胞能明确支气管肺癌的诊断。

(3)特殊检查:由于肺有良好的天然对比,普通的 X 线摄片能检查出多数的肺部病灶,根据病灶的部位、范围和形态有时也可确定其性质,如肺炎、肺脓肿、肺囊肿、肺结核、肺癌、尘肺等。对深部的病变则用 CT、MRI 检查,CT 扫描的优越性在于横断面图像无影像重叠,能够发现 X 线胸片未能显示的病灶。

4. 治疗

在治疗咳嗽时,不要长期服用抗生素,要找出病因,在治疗原发病的基础上,选择恰当的止咳祛痰药,注意护理。

(1)病因治疗:咳嗽由各种病毒、细菌及其他微生物感染引起的呼吸道感染所致的症状,如果感染局限在环状软骨以上(咽部以上)为上呼吸道感染,如果感染发展至环状软骨以下(咽部以下),为下呼吸道感染,包括气管,支气管,毛细支气管,肺泡,肺间质感染。整个呼吸道都可遭受各种外来因素侵袭而发生病理变化,这些外来因素,并不单纯是病毒、细菌,还可以是各种微生物,也可以是各种理化因素、环境因素等,或者是由于病毒、细菌和各种因素导致呼吸道黏膜发生的病变,不能随着病毒、细菌和各种微生物的消亡而改善,导致呼吸道黏膜自身功能的损伤,就形成了经久不愈的咳嗽。因此,即使使用很高级的抗生素也难以治疗咳嗽的症结,必须改善呼吸道黏膜本身的功能,才能根治咳嗽。

(2)止咳祛痰药:咳嗽一般适合选用兼有祛痰,化痰作用的止咳药,糖浆优于片剂,糖浆服用后附着在咽部黏膜上,减弱了对黏膜的刺激作用,本身就可达镇咳目的,服用时不要用水稀释,也不用用水送服。根据感染的情况可适当选用一些抗菌、抗病毒的药物。

(3)中医治疗:中医把咳嗽分为热咳、寒咳、伤风咳嗽和内伤咳嗽,选用中药止咳糖浆时,因药性不同,也有寒、热、温、凉之分,须对症服用。蛇胆川贝液具有祛风镇咳、除痰散结之功效,主治风热咳嗽、咳嗽多痰等症,对于风寒引起的咳嗽、咯白稀痰、夜重日轻者切勿使用。复方枇杷膏具有清肺、止咳、化痰之功效,适用于风热咳嗽、咽喉干燥、咳嗽不爽等证。鲜竹沥药性偏寒,有清热润肺、化痰止咳作用,适用于燥咳及痰黄带血者,风寒咳嗽则不宜服用。虚证咳嗽多为慢性咳嗽,且咳嗽无力,并伴疲弱多汗,四肢发凉,此时宜用桂龙咳喘丸、固肾咳喘丸等。还有一种临床上比较常用的止咳药,如伤风止咳糖浆,以止咳为主,兼顾化痰,并有镇静作用,适用于夜间咳嗽多痰、影响睡眠及由于过敏引起的支气管炎等病。

5. 咳嗽的预防

绝大部分咳嗽是由于呼吸道疾病引起的,因此预防呼吸道疾病是防止咳嗽的关键。

(1)加强锻炼,多进行户外活动,提高机体抗病能力。

(2)气候转变时及时增减衣服,防止过冷或过热。

(3)少去拥挤的公共场所,减少感染机会。

(4)经常开窗,流通新鲜空气。家人有感冒时,室内可用醋熏蒸消毒,防止病毒感染。

(5)及时接受预防注射,减少传染病发生。

(6)感冒流行期间可服中药预防。配方是:贯众 12 克,防风 12 克,荆芥 10 克,每日 1 剂,连服 2～3 天。对经常易感冒者,可每天以黄芪 15 克,大枣 7 枚,煎汁代茶,长期服用可增加机体免疫力,减少感冒的发生。

6. 止咳治疗的误区

咳嗽是秋冬季节的常见病症,也是身体的保护性反应。在发生气管炎、肺炎时,通过咳嗽、咳痰,可以把肺内的细菌及组织破坏产物排出体外。而对于咳嗽的治疗若用药不当,不仅不能止咳,反而会加重病情。具体说来,人们自我药疗时选用止咳药,主要存在以下几方面的误区。

(1)滥用抗生素:咳嗽最常见于感冒,而感冒的罪魁祸首多是病毒。抗生素类药物主要是针对细菌感染,对病毒无效。咳嗽时滥用抗生素非但改善不了症状,反而会促使细菌产生耐药性,当真正发生感染时,药物就有可能失去疗效。

(2)一药百治:引起咳嗽的原因是多方面的,中医学将咳嗽热咳、寒咳、伤风咳嗽、内伤咳嗽等,因此止咳中成药也有寒、热、温、凉之分,不对证下药,则无法达到止咳的疗效。例如,川贝止咳露、强力枇杷露偏寒,不适合风寒咳嗽者服用。

(3)用药不及时:很多人认为咳嗽不用治疗,扛一扛就过去了。其实,如果在咳嗽发生的起始得不到及时有效的治疗,很容易使咳嗽频繁发作,导致咽喉疼痛、声音嘶哑、胸痛等。对于感冒咳嗽,需要引起足够的重视,及时采用合理的药物治疗。

(4)忽视成瘾性:中枢性镇咳药(如可待因)虽然镇咳效果较好,但长期使用容易成瘾,不宜经常使用。临床上应用比较广泛的镇咳药是右美沙芬制剂,镇咳作用与可待因相似,在15～30分钟快速起效,并且在有效剂量内无成瘾性,被世界卫生组织推荐为可替代可待因的一种镇咳药。

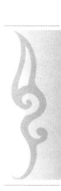

(5)一咳就用药:人体的呼吸系统受到病原菌的侵害时,呼吸道内的病菌和痰液均可通过咳嗽被排出体外。此时不宜使用镇咳药,一般应选用祛痰药,如氯化铵、碘化钾、痰咳净等。

(6)忽视饮食调护:俗话说:"三分治,七分养。"对咳嗽的治疗,应加强饮食调护,注意食补养肺。可以适当进食一些养阴生津之品,如百合、蜂蜜、梨、莲子、银耳、葡萄及各种新鲜蔬菜等柔润食物,少吃辛辣燥热之品。银耳大米粥、莲藕大米粥、山药大米粥、大枣银耳羹,调入适量白糖或冰糖可供选用。

7. 中医辨证治疗与调养

(1)风寒咳嗽

临床表现:风寒侵袭,肺气失于宣降所致,多见于冬春两季。表现为痰多色稀白,呈泡沫状,喉间有痰声,易咳出,且头痛、鼻塞、流清涕,或伴有怕冷、畏寒、无汗、舌淡红,苔薄白,脉浮紧。

方药:当以发散风寒,宣肺止咳为治则。可选用三拗汤加减。麻黄、甘草各12克,杏仁、荆芥、前胡、桔梗、紫苏子、法夏、陈皮、桂枝、百部、白前各10克。水煎服,每日1剂。中成药可选用杏苏止咳糖浆、小青龙口服液等。

调护:夏季夜间尽量不要开冷气睡,如开冷气应在25℃,最好穿上袜子;不穿敞领口的上衣睡;注意保护领至肩关节部位;少在家里赤脚行动,应穿上拖鞋。

食疗

生姜＋红糖＋大蒜：患了风寒感冒，喝温热的生姜红糖水能起到很好的治疗作用，如果伴有咳嗽，可在生姜红糖水里再加 2～3 瓣大蒜一起煮，用小火煮 10 分钟即可。

蒸大蒜水：大蒜 2～3 瓣，拍碎，放入碗中，加入 1/2 碗水，放入一粒冰糖，把碗加盖放入锅中去蒸，大火烧开后改用小火蒸 15 分钟即可。大蒜可以不吃。一般每日 2～3 次，每次 1/2 碗。大蒜性温，入脾胃、肺经，治疗寒性咳嗽、肾虚咳嗽效果非常好。

生姜粥：生姜 3 片，大米 30 克。将生姜洗净，切碎，同大米煮为稀粥食用。每日 1～2 剂，连续 3～5 日。暖脾胃，散风寒，利肺气。

(2)风热咳嗽

临床表现：风热犯肺，入里化热，热灼津液，肺失清肃所致，以夏秋较多见。表现为痰色黄稠，量少，干咳无痰或咳痰不爽，咽干疼痛，声音嘶哑，喉痒欲咳，口渴，常伴有发热，头痛，头晕，舌红，苔薄黄，脉浮或浮数。

方药：当以疏风清热，宣肺止咳为治则。可选用麻杏石甘汤加减。麻黄、甘草各 10 克，石膏 15 克，桑叶、菊花、杏仁、前胡、连翘、大力子、贝母、桔梗、竹茹各 9 克。水煎服，每日 1 剂。中成药可选用止咳枇杷露、蛇胆川贝液、三蛇胆川贝露等。

调护：居室冷暖、干湿适度，防止烟尘及特殊气味的刺激。清淡饮食，不要吃辛辣刺激之物。患者在饮食上特别注意禁食甜点、冷饮、辛辣，与可乐、咖啡等甜甜黏黏的食物，以免刺激咽喉和气管，若咳嗽改善了应再忌口 1～2 周避免刺激复发。

食疗

梨＋冰糖＋川贝：把梨靠柄部横断切开，挖去中间核后放入 2～3 粒冰糖，5～6 粒川贝母(川贝母要敲碎成末)，把梨拼对拼好放入碗里，上锅蒸 30 分钟左右即可，分 2 次吃。具有润肺、止咳、化痰的作用。

煮萝卜水：白萝卜洗净，切 4～5 薄片，放入小锅内，加 1/2 碗水，放火上烧开后，再改用小火煮 5 分钟即可。此方对风热咳嗽、鼻干咽燥、干咳少痰的效果很不错。

下列食物可选用：①柿子性大寒，能清热、化痰、止咳。一般每次只能吃 1 个，吃多了会不舒服。②西瓜性寒，能治一切热症。在夏天如患了风热咳嗽，可多吃西瓜。③枇杷性凉，能润肺化痰止咳。适宜热性咳嗽吐黄脓痰者。④荸荠性寒，荸荠水能化痰、清热。取 2～3 个荸荠去皮，切成薄片，放入锅中，加 1 碗水，在火上烧 5 分钟即可。对热性咳嗽吐脓痰者效果好。

贝母粥：贝母 10 克，大米 30 克，白糖适量。将贝母择净，放入锅中，加清水适量，浸泡 5～10 分钟，水煎取汁，加大米煮粥，待熟时调入白糖，再煮一二沸食用；或将贝母研粉，每次取药末 5 克，调入粥中食用，每日 1～2 剂，连续 3～5 日。化痰止咳，清热宣肺。

（3）内伤咳嗽：指长期的、反复发作的慢性咳嗽。内伤咳嗽或是因感冒发热引起的咳嗽，虽然感冒发热的症状已消失，但咳嗽却一直好不了。治疗应根据病情与脏腑的关系进行具体的辨证论治。食疗上可选用以下几种。

山药粥：把山药去皮，切成小块放入食品粉碎机内，再加 1/2 碗水，将山药加工成稀糊状。然后倒入锅中，放火上烧，同时要不停地搅动，烧开即可。最好在空腹时食用，还可用于虚汗多、气虚等病症。

核桃仁＋芝麻＋大枣＋蜂蜜：核桃仁 250 克，黑芝麻 100 克，大枣 250 克。共碾碎后放入大碗中搅拌均匀，再放入 1 饭勺蜂蜜，3 饭勺水（由于蜂蜜难搅拌均匀，所以可先将蜂蜜和水在火上加热）。把大碗加盖，放入大锅中蒸，大火烧开后改用小火蒸 40 分钟即可。每日早晚各吃 1 勺。适用于久咳、支气管炎、哮喘等病症。

第 12 章

感　冒

感冒是由呼吸道病毒(以冠状病毒和鼻病毒为主要致病病毒)引起的临床表现以鼻塞、咳嗽、头痛、恶寒发热、全身不适为其特征的一种以上呼吸道炎症为主的疾病。全年均可发病,尤以春季多见。

感冒,总体上分为普通感冒和流行感冒。普通感冒,是由多种病毒引起的一种呼吸道常见病,多发于初冬,但任何季节也可发生,不同季节的感冒的致病病毒并非完全一样。

流行性感冒,是由流感病毒引起的急性呼吸道传染病。病毒存在于患者的呼吸道中,在患者咳嗽、打喷嚏时经飞沫传染给别人。流感的传染性很强,易引起暴发性流行。一般在冬春季流行的机会较多,若无并发症,病程为 7～10 日。目前没有药物可以直接杀死感冒病毒,有效方法就是依靠人体免疫系统。绝大部分感染会自动痊愈,所以感冒应以支持疗法为主,特别注意休息、大量饮水、饮食清淡。千万不可随便使用药物治疗,盲目药物治疗会增强细菌抗药性,也不利于人体免疫系统发挥正常的作用。

中医学认为:感冒是因外邪侵袭人体所引起的外感表证。病情轻者称"伤风";病情重者,且在一个时期内引起广泛流行和传染性的,称为"时行感冒"。

第一节　分类、病因、临床表现

1. 分类

(1)普通感冒:普通感冒是由多种病毒引起的一种呼吸道常见病。普通感冒多发于晚秋或初冬,但任何季节,如春天、夏天也可发生,不过不同季节的感冒致病病毒并非完全一样。感冒病例分布是散发性的,不引起流行。

(2)流行性感冒:是由流感病毒引起的急性呼吸道传染病,病原体为甲、乙、丙三型流行性感冒病毒。尤其以甲型多见。流感可引起病毒性肺炎、细菌性肺炎、心肌炎、脑膜脑炎等。流感病毒通常由打喷嚏或咳嗽的飞沫传播。人患了流感后,症状会突然发生,且在数小时内恶化,发高热,体温可达 39℃ 以上。两眼胀痛,四肢疼痛,疲乏,有时眼结膜充血,鼻塞、流鼻涕,咽喉干痛。儿童常有腹痛、腹胀、腹泻、呕吐等消化系统症状,甚至发生惊厥。流感的症状对婴幼儿、老年人和患有慢性病者的生命更是威胁。

(3)禽流感与人禽流感:禽流感是禽流行性感冒的简称,又称之为真性鸡瘟或欧洲鸡瘟。人禽流感是由禽甲型流感病毒某些亚型中的一些毒株引起人的急性呼吸道传染病。

(4)甲型 H1N1 流感:2009 年 3 月,墨西哥和美国等先后发生人感染甲型 H1N1 流感病毒,是一种新型甲型 H1N1 流感病毒,可以人传染人。

甲型 H1N1 流感的早期症状与流感类似,有发热、咳嗽、疲劳、食欲缺乏等,还可以出现腹泻或呕吐等症状。病情可迅速进展,突然高热、肺炎,重者可以出现呼吸衰竭、多器官损伤,导致死亡。甲型 H1N1 流感的主要传播途径为呼吸道传播,可在人与人之间传播,其传染途径与流感类似,通常是通过感染者咳嗽或打喷嚏等飞沫传播。

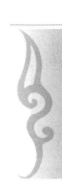

2. 病因

感冒有 70％～80％由病毒引起。细菌感染可直接或继病毒感染之后发生。其感染的主要表现为鼻炎、咽喉炎或扁桃腺炎。

3. 临床表现

(1)普通感冒:俗称"伤风",以鼻咽部症状为主要表现。成人多数为鼻病毒引起,起病较急,初期有咽干、咽痒或烧灼感,可有喷嚏、鼻塞、流清水样鼻涕,可伴咽痛、流泪、呼吸不畅、声嘶、少量咳嗽等。一般无发热及全身症状,或仅有低热、不适、轻度畏寒和头痛。如无并发症,一般经 5～7 日痊愈。

(2)病毒性咽炎、喉炎和支气管炎:急性病毒性咽炎的临床特征为咽部发痒和灼热感,疼痛。咳嗽少见,可有发热和乏力,可伴有眼结膜炎。

急性病毒性喉炎主要临床特征为声嘶、讲话困难、咳嗽时疼痛,常有发热、咽炎或咳嗽,有时可闻及喘息声。

急性病毒性支气管炎临床表现为咳嗽、无痰或痰呈黏液性,伴有发热和乏力,常有声嘶、胸骨下疼痛。双肺可闻及干性或湿性啰音。X 线胸片显示血管阴影增多、增强,但无肺浸润阴影。

(3)疱疹性咽峡炎:常表现为明显咽痛、发热,病程约 1 周。检查可见咽充血,软腭、腭垂、咽及扁桃体表面有灰白色疱疹有浅表溃疡,周围有红晕。多于夏季发作。

(4)咽结膜炎:主要临床表现有发热,咽痛,畏光,流泪,咽及结合膜明显充血。病程 4～6 日。常发生于夏季。

(5)细菌性咽-扁桃体炎:多由溶血性链球菌起。起病急,明显咽痛、畏寒、发热,体温可达39℃以上。检查可见咽部明显充血,扁桃体肿大、充血,表面有黄色点状渗出物,颌下淋巴结肿大、压痛,肺部无异常体征。

4. 常规检查

(1)血常规:白细胞偏低,早期中性粒细胞稍增高。合并细菌感染白细胞总数及中性粒细胞均可增高。病毒性感染见白细胞计数正常或偏低,淋巴细胞比例升高。细菌感染有白细胞计数与中性粒细胞增多和核左移现象。

(2)病毒和病毒抗原的测定:血清学诊断法和病毒分离和鉴定及病毒核酸检测,必要时可做细菌培养判断细菌类型和药敏试验。

5. 诊断

根据病史、流行病学、鼻咽部发炎的症状和体征,结合周围血象和胸部 X 线检查可做出临床诊断。进行细菌培养和病毒分离,或病毒血清学检查、免疫荧光法、酶联免疫吸附检测法、血凝抑制试验等,可确定病因诊断。

第二节　中医学对感冒的辨证施治

感冒常为外感或伤风。流感,归于温病范畴,属于瘟疫。发病与致病因素和时令有关。由于中医治疗具有不良反应小、疗效好的特点,故很受人们青睐。中医学将感冒分为风寒型感冒、风热型感冒、暑湿型感冒和时行感冒(流行性感冒)等。由于流感具有较强的传染性和流行性,其发病属于温病的发病规律,在辨证施治和药物的治疗方面均有其特殊性,中医学在几千年的临床实践中有着丰富的经验。至今仍指导着临床,并在临床中获得较好的疗效。

1. 温病学对"流感"的认识

发病及传变规律:温病的病因为外感六淫(风、寒、暑、湿、燥、火)、疫疠(传染性强的致病因素)之邪。其发病与时令(季节)有明显的关系,如春季以风邪为主,多发风温、春温;夏季多发暑温,长夏多湿温,秋季多为秋燥,冬季多发冬温和伤寒。由于气候的异常变化,特别是非其时而有其气,如冬季应寒反温等,超过了人的适应能力,就可能引起人体发病。

疾病发病的特征:发病快、来势猛、病情重、传变速。传变规律:为顺传和逆传。

顺传:"卫之后方言气,营之后方言血"。即按照卫分、气分、营分、血分的规律依次传变。

逆传:"温邪上受,首先犯肺,逆传心包"。不按上述正常规律,直接传入心包,出现危重病证。

卫分证:病为初期,病情较轻。发热,微恶风寒,无汗或少汗,咳嗽,头痛,咽红肿痛,口微渴,舌边尖红,苔薄白或微黄,脉浮数。

气分证:病情较重。身热,烦渴,汗出,咳喘,胸痛,鼻翼翕动,舌红苔黄,脉数。甚则身大热,汗大出,口渴引饮,苔黄燥,脉洪大。

营分证:病因病机为病邪可自气分未解而内传入营,或温热之邪直犯营分所致。病情急剧,病势凶险。身热夜甚,口反不甚渴,心烦不寐,甚则神昏谵语,斑疹隐隐,舌红绛,脉细数。

血分证:病情危重。高热,烦躁,甚或发狂,斑疹显露,或吐血、衄血、便血等,甚则两目上视,牙关紧闭,手足抽搐,颈项强直,角弓反张,舌红绛,脉弦数。

逆传心包证:病情危重。神昏谵语,或昏聩不语,身体灼热,舌蹇,肢厥,舌绛,脉数。

2. 中医辨证治疗

(1)风寒型感冒:患者除了有鼻塞、喷嚏、咳嗽、头痛等一般症状外,还有畏寒、低热、无汗、流清涕、吐稀薄白色痰等特点。这种感冒与患者感受风寒有关。治疗应以辛温解表为原则。患者可选用伤风感冒冲剂、感冒清热冲剂、九味羌活丸、通宣理肺丸、午时茶颗粒等药物治疗。若患者兼有内热便秘的症状,可服用防风通圣丸治疗。风寒型感冒患者忌用桑菊感冒片、银翘解毒片、羚翘解毒片、复方感冒片等药物。

(2)风热型感冒:患者除了有鼻塞、流涕、咳嗽、头痛等感冒的一般症状外,还有发热重、痰液黏稠呈黄色等特点。治疗应以辛凉解表为原则。患者可选用感冒退热冲剂、板蓝根冲剂、银翘解毒丸、羚羊解毒丸等药物治疗。风热型感冒患者忌用九味羌活丸、理肺丸等药物。

(3)暑湿型感冒:患者表现为畏寒、发热、口淡无味、头痛、头涨、腹痛、腹泻等症状。此类型感冒多发生在夏季。治疗应以清暑、祛湿、解表为主。患者可选用藿香正气水、银翘解毒丸等药物治疗。如果患者胃肠道症状较重,不宜选用保和丸、山楂丸、香砂养胃丸等药物。

(4)时行感冒:患者的症状与风热感冒的症状相似。但时行感冒病人较风热感冒患者的症状重。患者可表现为突然畏寒、高热、头痛、怕冷、寒战、头痛剧烈、全身酸痛、疲乏无力、鼻塞、流涕、干咳、胸痛、恶心、食欲缺乏,婴幼儿或老年人可能并发肺炎或心力衰竭等症状。治疗应以清热解毒、疏风透表为主。患者可选用防风通圣丸、重感灵片、重感片等药物治疗。出现这种情况,患者应及早就医治疗。

(5)中毒型流感:患者则表现为高热、谵语、昏迷、抽搐,有时能致人死命。因此病极易传播,故应及早隔离和治疗。

总之,感冒患者应根据自身的病情特点选用不同的中成药治疗,否则会影响疗效,延误病情。

第三节　常规治疗

目前,治疗感冒的药物有数十种,常用的有康泰克、康得(重感冒配方)、速效伤风胶囊、快克、感冒通等。其中最为常用的是复方阿司匹林和康泰克。

一般感冒药 8 小时服用 1 次(不是通常理解的早、中、晚各 1 次)。康泰克具有缓释技术,1 次服用,可使血液中的药物的浓度保持 12 个小时的稳定状态,因此康泰克只需早、晚各 1 粒即可。

普通感冒,七天可自愈,不需用抗生素,但对于伴有慢性疾病的老年人、婴幼儿患者,如病程 3 天不愈,或咽炎、扁桃体炎明显,体温和白细胞增高时,可考虑选用适当的抗生素。

患有气管炎、慢性支气管炎、肺气肿及肺心病等慢性病的患者,感冒后可加重原有疾患,导致呼吸及心功能衰竭。另外,病毒还可侵犯部分患者的其他器官,引发脑膜炎、心肌炎、肝炎、风湿病及肾炎等。所以,如果感冒症状与以往有所不同,或一周内症状仍不能消失,就需去医院诊治。

感冒初期,当禁食生冷、油腻及鸭肉、猪肉、羊肉、狗肉、甲鱼、蚌、醋、柿等食品。

第四节　调养与预防

1. 常规调养

(1)糖姜茶合饮:因感冒多为外感风寒之邪,常有头痛、鼻塞、流涕及全身关节酸痛,甚至怕冷、发热等症状。可用红糖、生姜、红茶各适量,煮汤饮,每日 1～2 次,不仅暖身祛寒,而且有良好的防治感冒功能。

(2)喝鸡汤:美国有两家临床医疗中心报道,喝鸡汤能抑制咽喉及呼吸道炎症,对消除感冒引起的鼻塞、流涕、咳嗽、咽喉痛等症状极为有效。因为鸡肉中含有人体所必需的多种氨基酸,营养丰富,能显著增强机体对感冒病毒的抵抗能力,鸡肉中还含有某种特殊的化学物质,具有增强咽部血液循环和鼻腔液分泌的作用,这对保护呼吸道通畅,清除呼吸道病毒,加速感冒痊愈有良好的作用。

(3)多食萝卜:实践证明,萝卜中的萝卜素对预防、治疗感冒有独特作用。具体做法是把甜脆多汁的萝卜切碎,压出半茶杯汁,再把生姜捣碎,榨出少量姜汁,加入萝卜汁中,然后加白糖或蜂蜜,拌匀后冲入开水当饮料喝,每日 2 次,连服 2 日,可以清热、解毒、祛寒,防治感冒。

(4)少吃食盐:实验证明,少吃点含钠的食盐,可提高唾液中溶菌酶的含量,保护口腔、咽喉部黏膜上皮细胞,让其分泌出更多的免疫球蛋白 A 及干扰素来对付感冒病毒。因此,每日吃盐量控制在 5 克以内,对防治感冒大有益处。

(5)冲服蜂蜜:蜂蜜中含有多种生物活性物质,能激发人体的免疫功能,每日早晚冲服,可有效地治疗和预防感冒及其他病毒性疾病。

(6)搓手:由于拇指根部肌肉丰富,伸开手掌时,明显突起,占手掌很大面积。大鱼际与呼吸器官关系密切。每日搓搓,对于改善易感冒的体质大有益处。其方法是:对搓两手大鱼际,直到搓热为止。搓法恰似用双掌搓花生米的皮一样。一只手固定,转另一只手的大鱼际,两手上下交替。两个大鱼际向相反方向对搓,搓1～2 分钟,整个手掌便会发热。这样做可促进血液循环,强化身体新陈代谢,所以能增强体质,故而不易感冒。

(7)穴位按摩:用双手的拇指、示指、中指指端(任用一指)按摩鼻通、迎香、鼻流等穴后,再用鱼际穴周围的肌肉发达区,揉搓鼻腔两侧由迎香穴至印堂穴的感冒敏感区。按摩涌泉穴和足心,直至发热,使这两个区域的经络通畅,气血运行正常。这样可预防风寒侵入,拒敌于大门之外。

(8)针灸:我国的针灸对感冒颇有疗效。当患感冒时,尽早去针灸,可以使鼻塞、头痛立竿见影地减轻,并能使增高的体温经过一昼夜渐渐恢复正常。由于针灸通过经络的调节作用,使体内免疫功能增强,故疗效可靠。治疗感冒的有效穴位包括上星、印堂、风池、迎香、合谷、外关。留针 15 分钟,每日针 1 次,一般 2～3 次可痊愈。

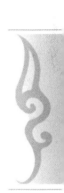

(9)多睡觉:美国哈佛大学医学院的研究人员发现,人在睡眠时,体内细菌可制造出一种叫"胞壁酸"的物质,有增强人体免疫力的作用,能加速感冒及其他病毒疾病的康复。因此提出,睡眠也是一种治疗方式,特别是对感冒尤为适用。

(10)呼吸蒸气:在大口茶杯中,装入开水一杯,面部俯于其上,对着袅袅上升的热蒸气,做深呼吸运动,直到杯中水凉为止,每日数次。此法治疗感冒,特别是初发感冒效果较好。

(11)冷水洗面:此法一般从夏季开始,秋冬不辍,以增强适应性。每日早晚坚持用冷开水洗脸,这样可增加面部的血液循环,提高抗病、耐寒能力,从而预防感冒的发生。

2. 食疗方

(1)多喝水:可以加快病毒的排出,最好是白开水,如果喝不下去,可以加果汁或茶调口味。

(2)白菜萝卜汤:白菜心 500 克,白萝卜 120 克,红糖适量。白菜心切成碎末,白萝卜切成薄片,加水 800 毫升,煮至 400 毫升后,加红糖。每次 200 毫升,每日2 次。

（3）苹果蜂蜜水：苹果 5 个，蜂蜜适量。苹果去皮，切成小块，加水 1000 毫升，煮沸 5 分钟，自然冷却到 40℃，加少许柠檬汁和蜂蜜搅拌均匀，每天多次少量饮用。

（4）姜丝萝卜汤：姜丝 25 克，萝卜 50 克，红糖适量。萝卜切片，加水 500 毫升，煮 15 分钟，加红糖。每次 200 毫升，每日 1～2 次。

（5）葱蒜粥：葱白 10 根，大蒜 3 瓣，大米 50 克。葱白切碎与大蒜、大米加水煮成粥。每次 150 毫升，每日 2 次。

（6）葱头饮料：洋葱头 1 个，鲜牛奶 250 毫升，蜂蜜适量。洋葱头切碎，加牛奶煮开，自然冷却，加蜂蜜，睡前食用 100 毫升。

（7）姜丝可乐：鲜姜丝 50 克，可乐 1000 毫升，煮沸，热饮，每次 100 毫升，每日数次。

（8）银花薄荷饮：金银花 30 克，薄荷 10 克，鲜芦根 60 克，白糖适量。先将金银花、芦根加水 500 毫升，煮 15 分钟，后下薄荷煮沸 3 分钟，滤出加入白糖，温饮，每日 3～4 次。

（9）山药薏苡仁粥：山药 250 克，薏苡仁 100 克，糯米 100 克。煮粥，早晚餐食用。健脾滋肺，消渴润肠。

（10）养阴润肺羹：鲜百合 30 克，莲子 20 克，杏仁 10 克，玉竹 20 克，粳米 100 克，食盐或白糖适量。上药加水适量，煲 1 小时左右成粥，可加食盐白或糖调味，早晚服用。

3. 预防感冒基本方法及注意事项

（1）预防方法：对于感冒，预防最重要，加强体育锻炼、增强体质是抵抗感冒的重要手段。增强机体自身抗病能力是预防急性上呼吸道感染最好的办法。如坚持有规律的合适的身体锻炼、坚持冷水浴，提高机体预防疾病能力及对寒冷的适应能力。做好防寒工作，避免发病诱因。生活有规律，避免过劳，特别是避免晚上工作过度。注意呼吸道患者的隔离，防止交叉感染等。如果感冒了，要多卧床休息，多喝开水，保持体力，减少机体的消耗；必要时可以适当用药。

（2）注意事项

①不要乱吃抗生素：一般感冒不需使用抗生素，只需多喝水、多休息，在感冒流行时减少出入公共场所。若咳嗽有痰、流鼻涕、鼻塞则可依不同症状给予药物治疗以减轻不适。

②不要硬扛着不就医：由于感冒是种自限性疾病，对年轻人来说，如果能够忍受头痛、发热、流鼻涕等确实是感冒引起的症状，"扛"上几天的确能自愈，但久拖不治却可能会延误病情，甚至导致心肌炎、肾炎等。而老年人得了感冒则万万"扛"不得。他们身体状况不好，脏器病变可能性较大，身体各项功能减弱，如有症状不及时治疗，极易诱发并发症，严重的甚至危及生命。

③不要随便乱输液：没有数据表明，输液后能让感冒好得更快。药物直接进入血液所带来的风险比口服要大，可增加药物不良反应的发生率。但如果感冒者症状较重，如高热不退、频繁呕吐、继发细菌感染（如肺炎等），就应由专科医师诊断，决定是否需要输液，切忌不要动不动就输液，给人体带来不必要的影响和不良反应。

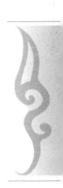

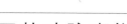

第 13 章

冠状动脉粥样硬化性心脏病

冠状动脉粥样硬化性心脏病(简称冠心病)是一种最常见的心脏病,是指因冠状动脉狭窄、供血不足而引起的心肌功能障碍和(或)器质性病变,故又称缺血性心脏病(IHD)。表现为胸腔中央发生一种压榨性的疼痛,并可迁延至颈、颌、手臂、后背及胃部等。发作的其他可能症状有眩晕、气促、出汗、寒战、恶心及昏厥。严重患者可能因为心力衰竭而死亡。

第一节 病 因

1. 年龄与性别

40 岁后冠心病发病率升高,女性绝经期前发病率低于男性,绝经期后与男性相等。

2. 高脂血症

除年龄外,脂质代谢紊乱是冠心病最重要预测因素。总胆固醇(TC)和低密度脂蛋白胆固醇(LDLC)水平和冠心病事件的危险性之间存在着密切的关系。三酰甘油(TG)升高是冠心病的危险因素。

3. 高血压

高血压与冠状动脉粥样硬化的形成和发展关系密切。收缩期血压比舒张期血压更能预测冠心病事件。140～149 毫米汞柱的收缩期血压比 90～94 毫米汞柱的舒张期血压更能增加冠心病死亡的危险。

4. 吸烟

吸烟是冠心病的重要危险因素,是唯一最可避免的死亡原因。冠心病与吸烟之间存在着明显的用量-反应关系。

5. 糖尿病

冠心病是未成年糖尿病患者首要的死因,冠心病占糖尿病患者所有死亡原因和住院率的近 80%。

6. 肥胖症

已明确为冠心病的首要危险因素,可增加冠心病死亡率。肥胖被定义为体重指数[BMI＝体重(千克)/身高平方(平方米)]在男性≥27.8,女性≥27.3。BMI 与 TG 增高、HDL-C 下降呈正相关。

7. 其他

不爱运动的人冠心病的发生和死亡危险性将翻 1 倍,尚有遗传、饮酒、环境因素等。

第二节　临床表现

1. 冠心病分类

世界卫生组织对冠心病分类如下:无症状性心肌缺血;心绞痛;心肌梗死;缺血性心肌病;猝死。

2. 临床表现

(1)心绞痛型:①因急走、爬坡、上楼、负重、寒冷、饱餐、情绪激动等诱发因素而发生心绞痛,特别是老年人更易发生。②疼痛在胸骨后中部或上 1/3 处,可放射到左肩、左上臂,但也可在胸骨下部、上腹部、左侧胸部、左颈、下颌等部位。③疼痛为一种压迫感、沉重感、紧束感、烧灼感等。④疼痛发作大都持续 2～3 分钟,最长一般不超过 30 分钟。⑤情绪激动诱发者,随着心平气和之后可以消退。⑥体力活动诱发心绞痛者,在运动停止后常在短时间内缓解。硝酸甘油舌下含化通常可在 3 分钟内使心绞痛发作停止。否则,应怀疑心肌梗死。

心绞痛有时候症状不典型,可表现为气紧,晕厥,虚弱,嗳气,尤其在老年人。根据发作的频率和严重程度分为稳定型心绞痛和不稳定型心绞痛。稳定型心绞痛指的是发作一月以上,其发作部位、频率、严重程度、持续时间及能缓解疼痛的硝酸甘油用量基本稳定。不稳定型心绞痛指的是心绞痛发作频率、持续时间、严重程度增加,静息时也发作的心绞痛。不稳定性心绞痛是急性心肌梗死的前兆,所以一旦发现应立即到医院就诊。

(2)心肌梗死型:主要表现为胸骨后持续性剧烈压迫感,闷塞感,甚至刀割样疼痛,常波及整个前胸,以左侧为重。部分患者可沿左臂尺侧向下放射,引起左侧腕部、手掌和手指麻刺感。部分患者可放射至上肢、肩部、颈部、下颌,以左侧为主。

疼痛部位与以前心绞痛部位一致,但持续更久,疼痛更重,休息和含化硝酸甘油不能缓解。有时候表现为上腹部疼痛,容易与腹部疾病混淆。伴有低热,烦躁不安,多汗和冷汗,恶心,呕吐,心悸,头晕,极度乏力,呼吸困难,濒死感,持续 30 分钟以上,常达数小时。发现这种情况应立即就诊。

(3)无症状性心肌缺血型:很多患者有广泛的冠状动脉阻塞却没有感到过心绞痛,甚至有些患者在心肌梗死时也没感到心绞痛。部分患者在发生了心脏性猝死后才被发现。心脏性猝死可发生在那些貌似健康的人身上,平时没有任何症状,一旦某些原因刺激,引起冠状动脉痉挛缩窄,出现严重缺血,导致大面积心肌梗死,甚至死亡。

(4)心力衰竭和心律失常型:部分患者原有心绞痛发作,以后由于病变广泛,出现心力衰竭的表现,如气紧、水肿、乏力等,还有各种心律失常,表现为心悸。还有部分患者从来没有心绞痛,而直接表现为心力衰竭和心律失常。

(5)猝死型:指由于冠心病引起的不可预测的突然死亡,在急性症状出现以后6 小时内发生心搏骤停所致。主要是由于缺血造成心肌细胞电生理活动异常,而发生严重心律失常导致死亡。

3. 体征

一般早期无明确的阳性体征,较重者可有心界向左下扩大,第一心音减弱,有心律失常时可出现期前收缩、心房纤颤等,合并心力衰竭时两下肺可闻及湿啰音,心尖部可闻及奔马律等。

4. 冠心病的并发症

(1)冠心病并发心律失常:心律失常是急性心肌梗死的最常见并发症,尤以室性心律失常居多,是急性期死亡的主要原因之一。

(2)急性心肌梗死并发心力衰竭:心力衰竭是急性心肌梗死常见和重要的并发症。

(3)冠心病并发心源性休克:心源性休克是指直接由于心室泵功能的损害而导致休克的综合征。

第三节　辅助检查

1. 心电图

心电图是冠心病诊断中最早、最常用和最基本的诊断方法。与其他诊断方法相比,心电图使用方便,易于普及,当患者病情变化时便可及时捕捉其变化情况,无论是心绞痛或心肌梗死,都有其典型的心电图变化,特别是对心律失常的诊断更有其临床价值,当然也存在着一定的局限性。

2. 心电图负荷试验

心电图负荷试验主要包括运动负荷试验和药物试验(如双嘧达莫、异丙肾上腺素试验等)。心电图是临床观察心肌缺血最常用的简易方法,但许多冠心病患者通常静息状态下冠状动脉血流量仍可维持正常,无心肌缺血表现,心电图可以完全正常。为了明确诊断,有时给心脏以负荷,诱发心肌缺血,进而证实心绞痛的存在。运动试验对于缺血性心律失常及心肌梗死后的心功能评估也是必不可少的。

3. 动态心电图

动态心电图是一种可以长时间连续记录并编集分析心脏在活动和安静状态下心电图变化的方法。动态心电图于 24 小时内可连续记录多达 10 万次左右的心电信号,可提高冠心病检出准确率,并且出现时间可与患者的活动与症状相对应。

4. 冠状动脉造影

冠状动脉造影是目前诊断冠心病的"金标准"。可以明确冠状动脉有无狭窄、狭窄的部位、程度、范围等,并可据此指导进一步治疗所应采取的措施。

5. 超声和血管内超声

心脏超声可以对心脏形态、室壁运动及左心室功能进行检查,是目前最常用的检查手段之一。

6. 心肌酶学检查

心肌酶学检查是急性心肌梗死的诊断和鉴别诊断的重要手段之一。临床上根据血清酶浓度的序列变化和特异性同工酶的升高等肯定性酶学改变便可明确诊断为急性心肌梗死。

第四节　治　疗

1. 冠心病的治疗原则

改善冠状动脉的供血和减轻心肌的耗氧,同时治疗和预防动脉粥样硬化的发展。治疗方法有药物治疗、再灌注治疗、心脏移植。具体的治疗措施应针对患者的具体情况,选择不同的治疗方法。

2. 药物治疗

目的是改善冠状动脉的供血和减轻心肌的耗氧。主要是指根据患者的病情，在医师的指导下单用或者联合应用药物进行治疗。

（1）心绞痛发作时治疗：发作时应该迅速扩张冠状动脉，增加心肌血液供应，改善心肌缺血的现状，防止心肌因缺血发生坏死。

①硝酸甘油：硝酸甘油 1 片（每片 0.3～0.5 毫克）嚼碎后舌下含服，1～2 分钟后心绞痛即可缓解，如 5 分钟后疼痛仍无缓解可再含服 1 片。

②硝苯地平：可治疗和预防心绞痛发作、抗心律失常。每次 1～2 片，每日 3 次，症状减轻后改为 1 片。

（2）缓解期常规药物治疗。硝酸酯类和中药合剂等扩张冠状动脉。应用钙离子拮抗药、β 受体阻滞药缓解冠状动脉痉挛、降低心肌耗氧量。应用 ACEI 类减低心脏后负荷。

3. 再灌注治疗

即采取办法使闭塞的冠状动脉再通，恢复心肌灌注，挽救缺血心肌，缩小梗死面积，从而改善血流动力学，恢复心脏的血液供应。

（1）溶栓治疗：溶栓治疗是通过静脉滴注溶栓药物，使血栓溶解，达到梗死相关血管再通的目的。此方法主要适用于起病 12 小时内，费用低于介入治疗，但血管再通率稍低，存在一定的出血危险。

（2）介入疗法：介入治疗的基本原理是将球囊导管通过血管穿刺置入狭窄的血管内，在体外将球囊加压膨胀，撑开狭窄的血管壁，使病变血管恢复畅通。这一技术应用于人体冠状动脉，可保证冠状动脉的通畅，增加了心肌的血供，降低心肌梗死等引起的病死率。

（3）冠状动脉搭桥手术（CABG）：在主动脉和病变的冠状动脉建立旁路（"桥"），使主动脉内的血液跨过血管狭窄的部位直接灌注到狭窄远端，从而恢复心肌的血液供应。

4. 心脏移植

冠心病发展至晚期，经药物治疗无效；外科手术或介入治疗无法矫治、修复、疏导；出现顽固的心力衰竭或心律失常反复发作，危及生命，估测一年内死亡风险极高，均应及早施行心脏移植。其他脏器功能基本正常，则可保证或提高手术的成功率。

第五节　预　防

冠心病与生活、饮食、遗传等因素有明显的关系,因此通过调整生活规律,合理膳食结构,适当体育运动等,可以预防冠心病的发生。常用的防治措施有以下几种。

1. 常规预防措施

(1)合理饮食,不要偏食,不宜过量。要控制高胆固醇、高脂肪食物,多吃素食。同时要控制总热量的摄入,限制体重增加。

(2)生活要有规律,避免过度紧张;保持足够的睡眠,培养多种情趣;保持情绪稳定,切忌急躁、激动或闷闷不乐。

(3)保持适当的体育锻炼活动,增强体质。

(4)据统计资料表明,不喝茶的人冠心病发病率为 3.1%,偶尔喝茶的降为 2.3%,常喝茶的(喝 3 年以上)只有 1.4%。此外,冠心病的加剧,与冠状动脉供血不足及血栓形成有关。而茶多酚中的儿茶素及茶多苯酚在煎煮过程中不断氧化形成的茶色素,经动物体外实验均提示有显著的抗凝、促进纤溶、抗血栓形成等作用。

(5)不吸烟、酗酒,吸烟可使动脉壁收缩,促进动脉粥样硬化;而酗酒则易情绪激动,血压升高。

(6)积极防治老年慢性疾病,如高血压、高血脂、糖尿病等与冠心病关系密切。

(7)糖尿病、慢性肾病、冠心病(CAD)等高危状态患者达标血压应为 130/80 毫米汞柱。有心肌缺血表现患者,血压应慢慢下降,糖尿病患者或>60 岁者舒张压(DBP)低于 60 毫米汞柱要小心降压。老年高血压患者脉压大者,收缩压(SBP)下降时,DBP 也会降得很低(<60 毫米汞柱),要密切注意心肌缺血症状。

(8)水有止渴、镇静、稀释血液、散热、润滑、利尿、运送营养物质等功效。已有研究证明,水与老年人冠心病发作密切相关。据统计,心绞痛、心肌梗死多在睡眠时或早晨发作。老年人由于生理衰老等各种因素,大都有不同程度的动脉粥样硬化等心血管疾病,血液黏稠度也较高。人在夜间因呼吸和出汗会消耗部分水分,加之老年人常有起夜(尿多)习惯,水随之消耗也较多。夜间缺水会使血液黏稠度升高,血流量减少,血小板凝聚,粥样硬化的血管更易产生栓塞,当栓子脱落在脑动脉、冠状动脉及其分支内时,心肌就可出现急性供血不足导致坏死。所以,老年人尤其患冠心病的老年人,重视饮水是预防心肌梗死发生的重要保健方法之一。

由于不少老年人神经中枢对缺水反应不太敏感,会因"不渴"而不愿喝水,身体经常处于一种轻度脱水状态而不自觉。因此,老年人即使口不渴也要常喝点水。可根据自身情况,在临睡前 30 分钟,适当喝些水。早晨起床后,首先饮 1 杯水(200

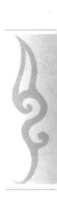

毫升左右),可及时稀释过稠的血液,促进血液流动。夜尿多者,起来时可喝些白开水,能补偿体液的消耗。当气候炎热或饮食过咸时,更应多喝些水,这既可补充流失的水分,也可将废物及时排出体外,防止人体酸性化而损害血管

(9)冠心病患者大多与人的性格心理活动有很大关系,所以在我们生活当中,要注意心理的调整,从以下四个方面去预防冠心病。

①遇事心平气和:冠心病患者往往脾气急躁,故易生气和得罪别人。必须经常提醒自己遇事要心平气和,增加耐性。

②要宽以待人:宽恕别人不仅能给自己带来平静和安宁,有益于冠心病的康复,而且能赢得友谊,保持人际间的融洽关系。所以人们把宽恕称作"精神补品和心理健康不可缺少的维生素"。

③要想得开,放得下:过于精细、求全责备常常导致自身孤立,而这种孤立的心理状态会产生精神压力,有损心脏。冠心病患者对子女、金钱、名誉、地位及对自己的疾病都要坦然、淡化。

④掌握一套身体锻炼和心理调节的方法:如自我放松训练,通过呼吸放松、意念放松、身体放松或通过养生功、太极拳等活动,增强自身康复能力。

2. 特殊情况下的预防措施

(1)遗传因素:冠心病的危险因素(肥胖和高脂血症)除一部分有家族性外,大多数为饮食过量、饮食结构不合理及缺乏体力活动所致。糖尿病本身有家族因素,但如注意节食,避免过胖,进行合理治疗,对心血管的危害性也可明显减轻。高血压也有些家族因素,但又与性格急躁、容易紧张、激动及膳食中摄入盐偏高等有关。至于吸烟、酗酒等,就是一种不良的生活习惯问题。

由此可见,冠心病和通常所称的遗传性疾病有很明显的区别。某一个家庭内患者较多,往往是由于一家人长期共同生活,有相同或近似的生活习惯,甚至在为人处世的性格上也差不多。这些都主要是"后天"的。通过深刻认识到它们对健康的不利影响,完全可以逐渐改变,从而使冠心病发生的可能性降低。

在日常生活中,饮食以植物油、蔬菜、粮食为主,少量肉、蛋及奶类,这是一种符合健康要求的平衡膳食。适当的体力活动、良好的生活习惯和健康的心理状况均可预防冠心病的发生。

(2)天气变化:冠心病患者受寒冷的刺激,可使血压上升,心率加快,心脏需氧指数相应增高,增加对心脏的血液供应。同时寒冷空气刺激使冠状动脉的收缩而减少,也可诱发心绞痛。

因此,冠心病患者在寒流突降,大风骤起时,要做好预防,以免病情恶化。具体措施是:①注意保暖,出门时最好戴口罩,以防冷空气刺激;②避免迎风疾走;③避免疲劳、紧张、激动;④避免引起冠心病发作的其他诱因,如吸烟、饱餐等;⑤坚持预

防用药。

（3）长期夜间工作：夜间工作者易患冠心病。主要原因是夜间工作者身体的24小时正常生物节律被打破，易导致体内各脏器功能失调，睡眠欠佳，影响身体恢复和休整，可能增加冠心病发病危险。

（4）睡眠：充足的睡眠和休息可减少心绞痛的发生。要注意睡眠体位：冠心病患者宜采用头高脚低右侧卧位。清晨是心绞痛、心肌梗死的多发时刻，而最危险的时刻是刚醒来的一刹那。因此，冠心病患者早晨醒来的第一件事不是仓促穿衣，而是仰卧 5～10 分钟，可进行心前区和头部的按摩，做深呼吸、打哈欠、伸懒腰、活动四肢，然后慢慢坐起，再缓缓下床，慢慢穿衣。起床后及时喝 1 杯开水，以稀释变稠的血液。

第六节　饮食调养

1. 冠心病的饮食疗法

饮食宜清淡、低盐。食盐的摄入量每日控制在 5 克以下。冠心病一日食谱举例。

（1）早餐：牛奶（维生素 AD 鲜牛奶 250 毫升，白糖 5 克），火腿肠（火腿肠 50克），炝拌小菜（胡萝卜 75 克，芹菜 25 克）。

（2）加餐：水果 1 个（鸭梨 200 克）。

（3）午餐：红烧鱼（草鱼 100 克），香菇油菜（香菇 50 克，油菜 150 克），馒头（标准粉 125 克）。

（4）晚餐：砂锅海米粉丝豆腐（豆腐 100 克，猪瘦肉 50 克，海米 10 克，白菜 200克、粉丝 15 克），米饭（大米 100 克）。

全日烹调用油 30 克，食盐 5 克。

2. 常用药食调养

（1）三七末 3～5 克，每日早晨一次。适合冠心病的预防，特别是有冠心病危险因素者。

（2）人参饮：生晒参 10 克。生晒参用炖盅隔水蒸，饮参汤。适用于冠心病时间较长，气虚为主者。

（3）人参三七饮：生晒参 5～10 克，三七 3 克。生晒参用炖盅隔水蒸，取汁送服三七末。适用于气虚血瘀之冠心病或平素有轻微胸痛胸闷者。

（4）人参三七炖鸡：生晒参 10 克，三七 5 克，鸡肉 100 克。共放炖盅内隔水炖 1个小时。食鸡肉，喝汤。

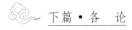

（5）玉米面粥：玉米面 30 克，芹菜 50 克，小火熬成粥。

（6）绿豆粥：大米 30 克，绿豆 20 克，小火熬成粥。

（7）丹参饮：丹参 30 克，三七 20 克，陈皮 20 克，大枣 10 枚。上方煎水可作凉茶饮用。

第 14 章

高 血 压

血压是血液在血管内流动时对血管壁所产生的一种压力,通常指动脉血压。动脉血压包含收缩压和舒张压。收缩压是指心脏在收缩时血液对血管壁的侧压力;舒张压是指心脏在舒张时血管壁的侧压力。

高血压是指在静息状态下动脉收缩压和(或)舒张压增高(≥140/90 毫米汞柱),常伴有脂肪和糖代谢紊乱,以及心、脑、肾和视网膜等器官功能性或器质性改变,以器官损害为特征的全身性疾病。一般情况下,在未服降压药物的安静状态下,休息 5 分钟以上,2 次以上非同日测得的血压,收缩压≥140 毫米汞柱和(或)舒张压≥90 毫米汞柱即诊断为高血压。

高血压一般好发于 40 岁以后的人群。近年来,在世界范围内高血压的发病率有逐年升高趋势,在欧美一些国家发病率高达 20% 以上。据推算,我国目前现有高血压患者约有 1 亿人,且呈现年轻化。

第一节　病　因

1. 高血压病的相关因素

目前,高血压病的病因尚不十分明确,认为其发病主要与下列因素有关。

(1)年龄:发病率有随年龄增长而增高的趋势,40 岁以上者发病率高。

(2)食盐:摄入食盐多者,高血压发病率高。有人认为,食盐摄入每日<2 克,几乎不发生高血压;每日摄入 3～4 克,高血压发病率 3%;每日摄入 4～15 克,发病率 33.15%;每日>20 克,发病率 30%。

(3)体重:肥胖者发病率高。

(4)遗传:大约半数高血压患者有家族史。

(5)环境与职业:有噪声的工作环境,过度紧张的脑力劳动均易发生高血压,城市中的高血压发病率高于农村。

(6)其他:孤独者易患高血压。

2. 高血压流行的一般规律

(1)高血压患病率与年龄呈正比。

（2）女性更年期前患病率低于男性，更年期后高于男性。

（3）有地理分布差异，一般规律是高纬度（寒冷）地区高于低纬度（温暖）地区。高海拔地区高于低海拔地区。

（4）同一人群，有季节差异，冬季患病率高于夏季。

（5）与饮食习惯有关，人均盐和饱和脂肪摄入越高，平均血压水平越高。经常大量饮酒者血压水平高于不饮或少饮者。

（6）与经济文化发展水平呈正相关，经济文化落后的未"开化"地区很少有高血压，经济文化越发达人均血压水平越高。

（7）患病率与人群肥胖程度和精神压力呈正相关，与体力活动水平呈负相关。

（8）高血压有一定的遗传基础，直系亲属（尤其是父母及亲生子女之间）血压有明显相关。不同种族和民族之间血压有一定的群体差异。

3. 血压调控机制

多种因素都可以引起血压升高。心脏泵血能力加强（如心脏收缩力增加等），使每秒钟泵出血液增加。另一种因素是大动脉失去了正常弹性，变得僵硬，当心脏泵出血液时，不能有效扩张，因此每次心搏泵出的血流通过比正常狭小的空间，导致压力升高。这就是高血压多发生在动脉粥样硬化导致动脉壁增厚和变得僵硬的原因。由于神经和血液中激素的刺激，全身小动脉可暂时性收缩同样也引起血压的增高。可能导致血压升高的第三个因素是循环中液体容量增加，这常见于肾疾病时，肾不能充分从体内排出钠盐和水分，体内血容量增加，导致血压增高。

相反，如果心脏泵血能力受限、血管扩张或过多的体液丢失，都可导致血压下降。这些因素主要是通过肾功能和自主神经系统（神经系统中自动地调节身体许多功能的部分）的变化来调控。

第二节　分类和分期

1. 分类

高血压是常见的心血管疾病，以体循环动脉血压持续性增高为主要表现的临床综合征。高血压分为原发性和继发性两大类。高血压病因不明，称之为原发性高血压，占患者的95%以上。继发性高血压是继发于肾、内分泌和神经系统疾病的高血压，多为暂时的，在原发疾病治疗好后，高血压就会慢慢消失。按起病缓急和病程进展，可分为缓进型和急进型，以缓进型多见。

（1）缓进型高血压

①早期表现：早期多无症状，偶尔体检时发现血压增高，或在精神紧张、情绪激

动或劳累后感头晕、头痛、眼花、耳鸣、失眠、乏力、注意力不集中等,可能系高级精神功能失调所致。早期血压仅暂时升高,随病程进展血压持续升高,脏器受累。

②脑部表现:头痛、头晕常见。多由于情绪激动,过度疲劳,气候变化或停用降压药而诱发。血压急骤升高。剧烈头痛、视力障碍、恶心、呕吐、抽搐、昏迷、一过性偏瘫、失语等。

③心脏表现:早期心功能代偿,症状不明显;后期心功能失代偿,发生心力衰竭。

④肾表现:长期高血压致肾小动脉硬化。肾功能减退时,可引起多尿,尿中含蛋白、管型及红细胞。尿浓缩功能低下,酚红排泄及尿素廓清障碍。出现氮质血症及尿毒症。

⑤其他动脉改变,眼底改变。

(2)急进型高血压:也称恶性高血压,占高血压病的1%,可由缓进型突然转变而来。恶性高血压可发生在任何年龄,但以30-40岁为最多见。血压明显升高,舒张压多在130毫米汞柱以上,有乏力、口渴、多尿等症状。视力迅速减退,眼底有视网膜出血及渗出,常有双侧视盘水肿。迅速出现蛋白尿、血尿及肾功能不全。也可发生心力衰竭、高血压脑病和高血压危象,病程进展迅速,可出现尿毒症。

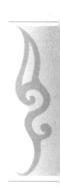

2. 分期

第一期:血压达确诊高血压水平,临床无心、脑、肾损害征象。

第二期:血压达确诊高血压水平,并有下列一项者:①体检、X线、心电图或超声心动图示左心室扩大;②眼底检查,眼底动脉普遍或局部狭窄;③蛋白尿或血浆肌酐浓度轻度增高。

第三期:血压达确诊高血压水平,并有下列一项者:①脑出血或高血压脑病;②心力衰竭;③肾衰竭;④眼底出血或渗出,伴或不伴有视盘水肿;⑤心绞痛,心肌梗死,脑血栓形成。

3. 分级

正常血压130/85毫米汞柱,正常高值130~139/85~89毫米汞柱。

1级高血压(140~159)/(90~99)毫米汞柱。

2级高血压(160~179)/(100~109)毫米汞柱。

3级高血压(≥180/110毫米汞柱)。

单纯收缩期高血压(收缩压≥140毫米汞柱,舒张压<90毫米汞柱),见表14-1。

表 14-1 高血压分级

类别	收缩压（毫米汞柱）	舒张压（毫米汞柱）
理想血压	＜120	＜80
正常血压	130	85
正常高值	130～139	85～89
1 级高血压（轻度）	140～159	90～99
2 级高血压（"中度"）	160～179	100～109
3 级高血压（"重度"）	≥180	≥110
单纯收缩期高血压	≥140	＜90

第三节 诊断要点

1. 临床表现

（1）头痛：部位多在后脑，并伴有恶心、呕吐等症状。若经常感到头痛，而且很剧烈，同时又恶心作呕，可能是向恶性高血压转化的信号。

（2）眩晕：女性患者出现较多，可能会在突然蹲下或起立时有所感觉。

（3）耳鸣：双耳耳鸣持续时间较长。

（4）心悸气短：高血压会导致心肌肥厚、心脏扩大、心功能不全。这些都是导致心悸气短的症状。

（5）失眠：多为入睡困难、早醒、睡眠不踏实、易做噩梦、易惊醒。这与大脑皮质功能紊乱及自主神经功能失调有关。

（6）肢体麻木：常见手指、脚趾麻木或皮肤如蚁行感，手指不灵活。身体其他部位也可能出现麻木，还可能感觉异常，甚至半身不遂。

2. 并发症

高血压本身并不可怕，诊断治疗都很容易，可怕的是高血压的各种并发症：高血压病患者由于动脉压持续性升高，引发全身小动脉硬化，从而影响组织器官的血液供应，造成各种严重的后果，成为高血压病的并发症。高血压常见的并发症有冠心病、糖尿病、心力衰竭、高血脂、肾病、周围动脉疾病、卒中、左心室肥厚等。在高血压的各种并发症中，以心、脑、肾的损害最为显著。高血压最严重的并发症是脑卒中，发生脑卒中的概率是正常血压人的 7.76 倍。

（1）心力衰竭：持续血压升高可形成高血压性心脏病，心肌收缩力严重减弱而引起心力衰竭。由于高血压病患者常伴冠状动脉粥样硬化，使负担加重的心脏处

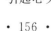

于缺血、缺氧状态,更易发生心力衰竭。

(2)脑出血:持续的高血压可引起脑血管的改变,易发生渗血或破裂性出血(即脑出血)。脑出血是晚期高血压最严重的并发症。出血部位多在内囊和基底节附近,临床上表现为偏瘫、失语等。

(3)肾功能不全:由于长期高血压可引起肾入球小动脉的硬化等肾功能损害,在疾病的晚期,致肾功能的严重障碍,出现尿毒症。

3. 常规检查

(1)确定有无高血压:测量血压升高应连续数日多次测血压,有两次以上血压升高,方可谓高血压。

(2)鉴别高血压的原因:凡遇到高血压患者,应详细询问病史,全面系统检查,以排除症状性高血压。

(3)实验室检查可帮助原发性高血压病的诊断和分型,血尿常规、肾功能、尿酸、血脂、血糖、电解质(尤其血钾)、心电图、胸部 X 线和眼底检查应作为高血压患者的常规检查。

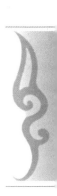

①血常规:红细胞和血红蛋白一般无异常,但急进型高血压时可有 Coombs 试验阴性的微血管病性溶血性贫血,伴畸形红细胞、血红蛋白高者血液黏度增加,易有血栓形成并发症(包括脑梗死)和左心室肥大。

②尿常规:早期患者尿常规正常,肾浓缩功能受损时尿比重逐渐下降,可有少量尿蛋白、红细胞,偶见管型。随肾病变进展,尿蛋白量增多,红细胞和管型也可增多。

③肾功能:多采用血尿素氮和肌酐来估计肾功能。早期检查并无异常,肾实质受损到一定程度可开始升高。成人肌酐＞114.3 微摩/升,老年人和妊娠者＞91.5 微摩/升时提示有肾损害。

④胸部 X 线检查:可见主动脉,尤其是升、弓部纡曲延长,出现高血压性心脏病时有左室增大,有左心衰竭时左室增大更明显,全心衰竭时则可左右心室都增大,并有肺淤血征象。

⑤心电图:左心室肥厚时心电图可显示左心室肥大或兼有劳损。可有心律失常(如室性早搏、心房颤动)等。

⑥超声心动图:超声心动图是诊断左心室肥厚最敏感、可靠的手段。超声心动图检查可发现左室、左房心腔扩大,左室壁收缩活动减弱。

⑦眼底检查:测量视网膜中心动脉压可见增高,在病情发展的不同阶段可见下列的眼底变化。Ⅰ级:视网膜动脉痉挛;Ⅱ级 A:视网膜动脉轻度硬化,B:视网膜动脉显著硬化;Ⅲ级:Ⅱ级加视网膜病变(出血或渗出);Ⅳ级:Ⅲ级加视盘水肿。

⑧其他检查:患者可伴有血清总胆固醇、三酰甘油、低密度脂蛋白胆固醇的增

高和高密度脂蛋白胆固醇的降低及载脂蛋白 A-Ⅰ 的降低。亦常有血糖增高和高尿酸血症。部分患者血浆肾素活性、血管紧张素 Ⅱ 的水平升高。

附：测量血压的方法

测量血压是目前临床诊断高血压和分级的标准方法，由医护人员在标准条件下按统一的规范进行测量。具体的要求如下。

（1）测量血压的环境应安静、温度适当。测量前至少休息 5 分钟。测前 30 分钟禁止吸烟，禁饮浓茶或咖啡，排空尿液。避免紧张、焦虑、情绪激动或疼痛。

（2）被测量者一般采取坐位，测量右上臂，全身肌肉放松；不应将过多或太厚的衣袖推卷上去，挤压在袖带之上。肘部应置于心脏同一水平上。

（3）袖带的气囊应环绕上臂的 80%，袖带下缘应在肘弯上 2.5 厘米。将听诊器胸件置于袖带下肘窝处肱动脉上，轻按使听诊器和皮肤全面接触，不能压得太重。

（4）测量时快速充气，气囊内压力应达到使手腕桡动脉脉搏消失，并再升高 30 毫米汞柱，然后缓慢放气，使水银柱以恒定的速度下降（2～5 毫米汞柱/秒）。以听到第 1 个响声时水银柱凸面高度的刻度数值作为收缩压；以声音消失时的读数为舒张压。儿童、妊娠、严重贫血或主动脉瓣关闭不全等情况下，听诊声不消失，此时改定为以变音为舒张压。取得舒张压读数后，快速放气至零（0）水平。

（5）应重复测 2 次，每次相隔 2 分钟。取 2 次读数的平均值记录。如果 2 次读数的收缩压或舒张压读数相差＞5 毫米汞柱，应再隔 2 分钟，测第 3 次，然后取 3 次读数的平均值。

第四节　治疗原则

1. 血压控制目标

高血压患者，血压控制的目标为＜140/90 毫米汞柱；糖尿病合并高血压患者血压控制的目标为＜130/80 毫米汞柱；老年收缩期高血压患者，其降压目标收缩压应在 140～150 毫米汞柱，舒张压应＜90 毫米汞柱，但要高于 65～70 毫米汞柱。

2. 药物的选择

目前，临床常用的降压药包括六类：利尿药、β 受体阻滞药、血管紧张素转换酶抑制药、血管紧张素 Ⅱ 受体拮抗药、钙拮抗药和 α 受体阻滞药。对于不同年龄，不同的高血压情况，抗高血压药物的选择也应不同，具体应遵循医嘱，在医师的指导下恰当使用。

高血压需要长期治疗，目前高血压的治疗，基本上是对症下药。即使是血压降到正常也并不意味着就治好了高血压,而需要终身坚持治疗。控制血压,主要是为了避免发生脑卒中、心肌梗死等严重并发症发生的危险。

高血压患者的降压,以缓慢平衡降压为好,血压的波动不可太大。高血压得不到控制会导致卒中、冠心病、心肌梗死和肾衰竭。血压大幅度下降和升高都会使患者不能忍受,引起脑供血不足、缺氧、头晕等症状。

清晨是高血压患者发生各种心血管意外的高峰时间段,如果对这段时间的血压控制不住,造成血压波动较大,会大大增加发生卒中的危险,甚至死亡。

所以,平衡降压,并保持全天 24 小时血压稳定至关重要。

第五节　预防与调养

高血压与饮食、生活等有明显的关系,因此通过合理的膳食和较好的生活规律,可以防止高血压的发生或控制高血压的发展,减少并发症的发生,防止危险证候的出现,提高生活质量,延长人的寿命。

1. 合理膳食

饮食对于高血压是十分重要的。合理的膳食可以调节人的营养结构,保持血脂的正常,减少肥胖症的发生,防止高血压。

(1)高血压患者的饮食宜忌

①糖类食品:适宜的食品,如米饭、粥、面类、葛粉、汤、芋类、软豆类;应忌的食品有番薯(产生腹气的食物)、干豆类、味浓的饼干类。

②蛋白质食品:适宜牛肉、猪瘦肉、白肉、鱼、蛋、牛奶、奶制品(鲜奶油、酵母乳、冰淇淋、乳酪)、大豆制品(豆腐、绿豆、黄豆粉、油豆腐);应忌的食物,如脂肪多的食品[牛五花肉、猪五花肉、排骨肉、鲸鱼、鲱鱼、金枪鱼、加工品(香肠)]。

③脂肪类食品:适宜的食品,如植物油、少量奶油、沙拉酱;应忌的食品,如动物油、生猪油、熏肉、油浸沙丁鱼。

④维生素、矿物质食品:适宜的食品,如蔬菜类(菠菜、白菜、胡萝卜、番茄、百合、南瓜、茄子、黄瓜),水果类(苹果、橘子、梨、葡萄、西瓜),海藻类、菌类宜煮熟才吃。应忌的食物,如纤维硬的蔬菜(牛蒡、竹笋、干豆类),刺激性强的蔬菜(香辛蔬菜、芫荽、芥菜、葱)。

⑤其他食物:适宜的食品,如淡香茶。应忌的食物,如香辛料(辣椒、咖喱粉)、酒类饮料、盐渍食物(咸菜类、咸鱼子)、酱菜类、咖啡。

(2)高血压患者应注意的饮食习惯

①首先要控制能量的摄入:提倡吃复合糖类,如淀粉、玉米,少吃葡萄糖、果糖及蔗糖等单糖,易引起血脂升高。

②限制脂肪的摄入：烹调时，选用植物油，可多吃海鱼，海鱼含有不饱和脂肪酸，能使胆固醇氧化，从而降低血浆胆固醇，还可延长血小板的凝聚，抑制血栓形成，防止卒中，还含有较多的亚油酸，对增加微血管的弹性，防止血管破裂，防止高血压并发症有一定的作用。

③适量摄入蛋白质：高血压患者每日蛋白质的量为每千克体重1克为宜。每周吃2～3次鱼类，可改善血管弹性和通透性，增加尿钠排出，从而降低血压。如高血压合并肾功能不全时，应限制蛋白质的摄入。

④多吃含钾、钙丰富而含钠低的食品：如土豆、茄子、海带、莴笋。含钙高的食品，牛奶、酸奶、虾皮。少吃肉汤类，因为肉汤中含氮浸出物增加，能够促进体内尿酸增加，加重心、肝、肾的负担。

⑤限制盐的摄入量：每日应逐渐减至6克以下，即普通啤酒盖去掉胶垫后，一平盖食盐约为6克。此量指的是食盐量，包括烹调用盐及其他食物中所含钠折合成食盐的总量。适当地减少钠盐的摄入有助于降低血压，减少体内的钠水潴留。

⑥多吃新鲜蔬菜、水果：每天吃新鲜蔬菜不少于400克，水果100～200克。

⑦适当增加海产品摄入：如海带、紫菜、海鱼等。

2. 适量运动

运动除了可以促进血液循环，降低胆固醇的生成外，并能增加食欲，促进肠胃蠕动、预防便秘、改善睡眠。有持续运动的习惯，最好是做有氧运动，可以降低血压，如散步、慢跑、太极拳、骑自行车和游泳都是有氧运动。

（1）运动的注意事项

①勿过量或太强太累，要采取循序渐进的方式来增加活动量。

②注意周围环境气候，夏天避免中午艳阳高照的时间；冬天要注意保暖，防卒中。

③穿着舒适吸汗的衣服，选棉质衣料，运动鞋等是必要的。

④选择安全场所，如公园、学校，勿在巷道、马路边运动。

⑤进行运动时，切勿空腹，以免发生低血糖，应在饭后2小时。

（2）运动禁忌

①生病或不舒服时应停止运动。

②饥饿时或饭后1小时不宜做运动。

③运动中不可立即停止，要遵守运动程序的步骤。

④运动中有任何不适现象，应即停止。

3. 戒烟限酒

吸烟会导致高血压。研究证明，吸一支烟后心率每分钟增加5～20次，收缩压增加 10～25 毫米汞柱。这是为什么呢？因为烟叶内含有尼古丁(烟碱)会兴奋中枢神经和交感神经,使心率加快,同时也促使肾上腺释放大量儿茶酚胺,使小动脉收缩,导致血压升高。尼古丁还会刺激血管内的化学感受器,反射性地引起血压升高。

长期大量吸烟还会促进大动脉粥样硬化,小动脉内膜逐渐增厚,使整个血管逐渐硬化。同时,由于吸烟者血液中碳氧血红蛋白含量增多,从而降低了血液的含氧量,使动脉内膜缺氧,动脉壁内脂的含氧量增加,加速了动脉粥样硬化的形成。因此,无高血压的人戒烟可预防高血压的发生,有高血压的人更应戒烟。

与吸烟相比,饮酒对身体的利弊存在争议。不时出现各种报告,有的说饮少量酒有益,有的说有害,但可以肯定的一点是,大量饮酒肯定有害,高浓度的酒精会导致动脉硬化,加重高血压。

4. 心理平衡

高血压患者的心理表现是紧张、易怒、情绪不稳,这些又都是使血压升高的诱因。患者可通过改变自己的行为方式,培养对自然环境和社会的良好适应能力,避免情绪激动及过度紧张、焦虑,遇事要冷静、沉着;当有较大的精神压力时应设法释放,向朋友、亲人倾吐或鼓励参加轻松愉快的业余活动,将精神倾注于音乐或寄情于花卉之中,使自己生活在最佳境界中,从而维持稳定的血压。

5. 自我管理

(1)定期测量血压,1～2 周应至少测量一次。

(2)治疗高血压应坚持“三心”,即信心、决心、恒心,只有这样做才能防止或推迟机体重要脏器受到损害。

(3)定时服用降压药,自己不随意减量或停药,可在医师指导下根据病情加予调整,防止血压反跳。

(4)条件允许,可自备血压计及学会自测血压。

(5)随服用适当的药物外,还要注意劳逸结合、注意饮食、适当运动、保持情绪稳定、睡眠充足。

(6)老年人降压不能操之过急,血压宜控制在 140～159 毫米汞柱为宜,减少心脑血管并发症的发生。

(7)老年人及服用去甲肾上腺素能神经末梢阻断药者,应防止体位性低血压。

(8)注意以下几种情况,不宜进行性生活:①酒后应禁止性生活;②若有头晕,胸闷等不适应停止性生活,并及时就医。

(9)血压升高或过低,血压波动大;出现眼花,头晕,恶心呕吐,视物不清,偏瘫,失语,意识障碍,呼吸困难,肢体乏力等立即到医院就医。如病情危重,请求救 120

急救中心。

6. 茶疗法

高血压是中老年人常见病,患者除了应坚持药物治疗外,经常用中药泡茶饮用也能起到很好的辅助治疗作用。

(1)三七花:三七花,味甘微苦,能降血脂、降血压、抗癌,提高心肌供氧能力,增强机体免疫功能。含有多种人参皂苷,具有平肝清热、清热解毒、去痘除疮、平肝凉血、降压降脂功效。三七花总皂苷对中枢神经系统呈抑制作用,表现为镇静、安神功效,用于高血压、急性咽喉炎、失眠的治疗。三七花的功效突出,在高血压群体中广为使用,直接泡水喝。

(2)菊花茶:所用的菊花应为甘菊,其味不苦,尤以苏杭一带所生的大白菊或小白菊最佳,每次用3克左右泡茶饮用,每日3次;也可用菊花加金银花、甘草同煎代茶饮用,具有平肝明目、清热解毒之功效。

(3)山楂茶:山楂所含的成分可以助消化、扩张血管、降低血糖、降低血压。经常饮用山楂茶,对于高血压具有明显的辅助疗效。其饮用方法为,每天数次用鲜嫩山楂果1~2枚泡茶饮用。

(4)荷叶茶:中医实践表明,荷叶的浸剂和煎剂具有扩张血管、清热解暑及降血压之功效。同时,荷叶还是减脂去肥之良药。高血压的饮用方法是:用鲜荷叶1/2张洗净切碎,加适量的水,煮沸放凉后代茶饮用。

(5)槐花茶:将槐树生长的花蕾摘下晾干后,用开水浸泡后当茶饮用,每天饮用数次,对高血压患者具有独特的作用。同时,槐花还有收缩血管、止血等功效。

(6)何首乌茶:何首乌具有降血脂,减少血栓形成之功效。血脂增高者,常饮首乌茶疗效十分明显。其制作方法为取制何首乌20~30克,加水煎煮30分钟后,待温凉后当茶饮用,每天1剂。

(7)葛根茶:葛根具有改善脑部血液循环功效,对因高血压引起的头痛、眩晕、耳鸣及腰酸腿痛等症状有较好的缓解作用。将葛根洗净,切成薄片,每天30克,加水煮沸后当茶饮用。

(8)莲子心茶:莲子心其味极苦,但却具有极好的降压去脂功效。用莲子心12克,开水冲泡后代茶饮用,每天早晚各饮一次,除了能降低血压外,还有清热、安神、强心之功效。

(9)决明子茶:中药决明子具有降血压、降血脂、清肝明目等功效。经常饮用决明子茶有治疗高血压作用。每天数次用15~20克决明子泡水代茶饮用,不啻为治疗高血压、头晕目眩、视物不清之妙品。

(10)桑寄生茶:中草药桑寄生为补肾补血要剂。中医临床表明,用桑寄生煎汤代茶,对治疗高血压具有明显的辅助疗效。取桑寄生干品15克,煎煮15分钟后饮用,每天早晚各 1 次。

(11)玉米须茶:玉米须不仅具有很好的降血压之功效,而且也具有止泻、止血、利尿和养胃之功效。每次 25～30 克,泡茶饮用每天数次。

7. 食疗法

食疗对高血压患者具有较好的调养作用。对于控制血压,防止并发症的发生,防治病情的进展和恶化有较好的作用。

(1)山楂粥:山楂 30～40 克,粳米 100 克,砂糖 10 克。先将山楂入砂锅煎取浓汁,去渣,然后加入粳米、砂糖煮粥。可在两餐之间当点心食用,不宜空腹食,以 7～10 日为 1 个疗程。健脾胃,消食积,散瘀血。适用于高血压、冠心病、心绞痛、高脂血症及食积停滞、腹痛、腹泻、小儿乳食不消等。

(2)桃仁粥:桃仁 10～15 克,粳米 50～100 克。先将桃仁捣烂如泥,加水研汁去渣,同粳米煮为稀粥。每日 1 次,5～7 为 1 个疗程。活血通经,祛痰止痛。适用于高血压、冠心病、心绞痛等。用量不宜过大;平素大便稀薄者不宜食用。

(3)胡萝卜粥:新鲜胡萝卜、粳米各适量。将胡萝卜洗净,切碎,与粳米同入锅内,加清水适量,煮至米开粥稠即可。早晚餐温热食。本粥味甜易变质,需现煮现吃,不宜多煮久放。健脾和胃,下气化滞,明目,降压利尿。适用于高血压及消化不良、久痢、夜盲症、营养不良等。

(4)玉米糕:新玉米面 450 克,红糖 200 克,食用碱 4 克,熟猪油 15 克,发酵面 50 克。把发酵粉和玉米面掺适量清水和成团后发酵,发好后加上述其他原料揉均匀,然后用湿布盖好,饧 1 个小时。再反复揉已饧好的面团,整块投入蒸锅铺平,用旺火蒸 25 分钟左右。出笼略凉后刀切为块或菱状即可随意食用。功能:调中开胃,适用于高血压、咯血等。

(5)西米猕猴桃粥:西米 100 克,猕猴桃 200 克,白糖 100 克。洗净西米,浸泡 30 分钟沥干;猕猴桃去皮,用刀切成豆粒大小的丁块;大火烧开倒入西米,水开后改成中火将其他原料放入锅中,稍煮即成。滋补强身,解热止渴。适用于高血压、肝炎等病的中老年人。

(6)藕藏花生:大藕 1000 克,花生米 200～300 克,白糖适量。在藕节的一端切开灌入花生米,灌满后将切下的藕接在切口处用竹签固定,放入锅内用冷水浸没,中火煮 2 小时至藕酥熟,然后挤汁水 2 碗,食用时用刀切成厚片,每日 2 次以白糖佐食。补脾润肺,止血化痰。适用于高血压、心血管病患者。

8. 高血压患者的饮食原则

(1)一日三餐:饮食安排应少量多餐,避免过饱;高血压患者常较肥胖,必须吃低热能食物,总热量宜控制在每天 8.36 兆焦左右,每天主食 150～250 克,动物性蛋白和植物性蛋白各占 50％。不伴有肾病或痛风病的高血压患者,可多吃大豆、花生、黑木耳或白木耳及水果。晚餐应少而清淡,过量油腻食物会诱发卒中。食用油要用含维生素 E 和亚油酸的素油;不吃甜食。多吃高纤维素食物,如笋、青菜、大白菜、冬瓜、番茄、茄子、豆芽、海蜇、海带、洋葱等,以及少量鱼、虾、禽肉、脱脂奶粉、蛋清等。

(2)低盐:每人每天吃盐量应严格控制在 2～5 克,即约一小匙。食盐量还应减去烹调用酱油中所含的钠,3 毫升酱油相当于 1 克盐。咸(酱)菜、腐乳、咸肉(蛋)、腌制品、蛤贝类、虾米、皮蛋及茼蒿菜、空心菜等含钠均较高,应尽量少吃或不吃。

(3)高钾:富含钾的食物进入人体可以对抗钠所引起的升压和血管损伤作用,可以在食谱中经常"露面"。这类食物包括豆类、冬菇、黑枣、杏仁、核桃、花生、土豆、竹笋、瘦肉、鱼、禽肉类,根茎类蔬菜如苋菜、油菜及大葱等,水果如香蕉、枣、桃、橘子等。对于高血压患者,鱼是首选的,因为流行病学调查发现,每周吃一次鱼的比不吃鱼者,心脏病的死亡率明显低。

(4)果蔬:每天人体需要 B 族维生素、维生素 C,可以通过多吃新鲜蔬菜及水果来满足。有人提倡,每天吃 1～2 个苹果,有益于健康,水果还可补充钙、钾、铁、镁等。

(5)补钙:有人给高血压患者每天服 1 克钙,8 周后发现血压下降。因此,应多吃些富含钙的食品,如黄豆、葵花子、核桃、牛奶、花生、鱼虾、大枣、鲜雪里蕻、蒜苗、紫菜等。

(6)补铁:研究发现,老年高血压患者血浆铁低于正常,因此多吃豌豆、木耳等富含铁的食物,不但可以降血压,还可预防老年人贫血。

(7)饮水:天然矿泉水中含锂、锶、锌、硒、碘等人体必需的微量元素,煮沸后的水因产生沉淀,对人体有益的钙、镁、铁、锌等会明显减少,因此对符合标准的饮用水宜生喝。茶叶内含茶多酚,且绿茶中的含量比红茶高,可防止维生素 C 氧化,有助于维生素 C 在体内的利用,并可排出有害的铬离子。此外,绿茶还含钾、钙、镁、锌、氟等微量元素,因此每天用 4～6 克茶叶(相当于 2～3 杯袋泡茶)冲泡,长期饮用,对人体有益。

9. 远离高血压八字箴言——低盐、减肥、减压、限酒

(1)低盐:盐已逐步被世界公认为"秘密杀手"。在工业发达的西方国家,被盐送进坟墓的生命比有害化学物质造成的受害者还要多。西方国家的居民,已逐步养成吃生菜和水煮蔬菜,在餐桌上放盐瓶,用餐时自己撒上少许盐的饮食习惯。

据统计,中国的北方,特别是东北地区,由于气候寒冷,蔬菜、水果较少,平均每人每天吃盐 12～18 克,而在南方就较低,从而造成东北地区男性高血压发病率比南方(如上海地区)要高出 1 倍左右。

看看中国人的饮食习惯,早餐往往是稀饭、馒头加各类咸菜(或腐乳),单单一块 4 厘米见方的腐乳就约含盐 5 克,一小碟咸菜(如榨菜)含盐 4 克。这样,每天一块腐乳就已达到世界卫生组织规定的日食盐摄入标准(4~6 克)。另外,我国许多人平时在烧菜或烧汤时都有放味精的习惯,而 1 克味精就含盐 0.5 克。许多蔬菜如空心菜、豆芽、虾类、紫菜里都含有一定的钠盐。

　　通过深入研究得知,钾和钙对钠有对抗作用,补充钾和钙可以促使钠排出。从 1997 年 4 月开始,有学者对 300 名血压偏高的青少年及其家庭开展了持续 2 年的补钾、补钙而不限盐的比较试验,最近检测发现,这些青少年的血压平均下降 4 毫米汞柱,与同期只限盐而不补钙、钾的人的血压检测结果相同,而同期既不限盐又不补钾、钙的人的血压平均增高 2 毫米汞柱。

　　对于人们在日常生活中如何补钾、补钙这一问题,建议是多食含钙丰富的蔬菜与食物,如菠菜、油菜、土豆、红薯、蘑菇、木耳、牛奶、豆制品等。

　　(2)减肥:体重减少 1000 克,血压下降 1 毫米汞柱。

　　高血压和肥胖是一对"好兄弟",它们形影不离——高血压患者中一半左右是胖子,而肥胖人群中有一半是高血压。

　　胖有很多种,有的人胖集中在腹部,腰围粗,肚子大,称之为"向心性肥胖"。这种胖最危险,常常有高血压伴有血脂紊乱、血液胰岛素增高、糖耐量异常,称为代谢综合征。肥胖存在多重危险因子,预后较差。由于体内脂肪堆积过多,腹部脂肪通过血管到肝,引起脂肪肝,严重时引起肝功能异常(脂肪肝性肝炎),甚至肝硬化。

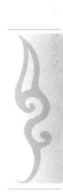

　　要预防高血压的发生,其中首要的一个问题就是要防止肥胖的发生。计算自己是否达到理想体重的方法是通过计算体重指数(BMI),当 BMI 超过 24 时就要引起重视。发现自己超重了,就应及时减肥。"减肥不如防肥",人人都应关注自己的体重,定期加以测定。

　　然而,目前流行一股减肥风,许多人想减肥,于是购买减肥茶、减肥药,甚至减肥菜。减肥的最佳方式是控制饮食和适量运动。控制饮食是减肥的基础。人的胖,除了少数人由于某些代谢疾病或某些遗传的因素外,摄入量超出消耗量,脂肪就会在体内堆积;要达到减肥的目的,就要让摄入与消耗形成负平衡,这样就可以减轻体重。单纯性肥胖主要原因是能量摄入过多。

　　控制饮食减肥,首先要管好"嘴",认识肥胖的危害性。

　　目前在营养摄入方面也有误区,有人认为减肥就是要少吃主食,拼命吃菜,其实多吃菜也会产生过多能量;也有人认为多吃荤油会发胖,吃素油不要紧,其实素油含不饱和脂肪酸,多吃也会发胖。所以,对油要"克克"计较。日本规定每人每天油的摄入量≤18 克;我国营养学家提倡每人每天≤20 克。

　　劝告肥胖或超重者,不要随便使用减肥药,每天喝减肥茶、吃减肥药,可能会减轻体重,但一旦停药,体重有可能立即反弹;而且有的人体重是下来了,可血压却没下来,甚至会上升。

运动是减肥的良方。一般说来,快走、跑步、游泳、骑自行车都很适合。"快走"是简单易行的运动方式,通常每次锻炼时间应超过 30 分钟,并逐步延长到 1 小时。日常生活中,锻炼随时随地都可以进行,如上下班可改坐车为快步行,直到大汗淋漓,有疲劳感为止。应酬较多的人,应尽量少吃油腻饮食、限酒,控制总摄入量,防止因肥胖引起高血压。

其实,加强运动消耗量并减少能量摄入,运动减肥,配合饮食控制,既经济,不良反应又小,何乐而不为。

(3)减压:不良心理因素可导致高血压。现在社会上竞争激烈,工作节奏明显加快,不少人由于工作压力过大,心理状态容易产生不平衡,造成交感神经兴奋过度,表现为工作时心动过速、火气大;休息或睡眠时心率明显减缓。长期心动过速(≥75 次/分),心血管疾病发生的概率会随心率增加而直线上升。最近在我国进行的一次调查发现了一个令人担忧的现象:35－45 岁患高血压的增长率高达 62%～74%,而 65－74 岁年龄段只有 15%～18%。这部分中年人,其中不少都是白领、领导干部,他们长期处于高度紧张状态,并且上下班乘电梯、坐汽车,活动量少,应酬又多,常造成体重超标,这是应引起全社会关注的一个问题。

心理健康是指个人、人群及生活环境之间能否保持良好的协调和均衡,能否正确对待自己、别人和社会的一种心理状态。要重视心理健康,重视性格修养,面对压力要保持良好的心理状态和健康的生活方式。当发现有心理障碍时,要到心理专科去咨询、诊治。目前,我国居民对心理健康咨询意识还比较淡薄,而由此产生的后果,往往是难以挽回的。

(4)限酒:酗酒是高血压、卒中的主要原因之一,特别是饮高度白酒。俄罗斯人喜欢喝伏特加酒,卒中在世界上"名列前茅";而欧洲人不饮白酒,多喝葡萄酒和啤酒,卒中明显要少。喝一杯白酒(2 两),必定会引起心率加快,血压上升,长期饮酒会成瘾,形成恶性循环,并常以卒中告终。

关于高血压患者长期、少量饮酒是否有益,这一直是大家关心和争论的问题,少量饮酒确实有扩张血管、活血通脉、消除疲劳的功效。因此,寒冬季节或者逢年过节适量喝一些酒精含量低的啤酒、葡萄酒、黄酒,对人体有一定好处。虽然有人发现,少量饮酒能增加血液中有益的高密度脂蛋白,但同时也发现,在高密度脂蛋白升高的同时,三酰甘油也会升高。此外,酒还会部分抵消某些降压药物的作用。所以说,高血压患者虽然不是绝对忌酒,但要少喝酒,控制饮酒的量。

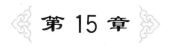

第 15 章

支气管哮喘

支气管哮喘是一种慢性气道炎症,可引起反复发作的喘息、气促、胸闷和(或)咳嗽等症状,多在夜间和(或)凌晨发生,气道对多种刺激因子反应性增高。

支气管哮喘是世界公认的医学难题,被世界卫生组织列为疾病中四大顽症之一。1998 年 12 月 11 日,在西班牙巴塞罗那举行的第二届世界哮喘会的开幕日上,全球哮喘病防治会议委员会与欧洲呼吸学会代表世界卫生组织提出了开展世界哮喘日活动,并将当天作为第一个世界哮喘日。从 2000 年起,每年都有相关的活动举行,但此后的世界哮喘日定为每年 5 月的第一个周二,而不是 12 月 11 日。

据调查,十余年来,支气管哮喘患病率和死亡率有上升趋势,全世界约有一亿支气管哮喘患者,已成为严重威胁公众健康的一种主要慢性疾病。在我国至少有2000 万以上支气管哮喘患者,但只有不足 5% 的患者接受过规范化的治疗。有资料显示,13—14 岁学生的哮喘发病率为 3%~5%,而成年人患病率约 1%。男女患病率大致相同,约 40% 的患者有家族史。发达国家高于发展中国家,城市高于农村。

结合我国哮喘防治情况,中国工程院院士、中华医学会会长、呼吸病学分会名誉主任委员钟南山在"世界哮喘日"前夕指出:哮喘虽然不能根治,但实施以控制为目的的疾病评估、疾病治疗和疾病监测的"三步骤",特别是使用经全球循证医学证实的联合治疗方案,哮喘是能够控制的。在中国,控制哮喘的关键是积极鼓励患者寻求正规的治疗方案。

第一节　病因与发病机制

1. 病因

支气管哮喘病的发病原因错综复杂,但主要包括两个方面:即哮喘病患者的体质和环境因素。患者的体质包括"遗传素质"、免疫状态、精神心理状态、内分泌和健康状况等主观条件,是患者易感哮喘的重要因素。环境因素包括各种刺激性气体、病毒感染、居住环境、职业因素、气候、药物、食物、社会因素等均可能是导致哮喘发生发展的重要原因。

过敏原是诱发支气管哮喘的重要病因。过敏原主要分吸入性过敏原和食物性过敏原。吸入性过敏原主要来源于生活环境中的微粒物质。由于微粒可借助空气传播且在生活中随时存在,因此吸入通常是引起哮喘发作的主要途径。

2. 发病机制

支气管哮喘的发病机制不完全清楚。多数人认为,变态反应、气道慢性炎症、气道反应性增高及自主神经功能障碍等因素相互作用,共同参与哮喘的发病过程。

(1)变态反应:当变应原进入具有过敏体质的机体后,促发细胞内一系列的反应,使该细胞合成并释放多种活性递质,导致平滑肌收缩、黏液分泌增加、血管通透性增高和炎症细胞浸润等,产生哮喘的临床症状。

根据过敏原吸入后哮喘发生的时间,可分为速发型哮喘和迟发型哮喘。速发型哮喘在吸入过敏原的同时立即发生反应,15~30分钟达高峰,2小时后逐渐恢复正常。迟发型哮喘6小时左右发病,持续时间长,可达数天,且临床症状重,常呈持续性哮喘表现,肺功能损害严重而持久。

(2)气道炎症:气道慢性炎症被认为是哮喘的基本病理改变和反复发作的主要病理生理机制。哮喘的气道慢性炎症是由多种炎症细胞相互作用形成恶性循环,使气道炎症持续存在。其相互关系十分复杂,有待进一步研究。

(3)气道高反应性(AHR):表现为气道对各种刺激因子出现过强或过早的收缩反应,是哮喘患者发生发展的另一个重要因素。目前普遍认为,气道炎症是导致气道高反应性的重要机制之一,如长期吸烟、接触臭氧、病毒性上呼吸道感染、慢性阻塞性肺疾病等。

(4)神经机制:神经因素也认为是哮喘发病的重要环节。

第二节　诊断要点

1. 临床表现

与支气管哮喘相关的症状有咳嗽、喘息、呼吸困难、胸闷、咳痰等。典型的表现是发作性伴有哮鸣音的呼气性呼吸困难。严重者可被迫采取坐位或呈端坐呼吸,干咳或咯大量白色泡沫痰,甚至出现发绀等。哮喘症状可在数分钟内发作,病程数小时至数天,用支气管扩张药或自行缓解。早期或轻症的患者多数以发作性咳嗽和胸闷为主要表现。

2. 发病特征

(1)发作性:当遇到诱发因素时呈发作性加重。

（2）时间节律性：常在夜间及凌晨发作或加重。

（3）季节性：常在秋冬季节发作或加重。

（4）可逆性：平喘药通常能够缓解症状，可有明显的缓解期。

认识这些特征，有利于哮喘的诊断与鉴别诊断。

3. 体征

缓解期可无异常体征。发作期胸廓膨隆，叩诊呈过清音，多数有广泛的呼气相为主的哮鸣音，呼气延长。严重哮喘发作时常有呼吸费力、大汗淋漓、发绀、胸腹反常运动、心率增快、奇脉等体征。

4. 实验室和其他检查

（1）血液常规检查：发作时可有嗜酸性粒细胞增高，但多数不明显，如并发感染可有白细胞总数增高，嗜中性粒细胞比例增高。

（2）痰液检查：涂片在显微镜下可见较多嗜酸性粒细胞，可见嗜酸性粒细胞退化形成的尖棱结晶（黏液栓）和透明的哮喘珠。如合并呼吸道细菌感染，痰涂片革兰染色、细胞培养及药物敏感试验有助于病原菌诊断及指导治疗。

（3）肺功能检查：缓解期肺通气功能多数在正常范围。在哮喘发作时，由于呼气流速受限，可有用力肺活量减少、残气量增加、功能残气量和肺总量增加，残气占肺总量百分比增高。经过治疗后可逐渐恢复。

（4）血气分析：哮喘严重发作时可有缺氧及 CO_2 潴留，$PaCO_2$ 上升，表现呼吸性酸中毒。如缺氧明显，可合并代谢性酸中毒。

（5）胸部 X 线检查：早期在哮喘发作时可见两肺透亮度增加，呈过度充气状态；如并发呼吸道感染，可见肺纹理增加及炎症性浸润阴影。

（6）特异性过敏原的检测：可做特殊过敏原的检测。测定特异性 IgE，过敏性哮喘患者血清 IgE 可较正常人高 2～6 倍。

第三节 治 疗

尽管支气管哮喘的病因及发病机制均未完全阐明，但目前的治疗方法，只要能够规范地长期治疗，绝大多数患者的哮喘症状能得到理想的控制，减少复发乃至不发作，与正常人一样生活、工作和学习。为使哮喘诊断治疗工作规范化，1994 年在美国国立卫生院心肺血液研究所与世界卫生组织的共同努力下，共有 17 个国家的 301 多位专家组成小组，制订了关于哮喘管理和预防的全球策略（GINA）。中华医学会呼吸分会也于 1993 年和 1997 年议定和修订了中国的哮喘防治指南，促进了防治水平的提高。

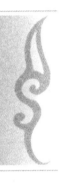

1. 常规治疗

哮喘的治疗一定要在专科医师的指导下治疗,常用的方法有糖皮质激素、白三烯调节药、脱敏治疗、抗组胺药物治疗等。其中吸入激素是控制哮喘长期稳定的最基本的治疗,是哮喘的第一线的药物治疗。

2. 哮喘患者自我救护

哮喘发病较为紧急,而患者发病时大多情况下是在医院之外,此时患者自己或家人对病情的处理显得十分重要。患者平时应随身携带几种扩张支气管的气雾剂,如 β_2 受体激动药类(喘乐宁、喘康素、沙丁胺醇气雾剂等),抗胆碱药类(爱全乐气雾剂)等,以备不测。哮喘急性发作时,首先应保持镇静,不要惊慌紧张,就地或就近休息,并立即吸入 β_2 受体激动药类气雾剂 2～4 喷,必要时可与异丙托溴铵气雾剂(爱全乐)等药同用。此后依据病情可以每 20 分钟重复一次;1 小时后若仍未能缓解,应口服缓释茶碱类药(茶碱缓释片),配合吸入糖皮质激素气雾剂如必可酮 $400\mu g$ 左右,并继续每间隔 4 小时左右吸入一次 β_2 受体激动药,必要时可以去医院就诊。

3. 预后

哮喘的转归和预后与疾病的严重程度有关,更重要的是与正确的治疗方案有关。多数患者经过积极系统的治疗后,能够达到长期稳定。个别病情重,气道反应性增高明显,或合并有支气管扩张等疾病,治疗相对困难。有些患者长期反复发作,易发展为肺气肿、肺源性心脏病,最终导致呼吸衰竭。从临床的角度来看,不规范和不积极的治疗,使哮喘长期反复发作是影响预后的重要因素。

4. 哮喘误区

(1)把变态反应性气道炎症误认为细菌感染性炎症而滥用抗生素。
(2)把咳嗽变异性哮喘当作"支气管炎"而误诊误治。
(3)把心功能不全引起的慢性气喘,误认为是支气管哮喘。
(4)不重视对哮喘患者和家属的教育和心理疏导。

5. 中医辨证治疗

(1)热喘:咳喘胸闷,喉中痰鸣,咳脓痰、黏痰或黏浊痰,舌质红,苔黄,脉弦滑数;或兼头痛,身热汗出,口渴,便干或秘,尿黄。辨证为痰热,肺气不降、痰气交阻,宜宣肺化痰。麻杏石甘汤加减。
(2)寒喘:咳喘胸闷,喉中痰鸣,咳白色泡沫或黏稀痰,舌苔薄白或白腻,脉弦

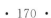

紧;或兼头痛,寒热无汗,口不渴。外寒引动内饮,肺失宣降,宜温肺化饮,宣肺化痰。

第四节　调　养

1. 生活调理

(1)要养成随时饮水的习惯,尽量多饮水。如晨起后、夜醒时、晚睡前,以及白天都要随时注意饮温开水。

(2)腹式呼吸就是呼吸时全身放松,用口呼气,用鼻吸气,呼气时瘪肚子,吸气时鼓肚子。呼吸要均匀、慢而细长,气沉丹田。要尽可能深呼吸。通过腹式呼吸,可调动中下肺部肺泡,加强呼吸深度,可以改善肺部的换气功能与血液循环,促使全身肌肉松弛,减轻支气管痉挛,缓解喘息症状。

(3)坚持散步及慢跑锻炼,通过散步及慢跑的锻炼,可以改善和增强肺部呼吸功能,使肺泡能有足够的活动,有效地增强肺组织弹性,提高肺泡张开率,从而增加肺活量。

2. 食物调养

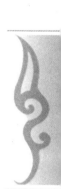

(1)茯苓大枣粥:茯苓粉 90 克,大枣 10 枚,粳米 150 克,食盐、味精、胡椒粉各适量。将粳米、大枣淘洗干净,与茯苓粉一同放入砂锅内加水适量,大火烧沸,改用文火煮至粥熟,调入食盐、味精、胡椒粉即成。每日 1 剂,分 2 次食用。补中益气,健脾利水。适用于肺肾两虚型哮喘症,症见咳嗽气短,动则气促,腰酸耳鸣等。

(2)核桃仁:核桃仁 1000 克,补骨脂 500 克,蜂蜜适量。将核桃仁研细,补骨脂为末,用蜂蜜调如饴,晨起用酒调服一大匙。不能饮酒者用温开水调服。忌羊肉。适用于肺虚久嗽、气喘、便秘、病后虚弱等症。

(3)杏仁粥:杏仁 10 克,粳米 50 克,冰糖适量。杏仁去皮,研细,水煎去渣留汁,与粳米、冰糖加水煮成粥。每日 2 次温热食。宣肺化痰、止咳定喘。

(4)糖水白果:白果仁 50 克,白糖 50 克。白果仁小火炒熟,用刀拍破果皮,去外壳及外衣,清水洗净切成小丁。锅洗净,入清水 1 碗,投入白果,上旺火,烧沸后转小火焖煮片刻,入白糖烧一沸滚,入桂花少许即可食用。

(5)蜜饯双仁:炒甜杏仁 250 克,核桃仁 250 克,蜂蜜 500 克。将甜杏仁水煮 1 小时,加核桃仁收汁,将干锅时,加蜂蜜搅匀煮沸即可。杏仁苦辛性温,能降肺气,宣肺除痰。本方可补肾益肺、止咳平喘润燥。

(6)二果猪肺汤:罗汉果 15 克,无花果 50 克,猪肺 1 具,苦杏仁 10 克,料酒、食盐、味精各适量。将猪肺漂洗 1 小时,切成片状,挤尽水分,放入砂锅,加清水足量

（以浸没肺片为度），大火煮沸，撇去浮沫，烹入料酒，加入杏仁，改用小火煨煮 1 小时，待猪肺熟烂，放入罗汉果、无花果片，继续用小火煨煮 30 分钟，加食盐、味精、拌匀即成。早晚 2 次吃猪肺，嚼食罗汉果、无花果片，饮汤汁。养阴清肺，止咳化痰。适用于哮喘阴虚燥咳者。

（7）鱼腥草炖雪梨：鱼腥草 100 克，雪梨 250 克，白糖适量。将鱼腥草洗净，晾干后，切成碎小段，放入砂锅，加水适量，煮沸后用小火煎煮 30 分钟，用纱布过滤，去渣，收集过滤液汁再放入砂锅，加入生梨碎小块，视需要可加适量清水，调入白糖，用小火煨煮至梨块完全酥烂即可。早晚吃梨，饮汤汁。清肺止咳，清化痰热。适用于哮喘患者，对哮喘痰多、吐黄稠脓痰者尤为适宜。

（8）杏仁荸荠藕粉羹：苦杏仁 15 克，荸荠 50 克，藕粉 50 克，冰糖 15 克。将锅置火上，加清水适量，放入杏仁浸泡液，煎煮 30 分钟，过滤取汁，与荸荠泥糊同放入锅中，拌和均匀，小火煨煮至沸，拌入调匀的湿藕粉及冰糖（研末），边拌边煨煮成羹。早晚分服。清肺止咳，化痰抗癌。适用于哮喘痰热咳嗽。

（9）白果鸡肉粥：白果、鸡脯肉、干虾仁、大米粥、姜丝、葱花、生抽、花生油、料酒、胡椒粉、嫩肉粉、香油各适量。将鸡脯肉剁细成鸡肉糜，加生抽、花生油、料酒、胡椒粉、嫩肉粉、姜丝拌匀，腌好备用；煮一锅白粥，煲粥时可放少许干虾仁，待粥快成时加入白果继续煮 10 分钟，再放入鸡肉糜煮熟，起锅加适量食盐、香油，撒上葱花即可。益气润肺，止咳平喘。白果可润肺益气。

第 16 章

慢性支气管炎

慢性支气管炎是由于感染或非感染因素引起气管、支气管黏膜及其周围组织的慢性非特异性炎症。其病理特点是支气管腺体增生、黏液分泌增多。临床出现有连续 2 年,以每年持续 3 个月以上的咳嗽、咳痰或气喘等症状。早期症状轻微,多在冬季发作,春暖后缓解;晚期炎症加重者,症状长年存在,不分季节。疾病进展又可并发阻塞性肺气肿、肺源性心脏病,严重影响劳动力和健康。

本病流行与吸烟、地区和环境卫生等有密切关系。吸烟者患病率远高于不吸烟者。北方气候寒冷患病率高于南方。工矿地区大气污染严重,患病率高于一般城市。

第一节 病 因

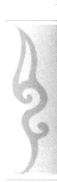

正常情况下呼吸道具有完善的防御功能,对吸入的空气可发挥过滤、加温和湿化的作用,气道黏膜表面的纤毛运动和咳嗽反射等,借此可清除气道中的异物和病原微生物。下呼吸道还存在分泌型 IgA,有抗病原微生物的作用。因此,下呼吸道一般能保持净化状态。全身或呼吸道局部防御和免疫功能减退,尤其是老年人,则极易罹患慢性支气管炎,且反复发作而不愈。

(1)吸烟:为本病发病的主要因素,香烟中含焦油、尼古丁和氰氢酸等化学物质,可损伤呼吸道,使其抵抗力下降,引起支气管平滑肌痉挛,导致气道阻力增加,同时容易诱发感染。此外,引起支气管炎,诱发肺气肿的发生。研究表明,吸烟者慢性支气管炎的患病率较不吸烟者高 2~8 倍,烟龄越长,吸烟量越大,患病率亦越高。

(2)大气污染有害气体,如二氧化硫、二氧化氮;氯气及臭氧等对气道黏膜上皮均有刺激和细胞毒作用。其可刺激损伤支气管黏膜,使肺清除功能遭受损害,为细菌感染创造条件,引起慢性支气管炎的发病及急性发作。

(3)感染因素:感染是慢性支气管炎发生和发展的重要因素之一。病毒、支原体和细菌感染为本病急性发作的主要原因。细菌感染继发于病毒或支原体感染气道黏膜受损的基础上发生。

(4)过敏因素:喘息型慢性支气管炎患者多有过敏史,故认为特应质和免疫因素与本病的发生有关,但亦有认为特应质应属哮喘的发病因素,此类患者实际上应属哮喘或慢性支气管炎合并哮喘的范畴。

(5)其他:慢性支气管炎急性发作于冬季较多,寒冷空气可刺激腺体分泌黏液增加和纤毛运动减弱,削弱气道的防御功能。同时可引起支气管平滑肌痉挛,局部血循环障碍,有利于继发感染,引起支气管炎。老年人性腺及肾上腺皮质功能衰退,喉头反射减弱,呼吸道防御功能退化,也可使慢性支气管炎发病增加。维生素 C 缺乏,机体对感染的抵抗力降低,血管通透性增加;维生素 A 缺乏,可使支气管黏膜的柱状上皮细胞及黏膜的修复功能减弱,溶菌酶活力降低,易罹慢性支气管炎。

第二节 诊断要点

1. 临床表现

部分患者在起病前有急性支气管炎、流感或肺炎等急性呼吸道感染史。患者常在寒冷季节发病,出现咳嗽、咳痰,尤以晨起为著,痰呈白色黏液泡沫状,黏稠不易咳出。在急性呼吸道感染时,症状迅速加剧,痰量增多,黏稠度增加或为黄色脓性,偶有痰中带血。慢性支气管炎反复发作后,可出现过敏现象而发生喘息。随着病情发展,终年咳嗽,咳痰不停,冬秋加剧。喘息型支气管炎患者在症状加剧或继发感染时,常有哮喘样发作,气急不能平卧。呼吸困难一般不明显,但并发肺气肿后,随着肺气肿程度增加,则呼吸困难逐渐增剧。

2. 体征

本病早期多无体征,有时在肺底部可听到湿性和干性啰音。喘息型支气管炎在咳嗽或深吸气后可听到哮喘音,发作时有广泛哮鸣音。长期发作的病例可有肺气肿的体征。

3. 常规检查

(1)白细胞分类计数:缓解期患者白细胞总数及分类计数多正常。急性发作期并发细菌感染时白细胞总数和中性粒细胞可升高。合并哮喘的患者血嗜酸性粒细胞可增多。

(2)痰液检查:急性发作期痰液外观多呈脓性。涂片检查可见大量中性粒细胞,合并哮喘者可见较多的嗜酸性粒细胞。痰培养可见肺炎链球菌、流感嗜血杆菌及卡他摩拉菌等生长。

(3)X 线检查:早期可无明显改变。反复急性发作者可见两肺纹理增粗、紊乱,以下肺野为明显。此系支气管管壁增厚,细支气管或肺泡间质炎症细胞浸润或纤维化所致。

（4）肺功能检查:肺活量可因气流受阻、小气道阻塞、流量可明显降低,闭合容积可增大等。

（5）X 线征象:单纯型慢性支气管炎,仅见两肺下部纹理增粗。若合并支气管周围炎,X 线摄片可有斑点阴影重叠。

4. 并发症

（1）阻塞性肺气肿:为慢性支气管炎最常见的并发症。

（2）支气管肺炎:慢性支气管炎蔓延至支气管肺炎,患者有寒战、发热,咳嗽增剧,痰量增加且呈脓性。白细胞总数及中性粒细胞增多。X 线检查,两下肺野有小斑点状或小片阴影。

（3）支气管扩张:慢性支气管炎反复发作,支气管黏膜充血、水肿,形成溃疡,管壁纤维增生,管腔或多或少变形,扩张或狭窄。

5. 临床诊断

诊断主要依靠病史和症状。在排除其他心、肺疾患(如肺结核、尘肺、支气管哮喘、支气管扩张、肺癌、心脏病、心功能不全等)后,临床上凡有慢性或反复的咳嗽、咳痰或伴喘息,每年发病至少持续 3 个月,并连续 2 年或以上者,诊断即可成立。如每年发病持续不足 3 个月,而有明确的客观检查依据(如 X 线、肺功能等)亦可诊断。

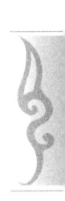

6. 分型及分期

（1）分型:根据临床表现,将慢性支气管炎分为单纯型与喘息型两型。前者主要表现为反复咳嗽、咳痰;后者除咳嗽、咯痰外,尚有喘息症状,并伴有哮鸣音。

（2）分期:根据病程经过可分为三期,以使治疗有所侧重。

①急性发作期:指在 1 周内出现脓性或黏液脓性痰,痰量明显增加,或伴有发热等炎症表现,或 1 周内"咳""痰"或"喘"任何一项症状显著加剧,或重症患者明显加重者。

②慢性迁延期:指有不同程度的"咳""痰""喘"症状,迁延 1 个月以上者。

③临床缓解期:经治疗或自然缓解,症状基本消失或偶有轻微咳嗽和少量痰液,保持 2 个月以上者。

第三节 治 疗

1. 缓解期治疗

应以增强体质,提高抗病能力和预防复发为主。在发病季节前用药,可连用 3 个月,在医师的指导下用药,以减少感冒及慢性支气管炎的发作。必思添(Biostim)(克雷伯肺炎杆菌提取的糖蛋白)首次治疗 8 天,每日 2 毫克,停服 3 周;第 2 次治疗 8 天,每日 1 毫克,停服 3 周;第 3 次治疗 8 天,每日 1 毫克,连续 3 个月为 1 个疗程。可预防慢性反复呼吸道感染。

2. 急性发作期及慢性迁延期的治疗

应以控制感染和祛痰、镇咳为主;伴发喘息时,加用解痉平喘药物。

(1)抗感染:一般病例可按常见致病菌为用药依据。在医师的指导下选用复方磺胺甲噁唑、阿莫西林、氨苄西林、头孢氨苄等口服。抗感染治疗疗程一般 7～10 天,反复感染病例可适当延长。经治疗三天后,病情未见好转者,应根据痰细菌培养药物敏感试验的结果,选择抗生素。

严重感染时,可选根据病情选用静脉滴注给药。

(2)祛痰镇咳药:可给氨溴索(沐舒坦)、羧甲司坦(化瘀片)、溴己新(必嗽平)、氯化铵棕色合剂等均有一定祛痰作用。当痰黏稠不易咳出时,可用枇杷叶蒸气吸入,或用超声雾化吸入,以稀释气道内分泌物。

慢性支气管炎除刺激性干咳外,不宜单纯采用镇咳药物,因痰液不能排出,反而使病情加重。

(3)解痉平喘药:喘息型支气管炎常选择解痉平喘药物,如氨茶碱、特布他林(博利康尼)、复方氯喘片等。慢性支气管炎有可逆性阻塞者应常规应用支气管舒张药,如异丙托溴铵气雾剂等吸入治疗。阵发性咳嗽常伴有不同程度的支气管痉挛,采用支气管舒张药后可改善症状,有利于痰的清除。

第四节 中医辨证论治

1. 肺气虚

主症:病发时常以咳为主,咳声清朗,白天多于夜晚,痰量不多,舌质正常或稍淡,舌苔薄白,脉弦细或缓细。常伴有易汗、恶风、易感冒。

辨证:以时常咳喘、易汗、易感冒,舌质淡,脉缓弦或缓细为主要辨证要点。临症时尚与表证区别或注意有无兼杂表证。

病机:肺主皮毛,肺气虚弱则卫外不固,故易感冒、自汗、恶风,舌淡苔白、脉弦细或缓细均为气虚之象。

治法:补益肺气,宣肺止咳。

方剂:补肺汤加减。

2. 脾阳虚

主症:病发时常咳声重浊,多为连声咳,夜重日轻,咳黏液或浆黏痰。痰量常较多,舌质淡或胖,有齿痕,舌苔白或白厚腻,脉濡缓或滑。常伴食欲缺乏,饭后腹胀,面容虚肿,大便溏软。

辨证:以痰多、食欲缺乏、面容虚肿、便溏软,舌质淡或胖有齿印,苔白或白腻,脉濡滑或滑为辨证要点。临证尚应注意痰湿程度。

病机:久咳伤肺,脾阳不足,脾失健运,或痰湿内生,上渍于肺,肺失宣降,故咳痰黏,咳痰量多。脾失健运则食欲缺乏,饭后腹胀。阳虚湿阻则面容虚肿,大便溏软。舌淡胖有齿印,苔白则脉濡缓或滑均为脾阳虚之症。

治法:补益脾阳,健脾化痰。

方剂:补中益气汤合二陈汤。

3. 肾阳虚

主症:以动则气短为特征。病发时常咳声嗄涩,多为阵咳,夜多于日,痰量多,舌质淡胖或有瘀象,舌苔白滑润,脉多细(沉细、弦细、细数)。伴有腰酸肢软,咳则遗尿,夜尿颇,头昏耳鸣,身寒肢冷,气短语怯。

辨证:以动则气短、气喘、痰量多、腰酸肢软、形寒肢冷、舌淡胖、舌苔白滑润、脉细为特点。

病机:肾主纳气、助肺以行其呼吸,肾虚则吸入之气不能经肺下纳于肾故气短语怯、气喘、呼吸不能衔接、动则气喘。肾主骨开窍于耳,腰为肾之腑,肾虚则腰酸肢软,头昏耳鸣,夜尿频多。阳虚生内寒,故身寒肢冷、舌质淡胖或有瘀象,舌苔白滑润,脉多细,均为肾阳虚之象。

治法:温肾纳气。

方剂:金匮肾气丸加减。

4. 阴阳俱虚

主症:在肾阳虚的基础上兼有口干咽燥,五心烦热,潮热盗汗等阴虚症状,舌体胖、色紫、少苔或无苔,常有瘀象,脉细数。

辨证:在肾阳虚基础上,兼见口干咽燥,五心烦热,潮热盗汗,舌色紫、少苔、脉虚数。

病机:久病伤及阴、肾阴亏耗,津液不能上润肺金,故口干咽燥,内热迫津外出,则潮热盗汗。舌胖色紫为阳虚之象。由于阴阳互根,阴虚日久,亦必损及阳气,进而成为阴阳两虚之证。

治法:阴阳双补。

方剂:八珍汤加减。

5. 肺肾阴虚

主症:干咳无痰或少痰,痰黏稠,不易咳出,常动则气短,舌苔光剥或少苔,舌质红,脉细数。伴有口干咽燥,五心烦热,潮热盗汗,头晕目眩,腰酸肢软。

辨证:以动则气短、干咳少痰、口干咽燥、腰酸肢软、舌质红、少苔、脉细数为要点。

病机:肺阴虚内燥,肺失滋润,以致肃降无权。肺气上逆,肾阴虚损,精气不能互生。气不归元,故动则气短、干咳少痰、口干咽燥等诸证滋生。阴虚生内热,则五心烦热潮热盗汗。肾阴虚损则头晕目眩,腰酸肢软,舌质红少苔、少津,脉细数为肺肾阴虚之象。慢性支气管炎辨证重在肺、脾、肾三脏,由肺而脾而肾,表示病情渐次加重。肺为气之主,为贮痰之器,肺失治节,在肺则以咳嗽为主;脾为生痰之源,在脾则以咳痰为主;肾为气之根,生痰之本,在肾以气喘为主。肺不伤不咳,脾不伤不久咳,肾不伤不喘促。本病标在肺,制在脾,本在肾。

治法:补益肺气。温肾纳气。

方剂:都气丸加味。

6. 痰热壅肺

主症:咳嗽咳痰,痰性状为黏脓或黏浊痰,常不易咳出,舌质红苔黄,脉弦滑数。常伴发热,脓涕,咽痛,口渴,尿黄,便干。

辨证:本证多见于急性发作期,以痰脓或黏稠、舌质红、苔黄、脉弦滑数为辨证要点。如痰少而黏稠不易咯出为侧重考虑燥痰,并应随时注意热喘、肝风内动之候出现。

病机:痰热蕴肺,肺失宣降,故咳嗽、痰浓或黏稠不易咳出;痰热化火,故发热、咽痛、口渴、尿黄、便干为热甚伤津,舌质红、苔黄脉弦滑数,均属痰热之象。

治法:清热化痰,宣肺止咳。

方剂:麻黄杏仁甘草石膏汤加减。

7. 寒饮客肺

主症:咳嗽咳痰,痰性状为白色泡沫或黏稀痰,常较易咳出,舌苔薄白或腻,脉弦紧。伴恶寒发热,流清涕,口不渴,尿清长。

辨证:本证多为慢性支气管炎急性期感受风寒或寒湿之邪所发。以痰白色泡沫或黏稀痰、舌苔白、脉弦紧为辨证要点。如痰多易出为侧重点应考虑湿痰,并应随时注意血瘀伤络、寒痰化热成寒喘之征候出现。寒痰多因于阳虚,还应注意患者有无阳虚证候。

病机:寒痰阻肺,肺气闭郁不宣,故咳嗽、咳痰、稀痰易咳出,苔白腻。寒邪束表,故恶寒、发热、流清涕,舌苔薄白或白腻,脉弦紧,均为寒痰之象。

治法:温肺化痰,宣肺止咳。

方剂:小青龙汤加减。

第五节　预防及调养

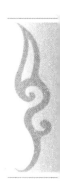

1. 预防措施

(1)戒烟:慢性支气管炎患者不但要戒烟,而且还要避免被动吸烟。因为烟中的化学物质(如焦油、尼古丁、氰氢酸等),可作用于自主神经,引起支气管的痉挛,从而增加呼吸道阻力;另外,还可损伤支气管黏膜上皮细胞及其纤毛,使支气管黏膜分泌物增多,降低肺的净化功能,易引起病原菌在肺及支气管内的繁殖,致慢性支气管炎的发生。

(2)注意保暖:在气候变冷的季节,患者要注意保暖,避免受凉,因为寒冷一方面可降低支气管的防御功能,另一方面可反射性地引起支气管平滑肌收缩、黏膜血液循环障碍和分泌物排出受阻,可发生继发性感染。

(3)加强锻炼:慢性支气管炎患者在缓解期要做适当的体育锻炼,以提高机体的免疫能力和心、肺的贮备能力。

(4)预防感冒:注意个人保护,预防感冒发生,有条件者可做耐寒锻炼以预防感冒。

(5)做好环境保护:保持良好的家庭环境卫生,室内空气流通新鲜,有一定湿度,控制和消除各种有害气体和烟尘,避免烟雾、粉尘和刺激性气体对呼吸道的影响,以免诱发慢性支气管炎。

(6)呼吸锻炼:呼吸锻炼主要可进行控制性深呼吸锻炼、腹式呼吸锻炼、缩唇呼气等锻炼。每天早晨或晚上在安静状态下做 10 分钟左右的呼吸锻炼。

(7)进行耐寒锻炼:提高耐寒能力和机体抵抗力,增强心、肺的贮备能力。

(8)病情变化及时就医:如果患者出现呼吸困难,嘴唇、指甲发绀,下肢水肿,神志恍惚,嗜睡,要及时送医院治疗。

(9)注重衣、食、住、行:衣着方面应注意保暖,及时增减,注意"寒从足起"。避免过敏食物,宜清淡、营养丰富、产热较多的食品,如羊肉、蛋类、核桃、大豆制品等。室温相对稳定,避免有害因素(烟雾、粉尘、煤气),增加换气的次数。选择适当的体育活动,进行呼吸锻炼,减少到空气不流通的场所。

(10)冬病夏治:在夏季用药外贴能起到防病治病的作用,如三伏灸等。

2. 饮食调养

(1)饮食原则:支气管炎常发于冬春季节,咳嗽痰多,反复发作,迁延难愈。由于病程长,多数患者身体虚弱呈肺气虚体质,尤以老年慢性支气管炎症状最为典型,是一种消耗性疾病,通过饮食调理适当补充营养,则具有较好的辅助治疗作用。此症的饮食原则为,应适时补充必要的蛋白质,如鸡蛋、鸡肉、瘦肉、牛奶、动物肝、鱼类、豆制品等。寒冷季节应补充一些含热能高的肉类暖性食品以增强御寒能力,适量进食羊肉、狗肉、牛奶、动物肝、鱼类、豆制品等。除荤食外,应经常进食新鲜蔬菜瓜果,以确保对维生素 C 的需要。含维生素 A 的食物亦是不可少的,有保护呼吸道黏膜的作用。

(2)预防发作:①为预防慢性支气管炎复发,可在每年临冬前开始服用紫河车粉,每天 3～6 克,饭后服用。若为喘息型慢性支气管炎,也可以用核桃肉与生姜同服的方法加以预防。②灵芝治疗慢性支气管炎也有较为理想的疗效,绝大多数患者在服药 1～2 周后显示出效果,并能使体力增强。

(3)饮食宜忌:急性发作多系外邪所引起,不能过早滋腻补养,否则易于留邪,或抑制机体正常祛痰能力,反使得咳痰不畅。新病咳嗽由外邪入肺,肺为娇脏,一时误投,即能受害;若用熟地黄、麦冬、五味子等药留住外邪,必致咯血失音,喘息寒热。故急性支气管炎或慢性支气管炎急性发作期切忌用补性食物,如白木耳、川贝等。如用萝卜糖水,经常饮服,有止咳化痰的功效。

(4)常用食疗方

①大蒜、食醋各 250 克,红糖 90 克。将大蒜去皮,捣烂,浸泡在糖醋溶液中,1周后取其汁服用,每次 1 汤匙,每日 3 次。

②白萝卜 250 克,冰糖 60 克,蜂蜜适量。白萝卜洗净、切片,加水适量煮至熟烂,加入冰糖、蜂蜜,食萝卜喝汤,每日早晚各 1 次。

③鸡蛋 2 个,香油 50 克,食醋适量。将鸡蛋打散放香油中炸熟,加食醋食之,早晚各 1 次。

④杏仁 15 克,反复捣烂加水滤汁,加蜂蜜 1 茶匙,开水冲服,每日 2～3 次。

⑤雪梨 1 个削皮去核,纳入贝母粉 9 克,冰糖 30 克,隔水蒸熟食之,每日早晚各 1 个。

3. 药膳方

(1)薏苡仁茯苓苏子粥:薏苡仁 60 克,茯苓 30 克,紫苏子 10 克,大米 100 克。

先将大米淘净,与薏苡仁、茯苓、紫苏子一起放入锅中,煮至粥成,随时食用。具有健脾渗湿、化痰和中的功效。适用于脾虚、痰湿内蕴,痰多质稀,易于咳出,肢体困重者。

(2)白果石韦汤:白果(去壳、衣,捣碎)10粒,石韦30克。两药同放入砂锅中,加水2碗,煮至1碗,去药渣,加入白糖适量,待溶化后饮用。

(3)柠檬叶猪肺汤:柠檬叶15克,猪肺约250克,植物油、食盐各适量,先将猪肺切片,用手挤净泡沫,与柠檬叶同煲,汤成,加入食油、食盐调味,食用。

(4)枇杷叶粥:枇杷叶30克,粳米100克。将枇杷叶去毛,切细,加水500毫升,煎煮,去渣,取汁250毫升。将米淘净,入汁煮粥,煮至粥熟,加冰糖少许。分2次温服。具有清热化痰、止咳降逆的作用。

(5)鱼腥草猪肺汤:鱼腥草60克,猪肺约250克,食盐少许。将猪肺切块,用水挤洗,去泡沫,洗净后,与鱼腥草同放锅内,加清水适量煲汤,汤成,加入食盐适量调味。喝汤吃猪肺。

(6)海蜇芦根汤:海蜇(或海蜇皮)30克,荸荠60克,鲜芦根100克。加水适量同煮,数沸之后即成,食荸荠喝汤。

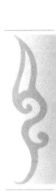

(7)罗汉果沙参猪肺汤:罗汉果1/2个,沙参15克,猪肺250克,植物油、食盐、味精各适量。将猪肺切块,用手挤净泡沫,洗净,与罗汉果、沙参一起放锅内,加清水适量,煲汤,加植物油、食盐、味精调味,食用。

(8)西洋参百合粥:洋参5克,百合15克,大米100克,冰糖适量。先煎西洋参、百合,去渣取汁,入大米煮熟后,加冰糖。分2次服完,3~5日为1个疗程。

(9)沙参玉竹煲老鸭:沙参30克,玉竹30克,老鸭1只,葱、姜、食盐、味精各适量。将鸭宰杀,去毛、内脏,洗净,放入砂锅内,加入沙参、玉竹、葱、姜、清水各适量,先用武火煮沸,后用文火煮1小时以上,使鸭肉熟烂,加食盐、味精调味,食用。

(10)太子参天冬瘦肉汤:猪瘦肉250克,太子参30克,北沙参30克,天冬15克,食盐、味精各适量。将太子参、北沙参、天冬洗净,猪瘦肉洗净、切片。把全部用料一起放入砂锅中,加清水适量,武火煮沸后,文火熬一段时间,加入食盐、味精等调味即可,随量喝汤吃肉。

(11)仙羊肉汤:仙茅15克,淫羊藿(仙灵脾)15克,覆盆子10克,金樱子15克,羊肉250克,食盐、味精各适量。取羊肉洗净,切成丁,将仙茅、淫羊藿、覆盆子、金樱子用纱布袋装与羊肉入锅,加水适量,煎煮至羊肉熟烂,捞出药包,放入食盐、味精等调料,出锅冷却,吃肉喝汤。

(12)蛤蚧虫草粥:蛤蚧粉2克,冬虫夏草粉5克,胡桃仁粉15克,糯米100克。先将糯米煮粥,待熟时加入蛤蚧粉、冬虫夏草粉、胡桃仁粉搅匀,趁热食之。具有补益肺肾、纳气平喘的功效。适用于肺虚、肾虚引起的虚喘。

(13)胡桃仁虫草枸杞子炖肉:胡桃仁20克,冬虫夏草10克,枸杞子30克,猪瘦肉 150 克,调料适量。将猪瘦肉切块,开水焯,放入锅内,加冬虫夏草、枸杞子、胡桃仁及各种调料,急火煮沸,慢火炖煮,至肉烂汤浓为止,肉、药、汤俱食。具有补肾益肺、止咳平喘的功效。适用于肺肾虚引起的虚喘。

(14)胎盘补骨脂汤:胎盘 1 具,补骨脂 15 克,大枣 5 枚,生姜 3 片,食盐、白酒、姜汁各适量。将胎盘洗干净,用食盐擦,入开水中烫煮片刻,再用冰水漂洗多次,切成块,入锅加白酒、姜汁炒透,再放入锅内,加水入其他药,隔水炖熟食用。适用于慢性支气管炎、肺肾气虚者。

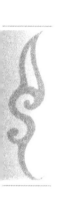

第 17 章

慢性乙型肝炎

肝炎是由多种原因引起的肝的炎症。病毒性肝炎是由肝炎病毒感染人体引起的肝细胞的炎症。目前可以查出的有 7 种(即甲、乙、丙、丁、戊、己、庚七种肝炎)其中甲、戊型肝炎是急性肝炎,多通过消化道传染;乙、丙型肝炎多为慢性肝炎。甲型肝炎和戊型肝炎一般不会发展为慢性肝炎,但是急性甲型肝炎有迁延不愈的现象。丁型肝炎只能和乙型肝炎同时发生或在患者已经携带有乙型肝炎病毒的情况下才会发生,因为丁型肝炎病毒是一种有缺陷的病毒,必须依赖乙型肝炎病毒才能繁殖传播,丁型肝炎也可以转变为慢性肝炎。

慢性乙型肝炎是指乙型肝炎病毒感染引起的慢性肝炎症,是目前全球最大的健康问题之一。在临床上可由急性乙型肝炎久治不愈,病程超过半年,而转为慢性肝炎。也有很多慢性肝炎患者感染肝炎病毒后,起病隐匿,发现时已经成为慢性肝炎,传染性较强。全世界均可发生,发展中国家发病率高,我国是乙型肝炎的高发区。乙型肝炎的特点为起病较缓,多为慢性患者。本病主要通过血液、母婴和性接触进行传播。

第一节 诊断要点、发病机制与表现

1. 临床表现

大多数的慢性乙型肝炎患者没有明显的临床症状,部分患者可见有消化道症状和全身不适。

(1)纳呆:肝炎的症状常见食欲缺乏,或不思饮食,或纳食无味,或食后胃脘呆滞,厌恶油腻,胸脘满闷。

(2)疲倦:特点是四肢无力,全身疲乏困倦,懒动思睡,精神萎靡,食欲少思。

(3)胁痛:胁为肝之分野,邪在肝,则胁痛,疼痛常因情志变动而增减,嗳气脘闷。

(4)腹胀:腹胀是最常见肝炎的症状,临床表现为胃脘痞闷,腹胀。

2. 实验室检查

(1)肝功能检查:胆红素、AST、ALT、A/G、凝血酶原时间、血清蛋白电泳等。

（2）特异血清病原学检查：HBsAg、抗-HBs、HBeAg、抗-HBe、抗-HBc、抗-HBcIgM。有条件可检测 HBV-DNA。

3. 常规检查

（1）B超检查：①轻度，B超检查肝、脾无明显异常改变。中度，B超检查可见肝内回声增粗，肝和（或）脾轻度大，肝内管道（主要指肝静脉）走行多清晰，门静脉和脾静脉内径无增宽。重度，B超检查可见肝内回声明显增粗，分布不均匀；肝表面欠光滑；边缘变钝；肝内管道走行欠清晰或轻狭窄、扭曲；门静脉和脾静脉内径增宽；脾大；胆囊有时可见"双层征"。

（2）其他：肝活检（肝穿刺检查），血糖、尿糖、尿常规等。

4. 诊断标准

慢性肝炎是指急性肝炎经过 6 个月后，仍然有临床症状和肝功能障碍的病症。主要表现为食欲缺乏、疲乏无力，上腹不适。严重者消瘦、面色灰暗、黄疸等。对于临床诊断来说有以下的诊断标准。

（1）病程在半年以上，有明确的急性肝炎病史或长期携带病毒史。

（2）乙型肝炎的临床症状、体征明显，如反复肝炎症状发作，有肝掌、蜘蛛痣、肝脾大等，病情持久不愈。

（3）肝功能异常或反复波动，ALT 大于正常值上限，蛋白系统异常，黄疸不退或有波动等。

（4）乙型肝炎病原学检测阳性，尤其是存在病毒复制指标。

（5）肝活检病理检查结果有不同程度改变，为慢性肝炎最可靠的确诊依据。

一般来说 HBsAg 阳性＞6 个月，血清 HBV-DNA＞10～5copies/ml，并且持续或间歇的 ALT/AST 水平升高，则可断定为慢性肝炎。

5. 分类

（1）根据症状体征及肝的病理改变分为慢性迁延性肝炎和慢性活动性肝炎。

①慢性迁延性肝炎：患者的症状体征及肝功能改变均不严重，常见症状为乏力，食欲缺乏，肝区轻微疼痛，偶尔出现黄疸，肝轻度大，质地可中等硬，轻微压痛。少数患者可有脾大。ALT 升高或反复升高，其他肝功能试验及蛋白代谢大致正常。其病情变化较轻，常不会发展成肝硬化，一般预后良好。

②慢性活动性肝炎：临床症状较重，病程经过以病情反复加剧为其特征。乏力、厌食、腹胀、肝区痛等症状明显，中等度黄疸，肝大，脾常可触及，肝病面容，有蜘蛛痣及肝掌等。ALT 持续或反复升高，蛋白代谢异常，白/球倒置，白细胞及血小板减少，并可有贫血。其肝细胞变性坏死和小叶内间隔形成，随后逐渐出现肝细胞

再生结节,病变逐渐向肝硬化转化。一般认为,易导致肝硬化。

(2)根据国际工作小组 1994 年底在世界胃肠病大会上建议的原则,我国在 1995 年第五次全国传染病会议上,对病毒性肝炎防治方案进行修改。对无论是乙型、丙型、丁型或新型病毒引起的慢性肝炎,均被划分为轻度、中重、重度 3 类。

①轻度:相当于原先认识的慢性迁延型或轻型慢性活动型肝炎,临床症状较轻,生化指标仅 1~2 项轻度异常。

②中度:相当于原慢性活动型肝炎的中等病理改变者,其症状、体征、实验室检查结果居于轻、重度之间。

③重度:有明显而持续的肝炎症状,如乏力、纳差、腹胀及便溏等,可有肝病面容,肝掌,血管痣和肝脾大而排除其他原因引起者。临床上无门静脉高压症证据,血清 ALT 反复或持续升高,白蛋白减低或白/球比值异常,胆红素>85 毫摩/升,凝血酶原活动度 60~40 秒,3 项中只需一项达标者,即可诊断为慢性肝炎重度。

6."大三阳""小三阳"及临床意义

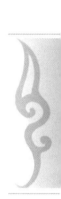

医学上没有"大三阳""小三阳"之称,民间将乙型肝炎标志物(俗称两对半)检查的不同情况分为"大三阳"和"小三阳"。

(1)大三阳:HBsAg 阳性,HBsAb 阴性,HBeAg 阳性,HBeAb 阴性,HBcAb 阳性。大三阳:①有 HBV 感染;②有 HBV 复制;③有较强的传染性。

(2)小三阳:HBsAg 阳性,HBsAb 阴性,HBeAg 阴性,HBeAb 阳性,HBcAb 阳性。小三阳:①有 HBV 感染;②HBV 的复制受到一定的抑制;③可能有一定的传染性,传染性较弱。

7. 慢性乙肝的传染途径

慢性乙型肝炎是一种通过血液传播的传染病,乙型肝炎病毒一定要经过血液才能进入肝细胞,引起肝炎。

(1)血液传染:常见于输血,输入带有乙型肝炎病毒的血液或血液制品,或其他血液接触传播。

(2)母婴传播:当有乙型肝炎病毒携带者或乙肝病人的母亲,在怀孕或分娩的过程中有可能传染给婴儿。

(3)性传播:性生活是乙型肝炎病毒的重要传播途径,值得注意关注。

第二节　治　疗

对于慢性乙型肝炎的治疗尚缺乏特效方法。目前,乙型肝炎的治疗目的是最大限度地长期抑制或消除乙型肝炎病毒,减轻肝细胞炎症坏死及肝纤维化,延缓和阻止疾病进展,减少和防止肝失代偿、肝硬化、原发性肝癌(HCC)及其并发症的发生,从而改善患者生活质量和延长存活时间。

慢性乙型肝炎治疗主要包括抗病毒、免疫调节、抗炎保肝、抗纤维化和对症治疗,其中抗病毒治疗是关键,只要有适应证,且条件允许,就应进行规范的抗病毒治疗。鉴于本病的发病原理可能与病毒株的毒力、受感染细胞的数量和患者免疫系统的效应等因素有一定关系,其治疗药物大体分三类。

1. 抗病毒药物

主要是干扰素和核苷类似物等,如拉米夫定、阿德福韦、恩替卡韦、替比夫定等抑制乙型肝炎病毒的药物在临床运用,取得了一定的疗效。

2. 改善肝细胞功能药物

如肌苷、复合维生素 B、维生素 C、维生素 K、促肝细胞生长素等。

3. 中医中药治疗

中医中药治疗乙型肝炎具有肯定的临床疗效。

第三节　调养与食疗

1. 生活调养

(1)慢性肝炎患者要有乐观的情绪,正确对待疾病,有战胜疾病的信心,生活有规律。慢性肝炎病程处于静止期,肝功能稳定,即使有轻微的消化道症状,如肝区不适,腹胀及容易疲劳,或者长期有乙型肝炎病毒携带,一般无须绝对卧床休息,可以从事力所能及的轻工作(但要避免重体力劳动),活动量因人制宜,以不觉疲劳为准。因为长期的卧床休息不仅影响消化功能,使胃肠蠕动减弱,导致便秘,而且使肢体的肌力减弱,一旦有大的活动量,便心慌气短。此期的休息以动静结合,以动为主的原则较合适。当又出现症状,肝功能反复,则应以休息为主。在休息的基础上,可适当散步、做操、打太极拳等。

(2)坚持定期复查肝功能和病毒指标,根据肝功能是否正常,可每隔1～2个月复查一次,连续随访1～2年,这样可使患者了解自己的病情,也便于医师监测治疗效果,帮助患者确定下一步的用药。用药应听从医师的医嘱,不可随意停药,更不能轻信街头游医和民间秘方,以免病情加重,耽误治疗。

(3)慢性肝炎患者应戒酒,因乙醇可直接损伤肝细胞。平时饮食无特别限制,原则是进食营养丰富的蛋白质、蔬菜、水果等,忌暴饮暴食。

2. 饮食调养

(1)多食蔬菜、水果:蔬菜、水果可以补充足够的维生素和纤维素,有助于促进消化功能。

(2)高蛋白、低脂、低糖饮食:肝功能减退时常常影响脂肪代谢,所以很多慢性肝炎患者合并有肝炎后脂肪肝,因此饮食要低脂肪、低糖(过多的糖进入人体内易转化为脂肪)、高蛋白。高蛋白饮食要包括植物和动物蛋白,如豆制品、牛肉、鸡肉、鱼肉等,动植物蛋白质要各半搭配。摄入蛋白质在消化后被分解为氨基酸才能吸收,然后在肝脏制造成人类最重要的肌肉和血液成分的蛋白质。

(3)食量要恰当:肝病患者消化功能减弱,进食过饱常导致消化不良,也加重肝负担。吃饭八成饱最好,暴饮暴食对肝、胃肠功能都不利。

(4)饮食清淡:炒菜应清淡,少放油,少食生冷、刺激性食品,戒烟戒酒。

(5)饮食结构平衡:五谷杂粮等含淀粉类食品及各种水果类、蜂蜜等,能供给糖,有补充日常生活所需热能、增进肝的解毒功能。芝麻、花生、大豆、菜籽、玉米、葵花籽、椰子等食品及植物油、蛋黄、牛奶等,可为肝炎患者提供脂肪酸,补充热能,帮助脂溶性维生素的吸收。鱼、虾、贝类、牛、羊、猪的瘦肉、禽蛋类等,可补充蛋白质的食品,能促进肝细胞的修复和再生,补充机体代谢消耗,提供一定热能。

(6)合理应用中药补药:肝炎患者不提倡过分服用补药,正常饮食即可提供足够的营养。服用补药最好征求中医医师的意见,盲目进食补药没有益处。

3. 常用抗乙型肝炎食物

(1)菜豆:又名豆角或四季豆,是我国南北各地广泛种植的一种蔬菜。据报道,菜豆含大量的植物凝血素,这种物质在人体内能激活 T 淋巴细胞等免疫细胞的功能,增强免疫能力。据国内学者报道,利用菜豆提取物治疗 50 例慢性乙型肝炎患者的实验结果显示,总有效率达 70％左右。

(2)甜瓜蒂:甜瓜蒂为葫芦科植物甜瓜的果柄。甜瓜蒂含有甜瓜素、葫芦素、α-菠菜甾醇等活性成分。临床试验结果表明,甜瓜蒂对治疗慢性乙型肝炎的总有效率达 69％,接近于常用抗乙型肝炎中草药五味子和垂盆草的效果。

(3)马兰:每逢春天来临,江苏、浙江民间有采食马兰的习惯。中医认为,马兰是一味清热解毒的良药。另据报道,马兰连根用水煮沸饮用,具有良好的抗乙型肝炎效果。

(4)苦荬菜:苦荬菜属于菊科植物,在我国南北各地均有分布。将苦荬菜的嫩茎折断后,即有白色牛奶状液体流出,故西方人称其为"牛奶菜"。据美国学者报道,苦荬菜具有明显的抗病毒作用,能作为一种预防和治疗乙型肝炎的天然药物。据悉,美国和欧洲已将苦荬菜开发成为抗病毒的保健食品上市。

(5)水飞蓟:菊科药用植物之一,在我国江南地区俗称菜蓟,是我国特产植物之一。水飞蓟的抗肝炎作用早已被证实,水飞蓟宾等抗乙型肝炎药物的主要成分就是水飞蓟。

4. 常用食疗方

(1)鸡骨草饮:鸡骨草 30 克,半枝莲 15 克,赤小豆 30 克,猪瘦肉 100 克,生姜 10 克,大枣 5 枚,食盐适量。将猪瘦肉洗净,切成小块。其他用料洗净(生姜拍烂,赤小豆先浸泡 1 小时),全部用料放入锅内,加水适量,文火煮 1.5～2 小时,加食盐调味,随量饮用。清热祛湿,利胆退黄。适用于黄疸型乙型肝炎,慢性乙型肝炎也可适当应用。

(2)参麦地黄汤:太子参 30 克,麦冬 15 克,生地黄 15 克,五味子 10 克,猪瘦肉 100 克,陈皮 5 克,生姜 10 克,大枣 10 枚,食盐适量。将猪瘦肉洗净,斩成小块。其余用料洗净(生姜拍烂),备用。全部用料放入锅内,加水适量,文火煮 1.5～2 小时,加食盐调味,随量饮用。益气养阴。适用于慢性乙型肝炎属于气阴两虚者。

(3)垂盆金佛饮:垂盆草 30 克,郁金 10 克,佛手 10 克,金钱草 12 克,田螺 50 个,生姜 10 克,大枣 10 枚,食盐适量。将田螺用清水静养半天以去泥沙,捶碎螺壳,取出螺肉,其他用料洗净(生姜拍烂),备用。全部用料放入锅内,加水适量,文火煮 1.5～2.0 小时,加食盐调味,随量饮用。清热利湿,理气止痛。适用于无黄疸型乙型肝炎属于肝胆湿热者。

第 18 章

慢性胆囊炎

慢性胆囊炎系指胆囊慢性炎症性病变,大多为慢性结石性胆囊炎,占 85%～95%,少数为非结石性胆囊炎,如伤寒带菌者。本病可由急性胆囊炎反复发作迁延而来,也可慢性起病。临床表现无特异性,常见的是右上腹部或心窝部隐痛,食后饱胀不适,嗳气,进食油腻食物后可有恶心,偶有呕吐。在老年人,可无临床症状,称无症状性胆囊炎。

第一节　病因及发病机制

1. 病因

现代医学认为,本病多发生于胆石症的基础上,且常为急性胆囊炎的后遗症。其病因主要是细菌感染和胆固醇代谢失常。

(1)感染性胆囊炎:感染性胆囊炎是最常见的一种。胆囊病变较轻者,仅有胆囊壁增厚,重者可以显著肥厚,萎缩,囊腔缩小以至功能丧失。

(2)梗阻性胆囊炎:当胆囊管阻塞(结石等)时,胆汁潴留,胆色素被吸收,引起胆汁成分改变,刺激胆囊发生炎症。

(3)代谢性胆囊炎:由于胆固醇的代谢发生紊乱,而致胆固醇沉积于胆囊的内壁上,引起慢性炎症。

2. 发病机制

(1)慢性结石性胆囊炎:慢性胆囊炎,由于胆囊内含黏液性物,可见沉淀物、胆沙或结石及结缔组织增生和组织水肿使胆囊壁增厚的炎症改变。

(2)慢性非结石性胆囊炎

①代谢紊乱:由于胆固醇代谢紊乱,致胆固醇酯沉积于胆囊黏膜而引起轻度炎症,其中约有半数可有胆固醇结石之形成。

②感染:细菌可来自肠道和胆管,上行至胆囊;在败血症时,细菌可经血液或淋巴途径到达胆囊。慢性胆囊炎亦可由于病毒感染引起。真菌、寄生虫感染亦可导致慢性胆囊炎。

③运动功能障碍:胆管运动和(或)十二指肠乳头括约肌功能障碍可逐渐演变为器质性病变。胆囊排空时间延长,胆囊增大,渐渐出现胆囊壁纤维化、增厚伴慢性炎细胞浸润。

④血管因素:由于胆囊壁血管病变可导致胆囊黏膜损害,胆囊浓缩功能减低或丧失,终致胆囊壁纤维化。

(3)伴有结石的慢性萎缩性胆囊炎:胆囊可正常大小或萎缩较小,甚至如拇指端大。囊腔结石可为一枚或多枚,甚或充满整个胆囊,胆囊功能丧失,胆囊癌发生率较高。

(4)黄色肉芽肿样胆囊炎:病初时,由于急性胆囊炎和梗阻,胆汁集中在炎症的部位,消化脂质形成大、圆、苍白的黄色瘤细胞,导致局限性或弥漫性破坏性炎症。胆囊壁有黄色肉芽肿样肿块,胆囊壁增厚。

第二节　诊断要点

1. 临床表现

慢性胆囊炎症状、体征不典型。多数表现为胆源性消化不良,厌油腻食物、上腹部闷胀、嗳气、胃部灼热等,与溃疡病或慢性阑尾炎近似,胆囊区可有轻度压痛或叩击痛;若胆囊积水,常能扪及圆形、光滑的囊性肿块。

患者症状可以明显地从急性胆囊炎第一次发作后即不断出现,可以有不定期的反复发作,在急性发作时临床症状同急性胆囊炎;不发作时则临床症状模糊不清,类似慢性"胃病";也可以始终没有急性发作而仅表现为经常的上腹部隐痛不适和消化不良等。

患者通常有气胀、嗳气及厌食油腻现象,饱食以后常感上腹部不适,且在食后不减轻疼痛。患者常感有右肩胛骨下、右季肋下或右腰等处隐痛,结石嵌顿而有急性发作时,可出现右上腹钝痛,并有阵发性加剧,如结石进入胆总管,可见剧烈的胆绞痛,出现深黄疸等。

2. 诊断

慢性胆囊炎患者一般诊断并不困难,因多数患者有右上腹部一次或多次的绞痛病史和消化不良症状。正确的诊断有赖于:①胆囊部 X 线平片摄影;②胆囊造影;③B超检查最有诊断价值,可显示胆囊大小、囊壁厚度、囊内结石和胆囊收缩情况。或 CT、MRI 等。

第三节　治　疗

1. 治疗原则

(1)如慢性胆囊炎伴有胆石者,症状反复不缓解,无其他严重疾病,可行外科手术治疗。

(2)如患者不同意手术或症状较轻无反复发作者,非手术治疗。嘱患者平时低脂饮食,可口服消炎利胆片 6 片,每日 3 次;或 33%～50%硫酸镁 10 毫升,每日 3 次。另外,可口服一些溶石或排石的中药治疗。

(3)如急性发作,按急性胆囊炎处理。

2. 治疗方法

(1)一般治疗:卧床休息,给易消化的流质饮食,忌油腻食物,严重者禁食、胃肠减压,静脉补充营养、水及电解质。

(2)解痉、镇痛药物治疗:阿托品 0.5 毫克或山莨菪碱 5 毫克,肌内注射;硝酸甘油 0.3～0.6 毫克,舌下含化;维生素 K_3 8～16 毫克,肌内注射;必要时可用哌替啶镇痛。

(3)抗感染治疗:氨苄西林、环丙沙星、甲硝唑;还可选用氨基糖苷类或头孢菌素类抗生素,最好根据细菌培养及药敏试验结果选择抗生素。

(4)利胆:曲匹布通、消炎利胆片等,发作缓解后方可应用。

(5)外科治疗:发生坏死、化脓、穿孔、嵌顿结石者,应及时外科手术治疗。

(6)综合治疗:低脂饮食,口服利胆药,如硫酸镁、消炎利胆片、清肝利胆口服液、保胆健素等;应用熊去氧胆酸、消石素等溶石;有寄生虫感染者应当驱虫治疗。

(7)其他:经常保持愉快的心情,注意劳逸结合,寒温适宜。劳累、气候突变、悲观忧虑均可诱发此病急性发作。常食用利胆食物,保持大便通畅。

3. 中药治疗

中医学认为,慢性胆囊炎多为肝胆郁热、疏泄失常所致。当以清利肝胆、疏肝行气、调理气机为治则。

(1)郁金粉 20 克,白矾粉 15 克,火硝粉 30 克,滑石粉 60 克,甘草粉 10 克。研细混合,每次 10 克,大麦粥汁送下,每日 3 次。

(2)陈皮 10 克,佛手或柠檬(鲜品)、山楂、金钱草各 15 克。将其中的一种中药代茶饮,每日换一味。先将中药洗净,加入沸水中一杯或冷水煮服 15 分钟,随时喝,随时加入开水。

（3）金钱草 20 克,茵陈、佛手各 15 克,栀子 10 克,甘草 3 克。水煎服,每日 1剂,可长服。也可以每个月服药 3 周,停 1 周,连续 2～3 个月后停药观察。

（4）蒿芩茵陈清胆汤（自拟）:青蒿、茵陈、地骨皮各 15g,黄芩、栀子、竹茹、枳壳、玄胡、郁金（或姜黄）各 9 克,黄连、大黄（后下）各 3～9 克。水煎服,每日 1 剂。呕吐者,加重郁金 15～31 克,大黄（后下）15 克,加半夏、茯苓各 9 克;腹胀者,加陈皮、豆蔻各 3～9 克;黄疸或便秘者,加重大黄、茵陈用量,加元明粉（冲服）31 克;虫积者,加槟榔 15 克,乌梅、川楝子各 9 克。

（5）理胆汤:木香、黄芩、赤白芍各 12 克,柴胡、枳壳各 9 克,金钱草、郁金、山楂各 15 克,蒲公英 50 克,海金沙 18 克。每日 1 剂,水煎服。若脾虚湿滞,苔白腻,加党参、白术、薏苡仁;若气滞化火,苔黄燥,大便秘结,加龙胆草、生大黄、黄连、虎杖。

4. 预后

慢性胆囊炎如能积极治疗,大部分患者的病情能够得到控制。部分患者因治疗不彻底或机体抵抗力降低,可引起反复发作。少数长期慢性胆囊炎及合并胆管结石阻塞的患者,可引起急性胰腺炎或胆汁性肝硬化。

第四节 饮食调养

饮食调养是预防慢性胆囊炎发作和治疗慢性胆囊炎的最有效的方法之一。饮食营养与胆囊炎、胆结石之间有着 定的关系,胆固醇结石与人们的过度营养饮食不平衡有关。注意饮食调节,对预防胆囊炎、胆结石的发生可能会有一定的作用。控制饮食可以预防胆囊炎胆石症急性发作,在胆囊炎胆石症急性发作期,应禁食脂肪类食物,不要饱餐,而应采用高糖类流质饮食等。平时习惯少吃动物内脏、蛋黄等食物。但植物油脂有利胆作用,可适当食用,不必限制。多吃水果可以预防和减少胆囊炎的发生。

1. 营养需求

慢性胆囊炎的膳食,应根据病情给予低脂肪、低胆固醇的半流质食物或低脂肪、低胆固醇的软食。因鱼油中含大量多烯酸,能降低血中胆固醇水平,所以平日可多食用些鱼类。

（1）蛋白质食用要适量,足量的蛋白质有利于损伤组织的修复,但过量的蛋白质会增加胆汁的分泌,不利于胆囊炎性组织的修复。

（2）糖类:慢性胆囊炎的患者的热能主要来源于糖类,糖类易消化,利用率亦高。

（3）保持每日 1500～2000 毫升水量的摄入,以利于胆汁的稀释,减少胆汁滞积。

（4）忌食用刺激性食物或浓烈的调味品和酒类。

（5）适当用些含粗纤维的蔬菜和水果。避免便秘发生，因其能影响胆汁的排出。

（6）有规律的进食（一日三餐）是预防结石的最好方法，因为未进食时胆囊中充满了胆汁，胆囊黏膜吸收水分使胆汁变浓，易于形成胆泥。如果进食，当食物进入十二指肠时反应性地分泌胆囊收缩激素，使胆囊收缩，这时大量的胆汁被排出到达肠道内，可以防止结石的形成。

（7）适度营养并适当限制饮食中脂肪和胆固醇的含量，过多脂肪和胆固醇，就会使胆汁中胆固醇的浓度增高，会促使胆固醇结石的形成。因此，要注意营养适度，不宜摄入过多的胆固醇和动物脂肪。

（8）讲究卫生，防止肠道蛔虫的感染。养成良好的卫生习惯，预防蛔虫病的感染，预防胆色素结石的发生。

（9）保持胆囊的收缩功能，防止胆汁长期淤滞，对长期禁食使用静脉内营养的病人，应定期使用胆囊收缩药物，如胆囊收缩素等。

（10）要供给丰富的多种维生素，特别要注意补充维生素 B、维生素 K。

2. 食疗方

（1）干姜胡椒砂仁肚：干姜、胡椒、砂仁各 6 克，肉桂、陈皮各 3 克，猪肚 1 个，调料适量。将猪肚洗净，诸药布包，加水、调料同煮至猪肚烂熟后，去渣取汁饮，猪肚取出切片，调味食用，2 日 1 剂。

（2）丹参田鸡汤：丹参 30 克，大枣 10 克，田鸡 250 克，食盐、味精各适量。将丹参布包，大枣去核，田鸡去皮，洗净。加水同炖至田鸡熟后，去药包，加入食盐、味精等调食。每日 1 剂。

（3）金钱竹叶粥：金钱草 30 克，竹叶 10 克，大米 50 克，白糖适量。将金钱草、竹叶择净，放入锅中，加清水适量，浸泡 5～10 分钟。水煎取汁，加大米煮粥，待熟时，调入白糖，再煮两沸即成。每日 1 剂。

（4）山楂三七粥：山楂 10 克，三七 3 克，大米 50 克，蜂蜜适量。将三七研为细末，先取山楂、大米煮粥，待沸时调入三七、蜂蜜，煮至粥熟。每日 1 剂，早餐食用。

（5）无花果木耳大枣煲瘦肉：猪瘦肉 250 克，无花果 60 克，大枣 5 枚，黑木耳 15 克，葱、姜、花椒、食盐、味精各适量。将猪肉洗净、切片；大枣去核；黑木耳发开洗净，与无花果等同放锅中，加清水适量煮沸后，调入葱、姜、花椒、食盐等。待熟后，加味精调食，每日 1 剂。

（6）金钱败酱茵陈茶：金钱草、败酱草、茵陈各 30 克，白糖适量。煎汁 1000 毫升，加白糖代茶饮。

第 19 章

慢性胃炎

慢性胃炎系指不同病因引起的胃黏膜的慢性炎症或萎缩性病变。本病十分常见,其发病率在各种胃病中居首位,占接受胃镜检查患者的 80%～90%,男性多于女性,随年龄增长发病率逐渐增高。

本病进展缓慢,常反复发作,中年以上好发病。部分患者可无任何症状,多数患者可有不同程度的消化不良症状,体征不明显。各型胃炎其表现不尽相同。本病与精神因素关系密切,情绪波动、生气、精神压力或恐惧症的紧张心理可使症状加剧。胃窦炎多发于 30 岁以上的男性。这是其特点之一,也是老年人的常见疾病之一。慢性浅表性胃炎,预后良好,少数可演变为萎缩性胃炎。萎缩性胃炎伴有重度肠腺化生或(和)不典型增生者有癌变可能。

第一节　病　因

1. 病因

慢性胃炎的病因尚未完全阐明,可能与下列因素有关。

(1)急性胃炎的遗患:急性胃炎后,胃黏膜病变持久不愈或反复发作,均可形成慢性胃炎。

(2)刺激性食物和药物:长期服用对胃黏膜有强烈刺激的饮食及药物,如浓茶、烈酒、辛辣或水杨酸盐类药物;或进食时不充分咀嚼,粗糙食物反复损伤胃黏膜;或过度吸烟,烟草酸直接作用于胃黏膜所致。

(3)十二指肠液反流:患者因幽门括约肌功能失调,常引起胆汁反流,进一步引起损伤,引起的慢性胃炎。烟草中的尼古丁能使幽门括约肌松弛,故长期吸烟者可助长胆汁反流而造成胃窦炎。

(4)免疫因素:免疫功能的改变在慢性胃炎的发病上已普遍受到重视。慢性胃炎,特别是萎缩性胃炎,与某些自身免疫反应相关,如慢性甲状腺炎、糖尿病、慢性肾上腺皮质功能减退等均可伴有慢性胃炎,提示本病可能与免疫反应有关。

(5)感染因素:慢性胃炎与幽门螺杆菌感染相关,其炎症程度与细菌数量成正相关。用抗生素治疗后,症状和组织学变化可改善甚或消失。

（6）X 线照射：深度 X 线照射胃部，可引起胃黏膜损害，产生胃炎。

（7）环境气候变化：如环境改变，气候变化，人若不能在短时间内适应，就可引起胃肠功能的紊乱，产生胃炎。

2. 诱因

（1）过度的精神刺激、忧郁及其他精神因素反复作用于大脑皮质，造成大脑皮质功能失调，导致胃壁血管的痉挛性收缩，胃黏膜发生炎症或溃疡。

（2）由于鼻、口腔、咽喉等部位感染病灶的细菌或毒素不断地被吞入胃内；或胃内缺乏胃酸，细菌易在胃内繁殖，长期作用而引起慢性胃炎。

（3）充血性心力衰竭或门静脉高压症的患者，胃黏膜长期处于淤血、缺氧，引起营养障碍导致胃炎。

（4）胃酸缺乏，细菌容易在胃内繁殖，也可造成慢性胃炎。

（5）营养缺乏，内分泌功能障碍、免疫功能异常，可引起慢性胃炎。

（6）老年人随年龄增加而出现牙缺损，食物咀嚼不充分或者未咀嚼吞下入胃。老年人味觉下降，食道、胃黏膜逐渐萎缩，蠕动力差，喜吃刺激性食物或长期饮浓茶、酒、咖啡、过度吸烟等引起炎症。

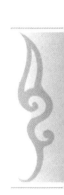

第二节　诊断要点

1. 分类及特征

慢性胃炎通常按其组织学变化和解剖部位加以分类。

（1）浅表性胃炎：炎症仅及胃黏膜的表层上皮，包括糜烂、出血，须指明是弥漫性或局限性，后者要注明病变部位。

（2）萎缩性胃炎：炎症已累及黏膜深处的腺体并引起萎缩，如伴有局部增生。

（3）肥厚性胃炎：以胃黏膜皱襞显著肥厚如脑回状为特征，好发于胃底和胃体，呈局灶性或弥漫性。

2. 临床表现

慢性胃炎缺乏特异性症状，症状的轻重与胃黏膜的病变程度并非一致。大多数患者常无症状或有程度不同的消化不良症状，如上腹隐痛、食欲减退、餐后饱胀、反酸等。萎缩性胃炎患者可有贫血、消瘦、舌炎、腹泻等，个别患者伴黏膜糜烂者上腹痛较明显，并可有出血。

上腹痛、消化不良、呕血、黑便反复发作，无规律性腹痛、疼痛经常出现于进食过程中或餐后及多数位于上腹部、脐周间歇性隐痛或钝痛，严重者为剧烈绞痛。常伴有食欲缺乏、恶心、呕吐、腹胀,继续影响营养状况。胃黏膜糜烂出血者伴呕血、黑粪。

(1)浅表性胃炎:可有慢性不规则的上腹隐痛、腹胀、嗳气等,尤以饮食不当时明显,部分患者可有反酸、上消化道出血,此类患者胃镜证实糜烂性及疣状胃炎居多。

(2)萎缩性胃炎:可出现明显厌食、体重减轻、舌炎、舌乳头萎缩,伴有贫血。有胆汁反流时,常表现为持续性上中腹部疼痛,可伴有含胆汁的呕吐物和胸骨后疼痛及烧灼感,有时可有反复小量上消化道出血。

3. 实验室及其他检查

(1)血清学检测:慢性萎缩性胃炎血清胃泌素常升高,这是因胃酸缺乏不能抑制 G 细胞分泌之故。若病变严重,不但胃酸和胃蛋白酶原分泌减少,内因子分泌也减少。

(2)胃肠 X 线钡餐检查:用气钡双重造影显示胃黏膜细微结构时,可用于萎缩性胃炎、胃窦胃炎、疣状胃、胃癌等胃部疾病的诊断,对胃下垂的诊断意义较大。

(3)胃镜和活组织检查:是诊断慢性胃炎及其他胃病的主要检查方法。通过胃镜检查及镜下活检标本做病理学及幽门螺杆菌检测,对胃、十二指肠疾病的诊断和疾病性质的判断有较好的意义,同时还可进行镜下止血等治疗。

第三节　治疗与预防

1. 治疗

(1)常规治疗:大部分浅表性胃炎可逆转,少部分可转为萎缩性。萎缩性胃炎随年龄逐渐加重,但轻症亦可逆转。因此,对慢性胃炎治疗应及早从浅表性胃炎开始,对萎缩性胃炎也应坚持治疗。

(2)消除病因:祛除各种可能致病的因素,如避免进食对胃黏膜有强刺激的饮食及药品,戒烟忌酒。注意饮食卫生,防止暴饮暴食。积极治疗口、鼻、咽部的慢性疾患。加强锻炼提高身体素质。

(3)药物治疗:疼痛发作时可用镇痛药,如阿托品、溴丙胺太林、颠茄合剂等。胃酸增高可用抑酸药和胃黏膜保护药;对幽门螺杆菌感染者可适当用抗生素等。药物的运用要在专科医师的指导下服用。

(4)常用西药:硫糖铝、复方氢氧化铝(胃舒平)、复方颠茄片、乳酶生、多酶片、胃蛋白酶(胃酶)、多潘立酮(吗丁啉)、抗生素等。

(5)中药和中成药:保和丸、良附丸、香砂养胃丸、舒肝健胃丸、健胃片、左金丸、理中丸、桂附理中丸、枳术丸、胃苏冲剂、元胡止痛片、玉竹冲剂等。

2. 预防

慢性胃炎预防主要是增加机体抵抗力,锻炼能够适应环境改变的能力。搞好生活管理,注意饮食卫生,保证身体健康。避免或减少对胃刺激性过大的食物。及时、妥善地处理急性胃炎,去除体内的感染病灶(口、鼻、咽喉)。

第四节　中医治疗

慢性胃炎是最常见的胃病,属中医学"胃脘痛""痞满""吞酸""嘈杂""纳呆"等病范畴。中医认为,慢性胃炎多因长期情志不遂,饮食不节,劳逸失常,导致肝气郁结,脾失健运,胃脘失和,日久中气亏虚,从而引发种种症状。在临床上应根据患者的实际情况给予辨证论治。

1. 食滞伤胃型

(1)主症:患者饮食不节致使脾胃受损,食积胃脘,胀满痞痛,恶心呕吐,嗳腐吞酸,大便秘结有腐败异臭,舌质红,苔厚黄腻,脉象弦滑。

(2)治则:证属食滞伤胃、腑气不通,宜健脾和中、消食开胃。

(3)方药:白术、茯苓各 12 克,山楂、神曲、鸡内金、麦芽、炒莱菔子各 15 克,木香、厚朴、半夏、陈皮、枳实、大黄各 10 克,生姜 5 片。

(4)用法:每日 1 剂,水煎服。

2. 脾胃虚寒型

(1)主症:患者胃脘坠胀不舒,食欲缺乏,呕吐酸水,隐隐作痛,遇寒加重,得暖则轻,饿时疼甚,进食稍减,大便稀溏,神疲乏力,舌质淡、胖大、边有齿印,苔薄白,脉象沉细弱或浮大无力。

(2)治则:证属中气不足、脾胃虚寒,宜补中益气、健脾温胃。

(3)治则:炙黄芪 30 克,党参 15 克,白术、茯苓、山药、扁豆、海螵蛸、煅瓦楞子各 12 克,陈皮、良姜、香附、吴茱萸、炙甘草各 10 克。

(4)用法:每日 1 剂,水煎服。

3. 胃阴亏虚型

(1)主症:患者胃脘灼热疼痛,嘈杂不适,虽饥而纳差,口干口渴,大便艰涩,舌质红有裂纹,舌苔光剥或少苔,脉象弦细数。

(2)治则:证属肝脾不和、胃阴亏虚,宜疏肝健脾、益阴养胃。

（3）方药：蒲公英、白花蛇舌草各 30 克，北沙参、玉竹、白芍、全瓜蒌各 15 克，麦冬、天花粉、草决明、草石斛、山楂各 12 克，川楝子、醋延胡索各 10 克，甘草 6 克。

（4）用法：每日 1 剂，水煎服。

4. 热邪犯胃型

（1）主症：患者胃脘灼热疼痛，嘈杂易饥，口苦咽干，反酸吐苦水，便秘，舌质红苔薄黄，脉象弦细。

（2）治则：证属热邪犯胃、中焦郁滞，宜疏利中焦、清热和胃。

（3）方药：蒲公英、败酱草各 30 克，白花蛇舌草、白芍各 15 克，枳壳、佛手、连翘、黄芩各 10 克，海螵蛸、煅瓦楞子各 12 克，黄连、吴茱萸 6 克。

（4）用法：每日 1 剂，水煎服。

5. 肝郁犯胃型

（1）主症：患者胃脘痞满隐痛，两胁撑胀疼痛，嗳气频频，时有泛酸，食欲减退，舌质红苔薄白微黄，脉象弦细。

（2）治则：证属肝郁气滞、胃失和降，宜疏肝理气、健脾安胃。

（3）方药：柴胡、白芍各 15 克，白术、茯苓、香附、醋延胡索各 12 克，当归、川楝子、乌药、枳壳、佛手、紫苏梗、吴茱萸各 10 克，黄连、甘草各 6 克。

（4）用法：每日 1 剂，水煎服。

6. 瘀滞伤胃型

（1）主症：患者胃脘刺痛或锐痛，痛处拒按，时感胃部灼热嘈杂，纳差，舌质暗紫有瘀斑苔薄黄，脉象涩滞。

（2）治则：证属气滞血瘀、郁热伤胃，宜活血化瘀、行气理胃。

（3）方药：丹参、蒲公英各 30 克，白花蛇舌草、半枝莲各 20 克，香附、延胡索各 12 克，三棱、莪术、五灵脂、蒲黄、川楝子、乌药各 10 克，砂仁 6 克。

（4）用法：每日 1 剂，水煎服。

7. 肝火犯胃型

（1）主症：患者因久病脾胃气虚，情志不舒，郁而化火，致使胃脘痞满隐痛，食后疼痛加重，经常有胃烧灼感、反酸，口苦发黏，便溏，舌质淡红，苔黄腻，脉细数。

（2）治则：证属虚实夹杂、肝火犯胃，治宜疏肝理气、清热调胃。

（3）方药：党参、柴胡、茯苓各 15 克，半夏、黄芩、栀子、木香、佛手、生麦芽各 10 克，黄连、吴茱萸、甘草各 6 克。

（4）用法：每日 1 剂，水煎服。

8. 湿困脾胃型

（1）主症：患者胃脘痞闷，纳呆，少食即感胀，口淡无味，渴而少饮，肠鸣辘辘，大便稀溏，身重乏力，困倦懒动，舌质淡、胖，苔白腻，脉象濡细。

（2）治则：证属湿阻脾胃、困遏中焦，宜健脾祛湿、理气醒胃。

（3）方药：薏苡仁 30 克，苍术、茯苓、鸡内金各 12 克，藿香、佩兰、白蔻仁、厚朴、菖蒲、半夏、陈皮、干姜、枳壳、连翘各 10 克。

（4）用法：每日 1 剂，水煎服。

第五节　饮食调养

1. 饮食原则

人们常说"人食五谷杂粮，孰能无疾"。而饮食入口，首先影响的就是胃。胃黏膜血管丰富，具有对食品的贮存、消化和运送功能。所以饮食不调是引起胃病的重要因素。慢性胃炎是一种十分常见的消化道疾病，以胃黏膜的非特异性炎症为主要病理变化，根据胃黏膜的组织学改变，可分浅表性、萎缩性、肥厚性三种类型。临床上共有的症状为：上腹部闷胀疼痛、嗳气频繁、反酸、食欲减退、消瘦、腹泻等症。由于在慢性胃炎发病中饮食因素占有重要地位，因此养成良好的饮食习惯是防治胃炎的关键，这也是与其他疾病不同的地方。总的来说，预防慢性胃炎应做到下面几个原则。

（1）保持精神愉快：精神抑郁或过度紧张和疲劳，容易造成幽门括约肌功能紊乱，胆汁反流而发生慢性胃炎。

（2）戒烟忌酒：烟草中的有害成分能促使胃酸分泌增加，对胃黏膜产生有害的刺激作用，过量吸烟会引起胆汁反流。过量饮酒或长期饮用烈性酒能使胃黏膜充血、水肿，甚至糜烂，慢性胃炎发生率明显增高。所以应戒烟忌酒。

（3）忌过酸、过辣等刺激性食物及生冷不易消化的食物：饮食时要细嚼慢咽，使食物充分与唾液混合，有利于消化和减少胃部的刺激。饮食宜按时定量、营养丰富及含维生素 A、维生素 B、维生素 C 多的食物。忌服浓茶、浓咖啡等有刺激性的饮料。

（4）"饮食五宜"：宜慢，细嚼慢咽可以减少粗糙食物对胃黏膜的刺激；宜节，饮食应有节律，切忌暴饮暴食及食无定时；宜洁，注意饮食卫生，杜绝外界微生物对胃黏膜的侵害；宜细，尽量做到进食较精细易消化、富有营养的食物；宜清淡，少食肥、甘、厚、腻、辛辣等食物，少饮酒及浓茶。

2. 饮食注意事项

慢性胃炎的发病多与饮食习惯有密切的关系,如长期过量饮酒、浓茶、咖啡,长期过量食用辣椒、芥末等刺激性强的调味品。更重要的是,不合理的饮食习惯,如不按时进餐或不进早餐,盲目减肥控制进餐或暴饮暴食使胃黏膜受损伤。因此,合理的饮食调理对防治慢性胃炎有着极其重要的意义。

(1)食宜定时定量:每日三餐应按时进食,且不宜吃得过饱。正餐之间可少量加餐,但不宜过多,以免影响正餐。

(2)注重软、烂、消化:食用的主食、蔬菜及鱼肉等荤菜,特别是豆类、花生米等硬果类都要煮透、烧熟,使之软烂,便于消化吸收。少吃粗糙和粗纤维多的食物。要求食物要精工细作,富含营养。

(3)保持新鲜、清淡:各种食物均应新鲜,不宜存放过久食用。吃新鲜而含纤维少的蔬菜及水果,如冬瓜、黄瓜、番茄、土豆、菠菜叶、小白菜、苹果、梨、香蕉、橘子等。吃清淡少油的膳食,清淡膳食既易于消化吸收,又利于胃病的康复。

(4)讲究烹调方法:宜选用的烹调方法为蒸、煮、焖、炖、烩、汆。不宜选用煎、炸、熏、烤等烹调方法,因为用这些方法加工出的菜肴不易消化,机体很难吸收。

(5)莫忘饮食禁忌:慢性胃炎患者忌饮烈性酒(其他酒类也应少饮或不饮)、香烟、浓茶、咖啡,忌食辣椒、芥末等刺激性强的调味品。不宜吃过甜、过咸、过浓、过冷、过热、过酸的汤类及菜肴,以防伤害胃黏膜。大量饮用碳酸饮料也会对胃黏膜造成不同程度的损害。

3. 常用食疗药膳方

(1)猴头菇炖猪肚:猪肚 1 只,猴头菇 100 克,莲子 30 克,大枣 10 枚,黄酒、酱油、白糖各适量。先将洗净的猪肚在高压锅里煮 10 分钟,捞起后用清水洗净泡沫,切成条状;用温水泡发猴头菇;莲子去皮、心;大枣去核。将四物放入砂锅,加黄酒、酱油、白糖,烧开后加水,再用文火炖至猪肚酥烂,佐餐食用。健脾益胃,益气养血,利五脏,助消化,增进食欲。

(2)胡萝卜炒陈皮瘦肉丝:胡萝卜 200 克,陈皮 10 克,猪瘦肉 100 克,植物油、食盐、黄酒、香葱各适量。胡萝卜切丝,猪肉切丝后加盐、黄酒拌匀,陈皮浸泡至软切丝。先炒胡萝卜至成熟后出锅,再用植物油炒肉丝、陈皮 3 分钟,加入胡萝卜丝、食盐、黄酒同炒至干,加水少量焖烧 3～5 分钟,撒入香葱即成。宽胸理气。

(3)丁香鸭:公丁香 5 克,肉桂 5 克,草豆蔻 5 克,鸭子(约 1000 克)1 只,葱、姜、食盐、味精、香油各适量。鸭子洗净,公丁香、肉桂、草豆蔻用清水 3500 毫升煎熬 2 次,每次 20 分钟,滤出汁,约 3000 毫升,将药汁倒入砂锅,放入鸭子,加葱、姜,用文火煮至七成熟,捞出晾凉。在锅中放卤汁,将鸭子入卤汁煮熟,捞出,卤汁中加冰糖

10 克及食盐、味精,再放入鸭子,用文火边滚边浇卤汁,皮色红亮时捞出,抹香油即成。理气温中止痛。

(4)陈皮油淋鸡:公鸡(约 1500 克)1 只,陈皮 20 克,葱、姜、花椒、食盐、植物油、香油、冰糖、味精各适量。清水 1000～1500 毫升,加入 1/2 陈皮及姜、葱、花椒、食盐少量,把洗净的鸡放入煮至六成熟,捞出。卤汁入锅烧沸,再入鸡,用文火煮熟,捞出待用。锅内留卤汁少许,放入冰糖及味精、食盐收成汁,涂抹在鸡表面上。植物油入锅内烧熟,另 1/2 陈皮切丝炸酥。将鸡倒提,用热油反复淋烫至颜色红亮为度,再往鸡的表面抹上香油,然后切成小块装盘,撒上炸酥的陈皮丝即成。理气开胃。

(5)丁香姜糖:白砂糖 50 克,生姜末 30 克,丁香粉 5 克,香油适量。白砂糖加少许水,放入砂锅,文火熬化,加生姜末、丁香粉调匀,继续熬至挑起不粘手为度。另备一大搪瓷盆,涂以香油,将熬的糖倒入摊平,稍冷后趁软切成 50 块。温中降逆,益气健脾。

(6)金橘饮:金橘 200 克,白蔻仁 20 克,白糖适量。金橘加水用中火烧 5 分钟,再加入白蔻仁、白糖,用小火略煮片刻即可。疏肝解郁,调和脾胃。

(7)鸡内金饼:鸡内金 10 克,大枣 30 克,白术 10 克,干姜 1 克,面粉 500 克,白糖 300 克,白糖、发酵粉各适量。将鸡内金、大枣、白术、干姜同入锅内,加水用文火煮 30 分钟,去渣留汁备用。将药汁倒入面粉,加白糖、发酵粉揉成面团,待发酵后做成饼。将饼置于蒸笼上,武火蒸 15 分钟后即成。消食化积,健脾益胃。

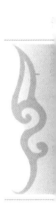

(8)鹌鹑汤:鹌鹑 1 只,党参 15 克,淮山药 30 克。鹌鹑、党参、山药洗净后同放锅内,加清水 800 毫升,煮至鹌鹑熟即可。健脾益气和胃。

(9)白术猪肚粥:白术 30 克,猪肚 1 只,粳米 60 克,生姜适量。将猪肚洗净,切成小片,同白术、生姜加水 1000 毫升,煎煮取汁约 600 毫升,再加粳米同煮成粥,早晚分食。适用于慢性浅表性胃炎之脾胃虚弱的食欲缺乏,脘腹作胀,大便滞下等。

(10)豆蔻馒头:白豆蔻 15 克,面粉 1000 克,酵母 50 克。将白豆蔻研为细末,待面粉发酵后,一起加入制成馒头。适用于脾胃气滞的脘腹胀痛、食欲缺乏或胃脘冷痛、恶心呕吐等。

(11)曲末粥:神曲 10～15 克,粳米 30～60 克。先将神曲捣碎,加水 2000 毫升,煎至 1000 毫升取汁,再加入粳米煮成稀粥,分早晚温食。适用于脾胃虚弱的食欲缺乏,食积难消,嗳腐吞酸,脘闷腹胀等。

(12)甘松粥:甘松 5 克,粳米 50 克。先煎甘松煎汁,另将粳米煮成稀粥后,入甘松汁,稍煮一二沸即可,分早晚空腹食用。适用于气闷胸痛、脘腹胀满、食欲缺乏、胃寒呃逆、呕吐诸症。

(13)玉竹粥:鲜玉竹 30～60 克,粳米 60 克,冰糖适量。先将鲜玉竹洗净,除去根须,切碎,加水 1000 毫升,煎取浓汁约 500 毫升,再加粳米煮为稀粥,和入糖即可,每日分 3～4 次食用。适用于胃火炽盛或阴虚内热、消谷善饥之胃炎患者。

(14)石斛花生:鲜石斛 30 克,花生仁 50 克。先用石斛煎水,再加入花生同煮,至花生熟,水焖干为度,平时嚼服花生。适用于胃阴不足的胃脘灼痛、食欲缺乏、大便秘结者。

(15)玉竹焖鸭:玉竹 50 克,沙参 50 克,老鸭 1 只,生姜、大葱、味精、食盐等调味品各适量。将老鸭宰杀后,除去毛和内脏,洗净,放砂锅内;将沙参、玉竹放入,加清水适量。先以武火煮沸,再用文火焖煮 1 小时以上,至鸭肉扒烂为止。去药渣,放入调味品,再烧汤。吃肉喝汤及佐餐食物。适用于慢性胃炎之胃阴不足证,胃脘隐痛、口干咽燥、大便秘结等。

(16)椒面饼:蜀椒 6 克,面粉 60 克,葱白茎、味精、香油、食盐各适量。将蜀椒去闭口者,去椒目,焙干研末,与面粉拌和,加水揉成小饼状。将水烧沸,下椒面饼,煮熟后放入葱白,并加味精、香油、食盐等调味。吃面饼喝汤。适用于寒凝气滞之胃脘冷痛、胀闷不舒、食欲缺乏等。

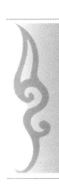

第 20 章

慢性肠炎

慢性肠炎泛指肠道的慢性炎症性疾病,其病因可为细菌、真菌、病毒、原虫等微生物感染,亦可为变态反应等原因所致。临床表现为长期慢性,或反复发作的腹痛、腹泻及消化不良等症,重者可有黏液便或水样便。

本病可由急性肠炎迁延或反复发作而来,病程多在 2 个月以上。长期过度疲劳、情绪激动、过度精神紧张,加以营养不良,都可成为慢性肠炎的诱因。也可继发于咀嚼障碍、胃酸缺乏、胃大部切除术后、肠道寄生虫病等疾病。

第一节　病　因

1. 慢性肠道细菌感染性疾病

如慢性细菌性痢疾、溃疡型肠结核、沙门菌感染、肠道菌群失调。

2. 肠寄生虫病

如慢性阿米巴痢疾、慢性血吸虫病、肠鞭毛虫病、结肠小袋纤毛虫病、肠道蠕虫病等。

3. 非细菌性炎症

如克罗恩病、慢性非特异性溃疡性肠炎、结肠憩室炎、结肠息肉并发结肠炎等。

4. 肠肿瘤

如结肠癌、直肠癌、小肠恶性淋巴瘤。

5. 胃源性慢性腹泻

如慢性萎缩性胃炎、胃癌晚期、胃空肠吻合术后。

6. 胰源性慢性腹泻

如慢性胰腺炎、胰腺癌晚期。

7. 内分泌、代谢障碍疾病

甲状腺功能亢进、慢性肾上腺皮质功能减退症、垂体前叶功能减退症、糖尿病。

8. 其他

尿毒症、糙皮病、放射性肠炎、硬皮病;痉挛性结肠综合征(过敏性结肠炎)、神经精神性腹泻;肝、胆管疾病所致的慢性腹泻。

第二节　诊断要点

1. 临床表现

(1)消化道症状:常呈现间断性腹部隐痛、腹胀、腹痛、腹泻,遇冷、进油腻之物或遇情绪波动,或劳累后尤著。排便次数增加,日行几次或数十余次,肛门下坠,大便不爽。慢性肠炎急性发作时,可见高热、腹部绞痛、恶心呕吐、大便急迫如水或黏冻样血便。

(2)全身症状:呈慢性消耗症状,面色不华,精神萎靡,少气懒言,四肢乏力,喜温怕冷。如在急性炎症期,除发热外,可见失水、酸中毒或休克出血表现。

(3)体征:长期腹部不适或少腹部隐隐作痛,查体可见腹部、脐周或少腹部为主有轻度压痛、肠鸣音亢进、脱肛。

2. 实验室检查及其他检查

(1)外周血检查:血常规中可见白细胞、红细胞升高,血沉增快。
(2)粪便常规或培养:多见异常,可见到少量白细胞和红细胞或少量脓细胞。如细菌感染,可发现致病菌。粪便培养可找到致病菌。
(3)X线钡剂检查和结肠镜检查:可排除其他特异性肠道炎症。

第三节　中医对慢性肠炎的认识

中医学无慢性肠炎的病名,但根据其病的临床特点,属中医学的慢性腹痛、慢性腹泻范畴。其病位,本病在脾胃,与肝肾密切相关。其病性,本虚标实,虚实夹杂。脾胃肝肾之气失司为本,胃肠功能失调为辅,致气血逆乱,脏腑失调,阴阳不和等病理变化。清浊不分、混杂而下,走于大肠泄泻为其临床特点。

1. 辨证分型

本病病因主要由于饮食不节、情志失调和房事过度而致脾肝肾功能障碍。脾胃为后天之本,脾主运化水谷精微。胃主受纳,为水谷之海。肝主疏泄、肝气条达,则疏泄有利于脾胃之气的升降。肾为先天之本,命门火衰,不能温煦脾阳,而致泄泻遂成本病。其病位在脾胃,与肝肾关系密切。病性为本虚标实,虚实夹杂之证。脾胃肝肾之气失司为本,导致清浊不分,升降失和,混杂而下,并走大肠泄泻为标。由于脾失健运、胃失和降、肾阳不足、肝失疏泄,致消化、吸收发生障碍而致泄泻。病情反复发作,时轻时重,缠绵难愈,病程较长。根据慢性肠炎的临床特征,辨证可分为:脾胃虚弱、肾阳虚衰、肝气乘脾、瘀阻肠络。

(1)脾胃虚弱:久病不愈或寒湿之邪困阻中焦,使脾胃虚弱。脾为中土,喜燥恶湿,主运主升。胃乃腑脏,喜润恶燥,主受纳主降。两者相辅相成,一纳一运,燥湿相济,共同完成吸收转运水谷功能。今脾胃虚弱,清浊不分,升降失和,致气机逆乱,致水反为湿,谷反为滞,湿滞内停,肠腑混浊而下,遂成本病。

(2)肾阳虚衰:肾为先天之本,又为命门之火脏,主一身阳气,具有温煦、气化、推动气血、脏腑的功能。肾阳不足,命门火衰,脾阳得不到阳气的温煦,致脾肾阳虚,阴寒积盛,胃关不固,中气下陷,运化失司,久泻不止,疼痛缠绵,致发本病。

(3)肝气乘脾:七情所伤,情绪不稳,气机不利,肝失条达,肝气不舒,疏泄失常,横逆乘脾,失其健运,而致本病。

(4)瘀阻肠络:由于泄泻日久,病邪入络,血瘀肠络,不通则痛,以致腹部刺痛,痛有定处,按之痛甚;瘀阻气滞,等瘀血内阻之征。

2. 辨证要点

(1)辨病缓急:慢性泄泻发病缓慢,病程较长,迁延日久,每因饮食不当,劳倦过度而复发,常以脾虚证为主。或病久及肾,出现五更泄泻,腰膝怕冷,是命门火衰,脾肾同病,治疗则脾肾同治。

(2)辨病轻重:一般泄泻,若脾胃不败,饮食如常,多属轻证,预后良好。若泄泻不能食,形体消瘦,泄下无度;或久泻滑脱不禁,致津伤液竭,则每有亡阴、亡阳之变,多属重证。《中藏经》说:"病洞泄不下食,脉急则死。"可见能食与不能食,对于权衡泄泻的轻重有重要意义。

(3)辨寒虚:凡病程较长,腹痛不甚,腹痛喜按,小便利,不渴,多属虚证。粪质清稀如水,腹痛喜温,畏寒胀冷,顽固不化,手足欠温,多属寒症。

(4)辨兼挟症:泻而兼有恶寒自汗、发热头痛、脉浮者,为挟风;泄泻发生在炎夏酷暑季节,症见身热烦渴、头重自汗、脉濡数,为挟暑;泄泻而兼脘腹痞闷、嗳腐酸臭,为挟伤食。

3. 中医分类

中医学认为,慢性结肠炎大多为湿热壅结、脾肾阳虚、气血两虚、气滞血瘀、饮食失调、劳累过度、精神因素而诱发。

（1）腹泻型：泄泻、大便不成形、腹痛、黏液便、脓血便、肠鸣及排便不畅、不尽、里急后重，伴有消瘦、全身乏力、恶寒、头昏等症。

（2）便秘型：大便秘结，如羊屎样，排便不畅、不尽，甚则数日内不能排大便，有一部分患者原有长期腹泻史，伴有腹痛、消瘦、口干、腹胀贫血等症，易恶变。

（3）腹泻便秘交替型：大便时干时稀、时有黏液、便血，伴有腹痛、腹胀等症。慢性溃疡性结肠炎属自身免疫性疾病，可能与某些病原体感染、遗传基因及精神因素有关，大多病程长、病情缠绵难愈，大便带黏液和脓血，患者十分痛苦，这些症状不是通过调理脾胃、健脾益肠就能解决的，而应寒热通用、健脾和中、调理阴阳，才能从根本上治疗肠炎。

第四节　治　疗

1. 一般治疗

（1）适当休息，进食易消化的食物，禁食油煎和刺激性食物。

（2）酌用止泻药，可给碱式碳酸铋、复方樟脑酊，每日 3 次。

（3）解痉药，可用阿托品，每日 3 次；溴丙胺太林，每日 3 次。

（4）抗生素：按细菌培养和药敏试验选择抗生素，也可用小檗碱（黄连素）液或大蒜浸液，保留灌肠，每日 1 次，10～20 日为 1 个疗程。

2. 药物治疗

（1）细菌感染，除选用细菌培养有效抗生素外，可选用小檗碱（黄连素）、元胡止痛片、胃肠灵，每日 3 次。

（2）病情出现发热、脱水、休克可适当选用抗生素，必要时输液输血或吸氧。

3. 中医治疗

（1）脾胃虚弱型

主症：大便时溏时泻，迁延反复，完谷不化，纳呆食少，食后不舒，稍进油腻食物，则大便次数明显增多，面色萎黄，神疲倦怠，舌淡苔白，脉细弱。

分析：脾胃虚弱而致泻下，主由脾气虚弱，清阳不升，运化失职所致，故见大便溏泻，完谷不化；脾虚不运，则纳食减少或食后脘闷不适，久泻不止；脾胃气虚，化源不足，致面色萎黄，疲乏倦怠；舌淡苔白，脉细弱，均属脾胃虚弱之象。

治则：健脾益气。

方药：参苓白术散。方中人参、白术、茯苓、甘草健脾益气；砂仁、陈皮、桔梗、扁

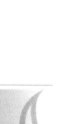

豆、山药、莲子肉、薏苡仁理气健脾化湿,是治疗脾虚泄泻的常用方药。

　　加减:若脾阳虚衰、阴寒内盛者,可配伍附子理中汤,以温中散寒;若久泻不愈、中气下陷,而兼有脱肛者,可投补中益气汤,重用黄芪、党参以益气升清,健脾止泻。

　　(2)肝气乘脾型

　　主症:素有胸胁胀闷,嗳气食少,每因抑郁恼怒或情绪紧张之时,即腹痛,腹泻,舌淡红,脉弦。

　　分析:七情所伤,情绪不稳,激怒之时,气机不利,肝失条达,横逆乘脾,失其健运,故腹痛则泻。肝气不舒,疏泄失常,故胸胁胀闷,嗳气食少。舌淡、脉弦,均为肝旺脾虚之象。

　　治则:抑肝扶脾。

　　方药:痛泻要方。方中白术健脾补虚;白芍养血柔肝;陈皮理气醒脾;防风升清止泻。共奏疏肝解郁,健脾止泻之功。

　　(3)脾肾阳虚型

　　主症:黎明之前,脐周作痛,肠鸣即泻,泻后则安,形寒肢冷,腰膝酸软,舌淡苔白,脉沉细。

　　分析:肾阳虚衰,不能温煦脾土,而黎明之前,阳气未振,阴寒较盛,故见脐腹作痛,肠鸣而泻,泻后自安。形寒肢冷,腰膝酸软,舌淡苔白,脉沉细,均属脾肾阳虚不足之征象。

　　治则:温补脾肾,固涩止泻。

　　方药:理中汤合四神丸。方中补骨脂补肾阳;肉豆蔻、吴茱萸温中散寒;五味子收敛止泻。配合理中汤温中健脾,主治脾肾虚寒之腹泻。

　　加减:如年老体衰、久泻不止、中气下陷,宜加入益气升阳及收涩之品,如人参、黄芪、诃子肉、石榴皮、赤石脂、炒米壳之类,亦可合用桃花汤以固肠收敛止泻。

　　(4)瘀阻肠络型

　　主症:泄泻日久,泻后不爽,腹部刺痛,痛有定处,按之痛甚,面色晦滞,口干不欲饮,舌边有瘀斑或舌质暗红,脉弦而涩。

　　分析:泄泻日久,病邪入络,血瘀肠络,不通则痛,故有腹部刺痛,痛有定处,按之痛甚;瘀阻气滞,故有泻后不尽之感;口干不欲饮,面色晦滞,舌边有瘀斑,舌质暗红,脉弦而涩,均为瘀血内阻之征。

　　治则:化瘀通络,和营止血。

　　方药:少腹逐瘀汤主之。方中以蒲黄、五灵脂与当归、川芎配伍为君药,合延胡索、没药活血定痛;桂心、小茴香、干姜温经散瘀,使肠络瘀血得散,则泄泻腹痛而止。

　　加减:若气血瘀滞、化为脓血、大便挟有赤白黏冻样,可与白头翁汤合用,以清热凉血,利湿解瘀。

第五节　预防及饮食调养

1. 预防措施及注意事项

(1)慢性肠炎多因不洁饮食所引起,故预防最要紧的是食物之清洁及保存安全。尽量不要吃生冷东西,吃东西要煮沸、洗净消毒灭菌。食物不可放置在温室太久,以防变质。要注意扑灭苍蝇、蟑螂,以及保持环境清洁,加强饮水卫生和水源管理。注意个人卫生及卫生教育,要常常洗手,防止肠道疾病的传播。

(2)要加强锻炼,增强体质,使脾旺不易受邪;一般应进食柔软、易消化、富有营养和足够热量的食物。宜少量多餐,补充多种维生素。不吃腐败变质的食物,不喝生水,生吃瓜果要烫洗,要养成饭前便后洗手的良好习惯。

(3)注意休息和增加营养,给予易消化的食物,如米汤、粥汤等。若虚寒腹痛泄泻者,亦可予以淡姜汤饮之,以温振脾阳,调和胃气。忌食辛辣、肥甘厚味之品。在有条件情况下,配合红外线、热疗、拔火罐、针灸等疗法,以提高疗效。另外,保持心情舒畅,避免强烈刺激,树立战胜疾病的信心。

(4)注意劳逸结合,不可太过劳累。暴发型、急性发作和严重慢性型患者,应卧床休息。

(5)平时要保持心情舒畅,避免精神刺激,解除各种精神压力。

2. 饮食调养注意事项

慢性肠炎常反复发作,病情时轻时重,由于病程较长,营养丢失较多,对患者身体消耗较大,严重时由于失水、失盐,可以引起虚脱。慢性肠炎经久不治,可导致营养不良,甚至引起营养不良性贫血,对健康影响很大。所以得了慢性肠炎,除针对病因积极治疗外,还要安排好饮食。

(1)含脂肪太多的食物,除不易消化外,其滑肠作用常会使腹泻症状加重,因此患者不应吃油炸、油煎、生冷及多纤维食物,可选择容易消化的细挂面、烩面片、馄饨、嫩菜叶、鱼、虾、蛋及豆类制品等,以使肠道得到休息。

(2)慢性肠炎患者如伴有脱水现象时,可喝些淡盐开水、菜汤、米汤、果汁、米粥等,以补充水、盐和维生素。

(3)排气、肠鸣过强时,应少吃蔗糖及易产气发酵的食物,如土豆、红薯、白萝卜、南瓜、牛奶、黄豆等。

(4)慢性肠炎患者多半身体虚弱、抵抗力差,因而更应注意饮食卫生,不吃生冷、坚硬及变质食物,不喝酒,不吃辛辣刺激性强的调味品。

(5)苹果含有鞣酸及果酸成分,有收敛止泻作用,慢性肠炎患者可经常食用。

3. 常用药膳食疗方

(1)白芍饮:白芍 15 克,茯苓 20 克,白术 15 克,生姜 10 克,附片 15 克,红糖 20 克。将附片炙好,先煮 30 分钟去水;白芍、茯苓、白术、生姜洗净,切片。将以上药物放入炖锅内,加水适量,置武火上烧沸,再用文火煎煮 30 分钟,去渣,加入红糖搅匀即成。代茶饮用。消炎止泻。对慢性肠炎患者尤佳。

(2)黄芪薏米粥:大米 100 克,黄芪 30 克,薏苡仁 30 克。将黄芪洗净,切片;大米、薏苡仁淘洗干净。将大米、黄芪、薏苡仁放入锅内,加水适量,置武火上烧沸,再用文火煮 40 分钟即成。每日 1 次,每次吃粥 100 克,正餐食用。补元气,止泄泻。对脾虚慢性肠炎患者食用尤佳。

(3)人参山楂茶:人参 10 克,山楂 10 克,白术 10 克,茯苓 15 克,莲子 10 克,山药 10 克,陈皮 6 克,泽泻 6 克,甘草 6 克,白糖 30 克。将以上药物洗净,放入铝锅内,加水适量。将铝锅置武火上烧沸,再用文火煮 25 分钟,停火,滤去渣,加入白糖搅匀即成。代茶饮用。补脾胃,止泄泻。对营养不良,皮肤缺乏光泽之肠炎患者食用尤佳。

(4)大蒜粥:大蒜 30 克,粳米 100 克。大蒜去皮,切碎末,与粳米加水 1000 毫升煮粥,早晚温食。止痢止泻。

(5)马齿苋粥:鲜马齿苋(或干马齿苋 30 克)90 克,粳米 100 克。煮粥,早晚食用。止泻。

(6)山药莲子粳米粥:山药 30 克,莲子 20 克,粳米 100 克。煮粥,早晚食。健脾和胃止泻。

(7)薏苡仁粥:薏苡仁、粳米各 50 克,白糖适量,加水适量煮粥,粥熟入白糖调味,每日分 2 次食。

(8)荔枝粥:荔枝干(去核)、莲子肉各 5～7 枚,山药 15 克,粳米 50 克,加水适量熬煮成粥,入少许白糖调味食。

(9)山药扁豆粥:山药、白扁豆各 15 克,粳米 30 克,白糖适量。加水煮粥,入白糖调味食用。若以金樱子 15 克水煎取汁,加粳米、山药各 30 克煮粥,收敛止泻更佳。

(10)猪肚山药粥:猪肚 50 克,粳米 100 克,山药 15 克,食盐适量。猪肚切片,与粳米、山药加水煮粥,加食盐调味食用。

(11)乌梅粥:乌梅 10 枚,粳米 100 克,冰糖适量。乌梅水煎取汁,加粳米煮粥,粥熟加入冰糖调味服。对久泻不止有良效。

(12)参苓粥:党参 20 克,茯苓 15 克,生姜 3 片,粳米 50 克。党参、茯苓、生姜加水煎取汁,入粳米煮粥食。对虚寒泄泻有效。

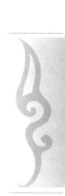

第 21 章

糖 尿 病

糖尿病是由遗传和环境因素相互作用而引起的常见病,临床以高血糖为主要标志,常见症状有多饮、多尿、多食及消瘦等。糖尿病可引起身体多系统的损害。引起胰岛素绝对或相对分泌不足及靶组织细胞对胰岛素敏感性降低,导致蛋白质、脂肪、水和电解质等一系列代谢紊乱综合征,其中高血糖为主要标志。

糖尿病属于中医学"消渴"病的范畴。我国最早的医书《黄帝内经·素问》及《灵枢》中就记载了"消渴症"这一病名。汉代名医张仲景《金匮要略》之消渴篇对"三多"症状亦有记载。唐朝初年,我国著名医家甄立言首先指出,消渴症患者的尿是甜的,最早论述了糖尿病的主要症状。

糖尿病分为 1 型糖尿病和 2 型糖尿病。在糖尿病患者中,2 型糖尿病所占的比例约为 95%。1 型糖尿病多发生于青少年,因胰岛素分泌缺乏,依赖外源性胰岛素补充以维持生命。2 型糖尿病多见于中老年人,其胰岛素的分泌量并不低,甚至还偏高,临床表现为机体对胰岛素不够敏感,即胰岛素抵抗。

胰岛素是人体胰腺 B 细胞分泌的身体内唯一的降血糖激素。胰岛素抵抗是指体内周围组织对胰岛素的敏感性降低,外周组织(如肌肉、脂肪)对胰岛素促进葡萄糖的吸收、转化、利用发生了抵抗。

糖尿病可导致感染、心脏病变、脑血管病变、肾衰竭、双目失明、下肢坏疽等而成为致死致残的主要原因。糖尿病高渗综合征是糖尿病的严重急性并发症,初始阶段可表现为多尿、多饮、倦怠乏力、反应迟钝等,随着机体失水量的增加病情急剧发展,出现嗜睡、定向障碍、癫痫样抽搐、偏瘫等类似脑卒中的症状,甚至昏迷。

第一节 病 因

1. 与 1 型糖尿病有关的因素

(1)自身免疫系统缺陷:1 型糖尿病患者多与自身免疫功能缺陷有关,体内异常的自身抗体可以损伤人体胰岛分泌胰岛素的 B 细胞,使之不能正常分泌胰岛素。

(2)遗传因素:目前研究提示,遗传缺陷是 1 型糖尿病的发病基础,这种遗传缺陷表现在人第六对染色体的 HLA 抗原异常上。1 型糖尿病有家族性发病的特点,如果父母患有糖尿病,就更易患此病。

(3)病毒感染:病毒可能是1型糖尿病发病的诱因。因为1型糖尿病患者发病之前的一段时间内常常有过病毒感染史,而且1型糖尿病的"流行",往往出现在病毒流行之后。

2. 与 2 型糖尿病有关的因素

(1)遗传因素:和1型糖尿病类似,2型糖尿病也有家族发病的特点,因此很可能与基因遗传有关。这种遗传特性2型糖尿病比1型糖尿病更为明显。

(2)肥胖:2型糖尿病的一个重要因素可能就是肥胖。遗传原因可引起肥胖,同样也可引起2型糖尿病。身体中心型肥胖患者的多余脂肪集中在腹部更易发生2型糖尿病。

(3)年龄:年龄也是2型糖尿病的发病因素。有1/2的2型糖尿病患者多在50岁以后发病。高龄患者容易出现糖尿病也与年纪大的人容易超重有关。

(4)饮食:吃高热能的食物和运动量的减少也能引起糖尿病。

第二节　诊断要点

1. 主要临床症状

糖尿病症状可总结为"三多一少",所谓"三多"是指"多食、多饮、多尿","一少"指"体重减少"。

(1)多食:由于大量尿糖丢失,如每日失糖500克以上,机体处于半饥饿状态,能量缺乏需要补充引起食欲亢进,食量增加。同时又因高血糖刺激胰岛素分泌,因而患者易产生饥饿感,食欲亢进,老有吃不饱的感觉,甚至每天吃五六次饭,主食达1000～1500克,副食也比正常人明显增多,还不能满足食欲。

(2)多饮:由于多尿,水分丢失过多,发生细胞内脱水,刺激口渴中枢,出现烦渴多饮,饮水量和饮水次数都增多,以此补充水分。排尿越多,饮水也越多,形成正比关系。

(3)多尿:尿量增多,每昼夜尿量达3000～5000毫升,最高可达10 000毫升以上。排尿次数也增多,一二个小时就可能排尿1次,有的患者甚至每昼夜可达30余次。糖尿病患者血糖浓度增高,体内不能被充分利用,特别是肾小球滤出而不能完全被肾小管重吸收,以致形成渗透性利尿,出现多尿。血糖越高,排出的尿糖越多,尿量也越多。

(4)消瘦(体重减少):由于胰岛素不足,机体不能充分利用葡萄糖,使脂肪和蛋白质分解加速来补充能量。其结果使体内糖类、脂肪及蛋白质被大量消耗,再加上水分的丢失,患者体重减轻,形体消瘦,严重者体重可下降数十斤,以致疲乏无力,精神萎靡。同样,病程时间越长,血糖越高,病情越重,消瘦也就越明显。

2. 诊断标准

糖尿病的诊断依据是血糖和临床症状。以下诊断标准为《中国 2 型糖尿病防治指南》2007 版所推荐确诊为糖尿病标准。

(1)具有典型症状,空腹血糖≥7.0 毫摩/升或餐后血糖≥11.1 毫摩/升。

(2)没有典型症状,仅空腹血糖≥7.0 毫摩/升或餐后血糖≥11.1 毫摩/升应再重复一次,仍达以上值者,可以确诊为糖尿病。

(3)没有典型症状,仅空腹血糖≥7.0 毫摩/升或餐后血糖≥11.1 毫摩/升,糖耐量实验 2 小时血糖≥11.1 毫摩/升者可以确诊为糖尿病。

3. 早期症状自查

糖尿病的早期诊断最为重要,糖尿病的症状大概可分两大类:一类就是血糖高、尿糖多造成的"三多一少";另外一类就是并发症造成的症状。

"三多"就是吃得多、喝得多、尿得多,这是指比正常人或比原来的情况要多;同时又有"一少",即体重和体力下降。但多数糖尿病患者不见得消瘦,就是体重比最重的时候下降一点。只要发现现在吃饭比原来多,喝水比原来多,但体力并不好,就应该警惕糖尿病了,应及时去查一查是否有糖尿病。

第三节　中医辨证

中医学对本病的病因病机论述较为详细。一般认为,主要是由于素体阴虚,五脏柔弱;复因饮食不节,过食肥甘,情志失调,劳欲过度,而导致肾阴亏虚,肺胃燥热。病机重点为阴虚燥热,而以阴虚为本,燥热为标;病延日久,阴损及阳,阴阳俱虚;阴虚燥热,耗津灼液使血液黏滞,血行涩滞而成瘀;阴损及阳,阳虚寒凝,亦可导致瘀血内阻。

1. 素体阴虚

导致素体阴虚的原因有:①先天不足,《灵枢·五变篇》说:"五脏皆柔弱者,善病消瘅"。是指在母体胎养不足所致。②后天损耗过度,如毒邪侵害,损耗阴津。③化源不足,如化生阴津的脏腑受损,阴精无从化生。《外台秘要·消渴门》说:"消渴者,原其发动,此则肾虚所致,每发即小便至甜。"④脏腑之间阴阳关系失调,终致阴损过多,阳必偏盛,阳太盛则致"消"。

2. 饮食不节、形体肥胖

①长期过食甘美厚味,使脾的运化功能损伤,胃中积滞,蕴热化燥,伤阴耗津,更使胃中燥热,消谷善饥加重。②因胖人多痰,痰阻化热,也能耗损阴津,阴津不足又能化生燥热,燥热复必伤阴。如此恶性循环而发生消渴病。

3. 情志失调、肝气郁结

由于长期的情志不舒,郁滞生热,化燥伤阴;或因暴怒,导致肝失条达;气机阻滞,也可生热化燥,并可消烁肺胃的阴津,导致肺胃燥热,而发生口渴多饮、消谷善饥。阴虚燥热日久,必然导致气阴两虚。阴损及阳而出现气虚阳微现象,由于肺、胃、肾三经阴气虚,阳气被遏而出现的阴阳两虚病证。

4. 外感六淫,毒邪侵害

外感六淫,燥火风热毒邪内侵散膏(胰腺),旁及脏腑,化燥伤津,亦可发生消渴病。外感三消即外感六淫,毒邪侵害所引起的消渴病。

第四节　治疗与预防

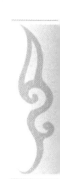

1. 治疗

长期坚持规范治疗是最重要的,包括控制饮食,坚持适量运动锻炼,合理用药。

(1)人体免疫治疗:通过激发人体免疫入手治疗糖尿病是现在非常领先的方法!"几丁聚糖"为首选,通过人体免疫系统的细胞激发来治疗糖尿病取得非常惊人的效果。

(2)医学营养治疗:饮食的控制对糖尿病患者尤为重要,可以减轻体重,改善血糖血脂等代谢紊乱,减少降糖药物剂量。

①计算总热能:按照性别、年龄、身高查表或者简易公式获得理想体重[理想体重(kg)＝身高(cm)－105],然后根据理想体重和工作性质,参照原来生活习惯等计算总热能。休息状态成年人每日每千克理想体重给予热能 25～30 千卡,根据体力劳动程度做适当调整,孕妇、乳母、儿童、营养不良者或伴有消耗性疾病者酌情增加。肥胖者恢复体重应酌情减少,酌减恢复体重。

②营养物质含量:糖类占总热量的 50%～60%,提倡用粗粮、面和一定量杂粮,忌葡萄糖、蔗糖及其制品。蛋白质含量一般不超过 15%,伴有肾功能不全者,蛋白摄入减量(遵医嘱)。脂肪约 30%,控制胆固醇摄入量,每日不超过 300 毫克。

③合理分配:1 克糖(4 千卡),1 克蛋白质(4 千卡),1 克脂肪(9 千卡),将热能

换算成食品后制定食谱,根据生活习惯、病情和药物治疗进行安排。早中晚食物量可以按照1:2:2,或1:1:1分配。

④随访:以上仅是原则估算,肥胖者在措施适当的前提下,体重不下降应该进一步减少饮食;消瘦的患者如果体重有所增加,其饮食方案也应该调整,避免体重继续增加。

(3)口服药物治疗:常用的有促胰岛素分泌剂、双胍类、格列酮类、AGI等,请在专业医师的指导下使用!避免不良反应、禁忌证等。

(4)胰岛素治疗:适用于1型糖尿病和2型糖尿病的晚期患者。在医师的指导下用。

(5)并发症的治疗:积极治疗和防止并发症的发生是治疗糖尿病最重要的方法之一。适用于1型糖尿病和2型糖尿病的晚期患者。

2. 预防

(1)不暴饮暴食,生活有规律,吃饭要细嚼慢咽,多吃蔬菜,尽可能不在短时间内吃含葡萄糖、蔗糖量大的食品,这样可以防止血糖在短时间内快速上升,对保护胰腺功能有帮助,特别是有糖尿病家族史的朋友一定要记住!

(2)防止感染性疾病,不要吃过量的抗生素。有些病毒感染和过量抗生素会诱发糖尿病。

(3)糖耐量不正常或有糖尿病家族史的患者,可以在最大限度内防止糖尿病的发生:每年吃三个月的烟酰胺、维生素 B_1、维生素 B_6、维生素 B_{12} 增强胰腺功能;在季节更替时吃半个月的维生素 C、维生素 E,剂量要大,可以提高自身免疫力、清除自由基。

(4)糖尿病患者,特别是肥胖型糖尿病患者,进行必要的运动,往往比单纯控制饮食更能取得降糖效果。运动可以改善血糖,促进血液循环,缓解轻中度高血压,减轻体重,提高胰岛素敏感性,减轻胰岛素抵抗,改善血脂情况。运动的方式以有氧运动、慢跑、快走最好,在病情稳定的情况下,每天早晚可分别进行 $30\sim60$ 分钟的活动,如慢跑、快步走、跳健身舞、打乒乓球、骑自行车、跳绳、游泳、爬楼梯、登山等。老年糖尿病患者可做些力所能及的轻度运动,如打太极拳、做广播操、散步等。一般在餐后一小时运动,不易发生低血糖。

3. 病情监测

糖尿病的治疗目标是控制血糖使其尽量接近正常,进而减少糖尿病各种急慢性并发症的发生和发展,提高病友们的生活质量,而达到这一目标的必要前提就是良好的病情监测。病情监测在糖尿病病友的生活中有着重要的地位,只有通过良好的病情监测才能调整饮食、调整运动、改变胰岛素治疗提供正确的参考。每位患者都应有自己的血糖自我监测日记,并养成每天记录的良好习惯,血糖自我监测的日记内容包括,以下几项。

(1)测血糖、尿糖或糖化血红蛋白的日期、时间。

(2)与吃饭的关系,即饭前还是饭后。

(3)血糖或尿糖的结果。

(4)注射胰岛素或服口服降糖药的时间和种类、剂量。

(5)任何影响血糖的因素,如进食的食物种类及数量、运动量、生病情况等。

(6)低血糖症状出现的时间,与药物、进食或运动的关系,症状的体验等。

每次去医院看病时应带好血糖监测日记,与医师讨论如何调整治疗。

第五节　饮食调养

1. 饮食原则

(1)避免肥胖,维持理想且合适的体重。

(2)定时定量,每餐饮食按照计划的量进食,不可任意增减。

(3)少吃油煎、炸、油酥及猪皮、鸡皮、鸭皮等含油脂高的食物。

(4)烹调多采用清蒸、水煮、凉拌、涮、烤、烧、炖、卤等方式。不可太咸,食盐摄入量 6 克以下为宜。

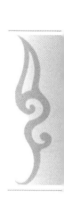

(5)少吃胆固醇含量高的食物,如肝、肾等动物内脏类食物。

(6)烹调宜用植物性油脂。

(7)配合长期性且适当的运动、药物、饮食的控制。

(8)经常选用含纤维质高的食物,如未加工的蔬果等。

(9)含淀粉质高的食物及中西式点心均应按计划的量食用,不可随意吃。

(10)少吃精制糖类的食物,如炼乳、蜜饯。

(11)多吃苦瓜或喝苦瓜茶,苦瓜降糖更安全,无任何不良反应。

2. 主食

(1)标准米米饭:标准米 100 克,清水约 200 毫升。把米淘干净,放入小盆中,加水,旺火蒸约 30 分钟即可。成品的营养成分:热能 324 千卡,蛋白质 8 克,脂肪 1.5 克,糖类 69.5 克。100 克生米,蒸熟后约重 285 克,而且蒸米饭比捞米饭和焖饭可以少损失营养成分。

(2)大麦米粥:大麦米 100 克,红豆 20 克。将大麦米、红豆洗净,用水稍泡一下。将米和豆放入锅中,加水,旺火煮开后,改文火,约 2 小时即可。成品的营养成分:热能 401 千卡,蛋白质 12 克,脂肪 5 克,糖类 77 克。

（3）小米饭：小米 100 克。小米择去沙子，洗净，加水上锅焖约 40 分即可。成品的营养成分：热能 362 千卡，蛋白质 10 克，脂肪 2 克，糖类 16 克。

（4）玉米糁粥：玉米糁 100 克，薏苡仁 20 克。将薏苡仁洗净，淘干，将玉米糁放入锅中加水，上火煮开，加入薏苡仁，小火煮约 2 小时，待粥黏稠即可。成品的营养成分：热能 431 千卡，蛋白质 12 克，脂肪 3.5 克，糖类 88 克。

（5）牛肉面：标准面粉 100 克，牛瘦肉 50 克，酱油 10 克，料酒 5 克，小白菜 250克，葱 5 克，花椒 3 粒，食盐 3 克，清水适量。牛肉洗净，切成小块，用酱油、食盐、花椒、料酒浸泡约 1 小时，放入锅中煮沸后，改小火炖熟即成。

小白菜、葱洗净，小白菜切成寸段，葱切成葱花。将白面用清水和好，擀好，切成面条。烧一锅清水，水开后先烫小白菜，并捞出沥干。再将面条下入锅煮熟，捞出盛在碗里撒上葱花、小白菜，浇上牛肉及牛肉汤即成。成品的营养成分：热能472 千卡，蛋白质 22 克，脂肪 8 克，糖类 78 克。

（6）荞麦鸡丝面汤：荞麦面 100 克，鸡肉 50 克，大料 1 粒，花椒 3 粒，姜 3 克，葱3 克，香油 3 克，酱油 5 克，食盐 5 克，干虾仁 5 克，菠菜 100 克，醋 3 克，清水适量，植物油 7 克。①用水和成面团，不能过软，把面擀成薄片，若黏，可多撒干面粉，折成两叠，用刀切成面条。②将鸡肉洗净，放清水中煮开，除去浮沫，加入葱、姜、大料，煮约 1 小时至熟。③干虾仁用温水泡开。④炒勺放油，旺火烧热后，先煸炒干虾仁，并放入食盐及花椒，捞出花椒后，即放入清水，开后下面和菠菜、酱油等。待面条熟了即浇上香油和醋，鸡肉切成丝摆在面上即可食用。成品的营养成分：热能539 千卡，蛋白质 25 克，脂肪 15 克，糖类 76 克。面富于弹性，口感津津有味，汤汁浓稠鲜美，为保健食品。

（7）猪肉韭菜包子：标准面粉 100 克，猪瘦肉 50 克，韭菜 150 克，香油 5 克，虾皮 5 克，酱油 5 克，食盐 3 克，葱、姜各 3 克，醋 5 克，清水适量，面肥、食用碱各适量。①将面粉和面肥用水调匀，揉成团，发好，用时以水将食用碱液化，调入发面中，揉匀至不粘手为度。②把肉剁成肉泥，葱、姜切成碎末，一同用酱油、香油调好。韭菜洗净，切成碎末，放入肉馅中，加入食盐调匀。③将揉好的面分成四份，每份揉圆擀成圆形面皮，将馅包入，捏紧。放入笼屉蒸约 30 分钟即可，吃时可加入醋。成品的营养成分：热能 602 千卡，蛋白质 22 克，脂肪 22 克，糖类 79 克。

（8）羊肉白菜馅饼：标准面粉 100 克，羊肉 50 克，白菜 200 克，大葱、姜各 3 克，酱油 5 克，香油 5 克，食盐 5 克，植物油 5 克，醋 5 克，清水适量。①将面粉用水和成面团，要稍软些。②将羊肉剁碎，姜、葱切成碎末，一同用酱油、香油、食盐调匀待用。白菜洗净，沥去水分，剁碎，稍挤出水分，打入肉馅中拌匀。③将面分成四份，每份均揉团，按扁，用擀面杖擀成圆形面皮，包入肉馅，捏严呈包子状。④烧热饼铛，将小包子头向下，按扁在饼铛上，盖上盖，改文火烙，等一面微黄再翻过来烙，两面均黄后，加入植物油，不时翻动烙至两面焦黄即成。成品的营养成分：热能 630

千卡,蛋白质 20 克,脂肪 26 克,糖类 79 克。

(9)标准粉馒头:标准面粉 100 克,食用碱少许,清水约 50 克(若用鲜酵母可不用面肥和碱)。①先用水把面粉和面肥和好,放于温暖处,待面发起后,加入食用碱(食用碱可调成液状)。②将加好碱的面团揉匀,揉成底平面圆的馒头形,上屉蒸半小时即成。营养成品成分:热能 354 千卡,蛋白质 10 克,脂肪 2 克,糖类 74 克。

3. 低糖低热能素菜谱

(1)烩酸菠菜:菠菜 250 克,酱油 5 克,醋 5 克,食盐 4 克,香油 5 克,味精 1 克,团粉 10 克。将菠菜洗净,切成寸段。锅内放肉汤煮开,加入菠菜、食盐和味精,并把团粉用酱油、醋调匀放入汤中,开锅即熟。进食前淋上香油。成品的营养成分:热能 130 千卡,蛋白质 6 克,脂肪 6 克,糖类 13 克。特点:酸滑利口,有宽肠润燥的作用。

(2)口蘑烧白菜:口蘑 5 克,白菜 250 克,酱油 10 克,食盐 4 克,植物油 10 克,白糖 2 克。温水浸泡口蘑,去蒂,洗净,留用第一次浸泡的水。白菜洗净,切成寸段。油锅熬热后,下白菜煸至半熟,再将口蘑、酱油、食盐、白糖放入,并加入口蘑汤,盖上锅盖,烧至入味即成。成品的营养成分:热能 155 千卡,蛋白质 1 克,脂肪 10.5 克,糖类 10 克。

(3)素烧冬瓜:冬瓜 200 克,植物油 9 克,食盐 5 克,香菜 5 克。冬瓜去皮,切成长方块。将香菜洗净,切成小段。油锅烧热后,下冬瓜煸炒,待半熟稍加水,盖上锅盖烧开,加香菜和食盐即成。成品的营养成分:热能 109 千卡,蛋白质 1 克,脂肪 9 克,糖类 6 克。特点:清素适口,有消脂利水的作用。

(4)素炒小萝卜:小萝卜 200 克,香菜、青蒜各 10 克,植物油 9 克,酱油 10 克,食盐 5 克,葱、姜各 2 克。将萝卜洗净,切成滚刀块。油锅烧热后,放入萝卜煸炒几下,放入各种佐料,加少量温水,盖上锅盖烧熟。起锅时撒上香菜和青蒜。成品的营养成分:热能 130 千卡,蛋白质 2 克,脂肪 10 克,糖类 8 克。

4. 低糖低热能荤菜谱

(1)虾仁炒油菜:鲜虾仁 50 克,油菜 200 克,植物油 9 克,团粉、酱油和食盐各 5 克,料酒 3 克,葱、姜各适量。虾仁洗好,用料酒、酱油和团粉拌匀。油菜洗净,切成寸段。油烧热后先下虾仁煸炒几下起出,再煸炒油菜至半熟,加入其他作料,倒入虾仁,旺火快炒即可起锅。成品的营养成分:热能 182 千卡,蛋白质 16 克,脂肪 10 克,糖类 7 克。

(2)牛肉丸子氽冬瓜:牛肉末 100 克,冬瓜 250 克,酱油、香油、食盐各 5 克,葱、姜各适量。牛肉末用葱、姜、酱油调匀。水煮开,将牛肉末挤成丸子放入锅中,随即放冬瓜和食盐,煮至熟透,浇上香油即成。成品的营养成分:热能 198 千卡,蛋白质

21克,脂肪10克,糖类6克。

5. 糖尿病患者饮食禁忌

(1)不适宜吃精粮,动物内脏、蟹黄、鱼卵、鸡皮、猪皮、猪肠、花生、瓜子、核桃、松子、甘蔗、水果、土豆、芋头、甘薯、藕、淀粉、荸荠等。

(2)烹饪方式最好是清炖、水煮、凉拌等,不可太咸,每日食盐摄入量6克以下为宜。

(3)忌辛辣,戒烟限酒。

第22章

前列腺增生症

　　前列腺增生症即良性前列腺增生的简称,也有称良性前列腺肥大。但从病理学角度上说,细胞增多为增生,细胞增大为肥大。前列腺增生症病理学证实是细胞增多,而不是细胞肥大,因此正确命名应为良性前列腺增生症,简称前列腺增生,为50岁以上男性常见疾病之一。

第一节　病　因

　　前列腺增生的真正病因尚未阐明。其发病原因可能与人体内雄激素与雌激素的平衡失调有关。病变起源于后尿道黏膜下的中叶或侧叶的腺组织、结缔组织及平滑肌组织,形成混合性圆球状结节。以两侧叶和中叶增生为明显,突入膀胱或尿道内,压迫膀胱颈部或尿道,引起下尿路梗阻。病变长期可引起肾积水和肾功能损害,还可并发结石、感染、肿瘤等。前列腺是男性一个管腔状腺体,位于膀胱和泌尿生殖膈之间,成年男性的前列腺形态似倒置的栗子,其前部与膀胱颈紧密连接,尿道贯穿其中,后部有精囊附着,前列腺尖部朝向下,与尿道膜部融合,止于尿生殖膈。成年人前列腺的重量20克左右。

　　从病理学上看,良性前列腺增生症是前列腺中最常见的产生症状的瘤样病变。此病变在50岁以下年龄的人很少见,而随着年龄的增长而增加,直至70—80岁。

第二节　诊断要点

1. 临床症状

　　(1)尿频尿急:早期症状最突出的是尿频尿急,以夜间最突出。发生尿频的原因系由于膀胱颈部充血,残余尿中轻度感染,刺激膀胱口部所致。尿急多由膀胱炎症引起。

　　(2)排尿困难:开始表现为排尿等待及排尿无力,继而尿流变细、中断,甚至出现尿潴留。

（3）尿失禁：常为晚期症状，最易发生在患者入睡时，由于盆底肌肉松弛而出现尿失禁。增大的腺体一方面造成排尿困难，但另一方干扰了膀胱口括约机制，也可以发生尿失禁。

（4）血尿：主要由膀胱炎症及合并结石时出现。常为镜下血尿，如果为腺体表面的血管扩张破裂时可引起肉眼血尿。出血量大，而发生尿道内血块堵塞致急性尿潴留。

（5）急性尿潴留：前列腺增生症中60％的病例可出现。在受寒、运动剧烈、饮酒或食入刺激性强的食物后未能及时排尿，引起肥大的腺体及膀胱颈部充血、水肿而产生尿潴留。

2. 体征及特检

（1）检查腹部：注意有无胀大之膀胱。前列腺肥大患者，膀胱内常有大量残余尿，触诊时常可触及胀大之膀胱。

（2）肛门指诊：肛指检查是诊断本病重要检查步骤，多数前列腺肥大病例，经此项检查即可做出明确诊断。

（3）X线检查：膀胱尿道造影时于前后位及排尿状态下X线摄片对前列腺增生的诊断有一定的意义。

（4）膀胱镜检查：该方法不作为常规检查，仅在有指征时进行。但膀胱镜检查对前列腺肥大患者容易引起损伤、出血、感染等，故应严格掌握适应证，操作时务必小心细致，检查后严密观察。

（5）测定残余尿：测定残余尿对本病有重要意义。最常用的方法是超声波检查法，其简便易行，患者负担很小，结果亦能说明问题。

（6）其他：由于长期尿潴留影响肾功能时，肌酐、尿素氮升高。合并尿路感染时，尿常规检查有红细胞、脓细胞。前列腺增生时PSA虽可增高，但测定PSA的意义不在于诊断前列腺增生，而在于早期发现前列腺癌。结合游离PSA、直肠指检、B超可发现大多数前列腺癌。

第三节　治　疗

1. 手术治疗

对于前列腺增生，残余尿经常超过60毫升或发生尿潴留及感染的患者，外科手术仍是重要的有效的方法。

2. 介入疗法

（1）微波热疗：利用微波对生物组织的热凝固原理，治疗前列腺增生症。需反复治疗后疗效方明显,但远期疗效不够理想。

(2)射频热疗:射频的波长比微波长,其穿透力更强,具有加热双重功能,因而热疗的范围也更深,单次治疗可有一定疗风险,但由于远期疗效不理想,现应用较少。

(3)激光治疗:激光治疗前列腺增生症主要是利用其光致热作用,目前在前列腺增生症的治疗中多采用连续波激光手术刀。

(4)其他:如尿道支架、前列腺扩裂器、冷冻疗法等,也有一定疗效。

第四节　预防及调养

年龄是前列腺增生发病的基本条件之一。40 岁对于人的发育来说是个重要的转折点,正如《素问·阴阳应象大论》中所说:"年四十,而阴气自半矣,起居衰矣"。说明 40 岁以后,人的各组织器官在开始走下坡路,如人的前列腺组织中间质成分相对比上皮组织更活跃,发生前列腺增生时,主要表现为间质增生。虽然人们对前列腺增生病因尚未彻底明了,但以下措施对减轻病情及推迟该病的发生仍有一定的价值。

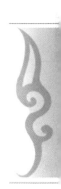

1. 常规预防和调养措施

(1)防止受寒:秋末至初春,天气变化无常,寒冷往往会使病情加重。因此,患者一定注意防寒,预防上呼吸道感染等。

(2)绝对忌酒:饮酒可使前列腺及膀胱颈充血水肿而诱发尿潴留。

(3)少食辛辣:辛辣刺激性食品,既可导致性器官充血,又会使痔疮、便秘症状加重,压迫前列腺,加重排尿困难。

(4)不可憋尿:憋尿会造成膀胱过度充盈,使膀胱逼尿肌张力减弱,排尿发生困难,容易诱发急性尿潴留,因此一定要做到有尿就排。

(5)不可过劳:过度劳累会耗伤中气,中气不足会造成排尿无力,容易引起尿潴留。

(6)避免久坐:经常久坐会加重痔疮等病,又易使会阴部充血,引起排尿困难。经常参加文体活动及气功锻炼等,有助于减轻症状。

(7)适量饮水:饮水过少不但会引起脱水,也不利排尿对尿路的冲洗作用,还容易导致尿液浓缩而形成不溶石。故除夜间适当减少饮水,以免睡后膀胱过度充盈,白天应多饮水。

(8)慎用药物:有些药物可加重排尿困难,剂量大时可引起急性尿潴留,其中主要有阿托品、颠茄片及麻黄碱片、异丙肾上腺素等。近年又发现钙阻滞药能促进泌乳素分泌,并可减弱逼尿肌的收缩力,加重排尿困难,故宜慎用或最好不用这些药物。

（9）及时治疗：应及时、彻底治疗前列腺炎、膀胱炎与尿道结石症等。

（10）按摩小腹：按摩小腹，按压脐下气海、关元等穴，有利于膀胱功能恢复。排尿后稍加压力按摩，可促进膀胱排空，减少残余液。值得提醒的是，本症发展缓慢，病程长，若能从中年开始预防效果更好。

除采取上述措施外，还应防止性生活过度，尤其要警惕性交中断和手淫的行为。据临床观察，多数患者只要能坚持自我保健措施落实和注意及时治疗，效果均很好。反之，坚持差的效果不理想。

2. 三级预防措施

（1）一级预防：即在没有前列腺疾病的人群中，大力开展健康教育，动员全社会都来关注男性健康。而关注男性健康应从前列腺开始，要提高广大群众对前列腺健康重要性的认识。"前列腺病难治，但可以治好，也不可怕，可怕的是整个社会对这个潜在威胁的漠然和无知。"当然，健康教育应贯穿在整个前列腺病防治的过程中，无病预防，有病促进康复。

（2）二级预防：即在有了前列腺疾病后应尽可能地早治疗，彻底治疗，不留后遗症和并发症。

（3）三级预防：即在疾病已经发生器质性变化后如何维护前列腺的功能，如前列腺已经Ⅱ度肿大了，说用药可以把它消除掉并恢复正常大，那是不现实的。但应该帮助它恢复排尿的功能，做到不阻不憋，顺畅自然，维护正常肾功能。

3. 食疗方

中医历来对饮食在疾病的发生、发展、康复过程中所起的作用非常重视。对于前列腺增生症来说，膏粱厚味、辛辣甘甜，常易引起湿热内生、阻抑气血运行，导致湿热下注、血瘀气阻。因此，饮食应以清淡、易消化者为佳，多吃蔬菜瓜果，并少食辛辣刺激及肥甘之品。戒酒，慎用壮阳之食品与药品，以减少前列腺充血的机会。对于性生活，既不纵欲，亦不禁欲。切忌长时间憋尿，以免损害逼尿肌功能加重病情。适度进行体育活动，有助于机体抵抗力的增强，并可改善前列腺局部的血液循环。

（1）参芪冬瓜汤：党参 15 克，黄芪 20 克，冬瓜 50 克，味精、香油、食盐各适量。将党参、黄芪置于砂锅内加水煎 15 分钟去渣留汁，乘热加入冬瓜至熟，再加调料即成。佐餐食用。健脾益气，升阳利尿。

（2）桂浆粥：肉桂 5 克，车前草 30 克，粳米 50 克，红糖适量。先煎肉桂、车前草，去渣取汁，再加入粳米煮熟后加入红糖。空腹食用。温阳利水。

（3）杏梨石韦饮：苦杏仁 10 克，石韦 12 克，车前草 15 克，大鸭梨 1 个，冰糖适量。将杏仁去皮,捣碎;鸭梨去核,切块,与石韦、车前草加水同煮,熟后加冰糖。代茶饮。泻肺火,利水道。

(4)利尿黄瓜汤:黄瓜 1 个,瞿麦 10 克,藜芦 10 克,味精、食盐、香油各适量。先煎藜芦、瞿麦,去渣取汁,再重煮沸后加入黄瓜片,再加调料,待温食用。利水道。

(5)桃仁粥:核桃仁 50 克,粳米 80 克,红糖适量。粳米煮粥,核桃仁去皮,捣烂,入粥内,文火煮数沸,见粥面有油即可,加红糖调味。早晚食用。温阳益气,润燥止痒。

(6)癃闭茶:肉桂 40 克,穿山甲 60 克,蜂蜜适量。将肉桂和穿山甲分别研成细粉和匀,用蜂蜜水冲。每次 3～5 克,每日 2 次,代茶饮。行瘀散结,通利水道。

(7)知地麻鸭:生地黄 30 克,知母 20 克,牛膝 20 克,麻鸭(约 1000 克)1 只。鸭子去毛、内脏、头、足,药物用纱布包好放入鸭腹内,置砂锅内,加水适量,用文火炖熟,调味。吃鸭肉饮汤。滋阴清热。

(8)枸杞子粥:鲜枸杞子叶 60 克,粳米 60 克。先将枸杞子叶加水煎煮 2 次,取汁去渣,再加粳米一起煎煮成粥。早晚食用。养阴清热,益气和胃。

(9)羊脊骨羹:羊脊骨 1 具,肉苁蓉 50 克,荜茇 10 克,葱、姜、料酒、食盐、淀粉各适量。将羊脊骨槌碎,肉苁蓉洗净,切片,与荜茇共煮,去渣取汁,加葱、姜、料酒、食盐等调味,勾芡成羹。早晚分次食用。补肾益气。

(10)苁蓉羊肉粥:肉苁蓉 10 克,精羊肉 60 克,粳米 60 克,葱白 2 根,生姜 3 片。分别把羊肉、肉苁蓉洗净,切细。先煎肉苁蓉取汁,去渣,再用肉苁蓉汁与羊肉、粳米一同煎煮,粥成时调味即可。空腹食。温补肾阳。

第 23 章

老年性抑郁症

老年性抑郁症是常见老年人心理疾病,是指首次发病于老年期,以持久的心境抑郁为主要特点的一种精神障碍。随着我国平均寿命的不断增加,老年性抑郁症的发病率也越来越高。占老年人口 7%～10%,我国有 1000 万左右的老年性抑郁症患者。值得重视的问题是,真正就医的老年性抑郁症患者只有不到 10%,也就是说,只有 100 万左右的老年性抑郁症患者真正得到了医治。大约有 900 万以上的老年性抑郁症患者没有得到及时或者合适的治疗。

老年人抑郁的后果是极其严重的,甚至有可能危及生命。由于抑郁是长期情绪低落的结果,因而很容易引发心肌梗死、高血压、冠心病和癌症等身体疾病。同时,抑郁又是自杀的最常见原因之一。据研究,在抑郁的第一年,实施自杀的人数为 1%,而抑郁反复发作者,其终身的自杀率为 15%。所以对抑郁症不能等闲而视之。

如果家中的老年人经常情绪低落,健忘,失眠,同时不愿参与活动,很可能是患上老年抑郁症。世界各地老年精神疾病调查显示,抑郁症发病率最高(16%～26%),其次才是老年痴呆症。被孤立者、孤独者、失业者或刚遭遇哀伤事件的人,都是老年抑郁症的高危险人群。此外,20%的卒中或心脏病患者,也会陷入抑郁状态,女性患病的比例是男性的 2 倍。

第一节 诱因与病因

1. 诱因

老年抑郁症可以单独发生,也可以继发于各种躯体疾病,最常见的诱因是精神刺激或躯体疾病,如高血压、冠心病、糖尿病和各种癌症等。一些患者在生活刺激下诱导起病,也有许多患者发病没有明显病因。

老年期是人生的一个特殊时期,由于生理、病理的变化,老年人对生活的适应能力减弱,任何应激状态都容易引起抑郁等心理障碍。老年抑郁症的患者有时患病多年,程度很重,甚至数次自杀却没有得到有效治疗。其原因在于社会和医师对该病的识别率低。

2. 病因

老年抑郁症是一种情感性的精神疾病,其发病原因错综复杂,其中 75% 的病例都是由生理或社会、心理因素引起的。

(1)生理因素:抑郁症在患有躯体疾病的老年人可达 50%,老年人的各种身体疾病,如高血压、冠心病、糖尿病及癌症等,都可能继发抑郁症。还有许多患慢性病的老年人,由于长期服用某些药物,也易引起抑郁症。此外,抑郁症患者的家庭成员的患病率远远高于一般人群,其子女的发病率也高,说明此病与遗传因素有一定关系。

(2)社会与心理因素:抑郁症的出现与老年期的各种丧失有较大的关系,这些丧失包括工作的丧失、收入的减少、亲友的离世、人际交往的缺乏等。

①老年人退休后对于角色转变在心理上常常出现不适应,如职业生涯的结束、生活节奏放慢、经济收入减少等,巨大的落差会产生失落感,导致情绪低落。

②交往圈子变窄,人际互动减少,缺乏情感支持,也是导致老年抑郁的常见病因。

③亲友的离世,特别是配偶的去世往往对老年人形成较大的精神创伤,容易诱发抑郁症。有人曾对 4489 名 55 岁以上的丧妻者进行为期 9 年的调查,发现 5% 的人在丧妻后半年内相继去世,死亡率比未丧妻的同龄人高 40%。此外,周围的老年朋友的逝世也会引起老年人对死亡的恐惧。

(3)个人的人格因素:一般来说,素来性格比较开朗、直爽、热情的人,患病率较低;而性格过于内向,或平时过于好强的人易患抑郁症。这些老年人在身体出现不适,或慢性病久治不愈时会变得心情沉闷,或害怕绝症,或恐惧死亡,或担心成为家人累赘,从而形成一种强大而持久的精神压力,引起抑郁。

第二节　诊断要点

1. 抑郁症分类

(1)内源性抑郁症:即有懒、呆、变、忧、虑“五征”。

(2)反应性抑郁症:即由各种精神刺激,挫折打击所导致的抑郁症。在生活中,突遇天灾人祸、失恋婚变、重病、事业挫折等,心理承受力差的人,容易患反应性抑郁症。

(3)隐匿性抑郁症:情绪低下和忧郁症状并不明显,常常表现为各种躯体不适症状,如心悸、胸闷、中上腹不适、气短、出汗、消瘦、失眠等。

(4)药物引起的继发性抑郁症:如有的高血压患者,服用降压药后,导致情绪持续忧郁、消沉。

（5）躯体疾病引起的继发性抑郁症：如心脏病、肺部疾病、内分泌代谢疾病甚至重感冒、高热等，都可引发这类抑郁症。

2. 临床症状

（1）抑郁症早期症状

①情绪反常：患者的抑郁情绪多被视为"小心眼""想不开"，或者视为对不良生活事件的"正常"反应。有时老年抑郁症患者合并焦虑情绪，经常心烦，好发脾气，子女惟恐避之不及，结果又恶化了患者的情绪。老年抑郁症患者几乎无一例外地诉说各种身体不适，如头痛、头晕、食欲降低、体重下降、胸闷、疲惫无力、尿急尿频等。所有上述单个症状都会误导医师进行大量的内科检查。

②抑郁心境：抑郁症程度不同，可从轻度心境不佳到忧伤、悲观、绝望。患者感到心情沉重，生活没意思，高兴不起来，郁郁寡欢，度日如年，痛苦难熬，不能自拔。有些患者也可出现焦虑、易激动、紧张不安。

③丧失兴趣：是抑郁患者常见症状之一。丧失既往生活、工作的热忱和乐趣，对任何事都兴趣索然。体验不出天伦之乐，对既往爱好不屑一顾，常闭门独居，疏远亲友，回避社交。患者常主诉"没有感情了""情感麻木了""高兴不起来了"。

④精力丧失：疲乏无力，洗漱、着衣等生活小事困难费劲，力不从心。患者常用"精神崩溃""泄气的皮球"来描述自己的状况。

⑤自我评价过低：患者往往过分贬低自己的能力，以批判、消极和否定的态度看待自己的现在、过去和将来。这也不行，那也不对，把自己说得一无是处，前途一片黑暗。强烈的自责、内疚、无用感、无价值感、无助感，严重时可出现自罪、疑病观念。

⑥患者呈显著、持续、普遍抑郁状态，如注意力困难、记忆力减退、脑子迟钝、思路闭塞、行动迟缓，但有些患者则表现为不安、焦虑、紧张和激越。

⑦消极悲观：内心十分痛苦、悲观、绝望，感到生活是负担，不值得留恋，以死求解脱，可产生强烈的自杀念头和行为。

⑧躯体或生物学症状：抑郁症患者常有食欲减退、体重减轻、睡眠障碍、性功能低下和心境昼夜波动等生物学症状。

⑨食欲减退、体重减轻：多数患者都有食欲缺乏症状，美味佳肴不再具有诱惑力，患者不思茶饭或食之无味，常伴有体重减轻。

⑩性功能减退：疾病早期即可出现性欲减低，男性可能出现阳痿，女性可有性感缺失。

⑪睡眠障碍：典型的睡眠障碍是早醒，比平时早 2～3 小时，醒后不复入睡，陷入悲哀气氛中。

⑫昼夜变化:患者心境有昼重夜轻的变化。清晨或上午陷入心境低潮,下午或傍晚渐见好转,能进行简短交谈和进餐。昼夜变化发生率约 50%。

(2)主要症状

①假性抑郁症:经常觉得食欲缺乏、头痛、容易疲劳、失眠、口渴、便秘等。这其实是情绪低落所致,却以身体不适的症状出现。

②出现妄想:悲观想法强烈,会觉得自己所作所为对不起孩子,甚至可能产生精神分裂症常见的被害妄想,当妄想太强烈时,可能会企图轻生。

③焦虑不安:时常坐立不安,来回踱步,不想与人交谈,也无法平静下来。

④呈现痴呆:有意志力低落、判断力迟钝、记忆力衰退等症状,患者经常结结巴巴地说"我不知道""我不会"等,并且反应显得迟钝。乍看之下,与痴呆症极为类似,但只要经过检查,就不难区分。

(3)其他症状:据统计,在 55 岁以上老年中罹患抑郁症的比例可高达 10%~15%,其中有的患者症状十分严重,甚至实施轻生,因而老年抑郁症患者的死亡率竟可高至 30%。

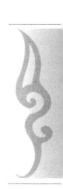

老年抑郁症患者发病时即出现原因不明且持续 2 周以上的情绪低落和沮丧,自感心情一落千丈,直至坠入谷底。其中最典型的症状是万念俱灰,并对生活、工作和以前的业余爱好均不感兴趣。渐渐地,老年抑郁症患者还可能出现比年轻患者更多也更严重的躯体症状。

①严重失眠:原本睡眠良好的老年人会突然变得难以入眠,可虽入睡但醒得过早,或入睡了却又自感未入睡(即所谓的"睡眠感丧失"),此时服用抗神经衰弱症的药物往往毫无效果。

②便秘:原本排便正常的老年人会变得难以排便,严重可闭结一周,同时还会伴以种种消化障碍,如食欲大减,甚至完全不思饮食,有的还出现腹胀、口臭等症状。

③心血管异常:老年抑郁症患者常出现血压升高、心率加快或某些冠心病症状。

④无名疼痛:部分老年抑郁症患者在出现失眠、便秘、心悸等躯体症状的同时,还会出现头痛、心痛、腰背痛、关节痛等以疼痛为主的症状,而且患者还说不准。患者服镇痛药无济于事,但服用抗抑郁药疼痛又会缓解、消失。

值得一提的是,上述精神症状和躯体症状可周期性发作,时重时轻,即便在同一天中,轻重也可不同,一般来说,上午较重,而晚上较轻。随病情的发展,特别是精神障碍也会越来越明显。具体表现为:强烈的孤独感和沮丧感,记忆力、判断力、决断力和学习能力大大下降,爱哭泣,不愿见人(即便是至爱亲朋),还可能有越来越强烈的自杀企图,甚至开始实施轻生计划,最后极可能酿成灾难性后果。

老年抑郁症患者大多性格内向,发病前就不爱交际,在发病后得不到家人、同事、朋友的理解或遭到误解，也可能难以摆脱抑郁阴影，不利康复。反过来说，和睦、温暖的家庭和"交际圈"本身就是一剂良药，有助于患者度过灰色的抑郁期。

绝经期妇女一旦患有更年期综合征，则绝大多数会出现程度不等的抑郁症状。未经科学、彻底治疗，往往又会拖成慢性抑郁症并在老年期反复发作，大大影响晚年生活质量。

（4）抑郁症最危险的症状：抑郁症患者由于情绪低落、悲观厌世。严重时很容易产生自杀念头。并且，由于患者思维逻辑基本正常，实施自杀的成功率也较高。自杀是抑郁症最危险的症状之一。由于自杀是在疾病发展到一定的严重程度时才发生的，所以及早发现疾病，及早治疗，对抑郁症的患者非常重要。不要等患者已经自杀了，才想到他可能患了抑郁症。

另外，抑郁症患者也可能出现严重的过激行为，有可能给他人带来危险和损害，出现一定的社会问题。

3. 抑郁性神经症的诊断

有一定的心理社会因素作诱因，慢性起病，肯定而不太严重的抑郁伴有神经症症状，工作、交际、生活能力受影响较轻，有求治欲望，人格完整，病程持续 2 年以上是诊断抑郁性神经症的主要依据。以下 10 项内容可作为诊断抑郁性神经症的参考。①病前有抑郁性格；②有精神因素诱发；③精神运动性抑制不明显；④无体重减轻、厌食等生物学症状；⑤心境抑郁为主要症状；⑥伴有焦虑症状；⑦无严重的自责；⑧无妄想、幻觉等精神病性症状；⑨有主动治疗要求；⑩以往没有发作间歇。

4. 抑郁症的自我测试和断定方法

为了早期诊断老年抑郁症，减轻患者的心理压力，防止病情进一步恶化，介绍一种判断自己是否患有抑郁症的简便方法。

请仔细阅读以下问题，圈出最适合自己情况的分数，然后将分数累加，得分在15 分以上，说明应到医院就诊。得分在 5～15 分，说明有一定的抑郁情绪，也应寻求医学帮助。如果有自杀或伤害他人的念头，请立即告诉医师。每一项的得分为："不是"为 0 分，"偶尔是"为 1 分，"有时是"为 2 分，"经常是"为 3 分：①是否感觉沮丧和忧郁？②过去常做的事，现在做起来是否感到吃力？③是否无缘无故地感到惊慌和恐惧？④是否容易哭泣或感觉很想哭？⑤过去常做的事，现在是否兴趣减低？⑥是否感到坐立不安或心神不定？⑦是否晚上不服药就很难轻松入睡？⑧是否一走出自己的房间就感到焦虑？⑨是否对周围的事物失去兴趣？⑩是否毫无原因地感到疲倦？⑪是否比平时更爱发脾气？⑫是否比平时早醒，醒后就再也睡不好了？

第三节　预防与生活调养

1. 日常注意事项

（1）首先应与患者建立良好的治疗性人际关系,可陪伴患者参加各种团体活动,如各种工疗和娱疗。在与患者的接触中,应能识别这些动向,给予心理上的支持,使他们振作起来,避免意外发生。

（2）本病常因受精神刺激或躯体原发病疼痛诱发,故对患者要多给安慰、劝解、疏导和鼓励,帮助其解除精神压力负担;生活上热情照顾,积极治疗其原有病症。

（3）老年抑郁症患者常会厌世轻生,要多加监护,严防其自杀。

（4）鼓励患者多参加文体活动,多听音乐等;减少卧床时间,多交朋友,常谈心互助。

（5）尽力保持家庭和谐气氛,家庭成员间要多关心、支持、谅解病人。

（6）尽早陪同患者到医院检查、诊断、治疗。

2. 抑郁症的自我调节方法

（1）发挥余热,老有所为,重归社会:离退休的同志,如果体格健壮、精力旺盛并且条件允许的话,可以积极寻找机会,接受其他单位的聘任,发挥余热,重归社会;或者将自己工作几十年的经验、知识,著书立说,遗泽后人。在工作或写书中体现自身的价值,使生活重新充实起来。

事实上,离退休的同志如果整天无所事事,精神空虚的话,会使全身的功能活动处于抑制状态,各个脏器的功能不断衰退,应激能力下降。行为变得迟缓,抑郁自卑,健康状况常常每况愈下。

（2）善学习,求新知:也许有人会说读书、学习、求新知,应该是青少年、中年人的事情,要求一个已离开工作岗位,记忆力日渐减退的老年人去读书、学习,似乎苛刻了些。但随着人们生活水平的提高,科学昌明,日新月异,世界上很多发达国家的老年人学习新知蔚然成风。"人老脑先老"是一个规律,而坚持用脑却是抑制大脑老化进程的最好的方法之一。因为,读书学习可以调动人的整个机体和脏器功能,包括视觉、听觉和其他感官及运动神经的功能。许多研究资料表明:人的智力越高,知识面越广,人的精神、心理的满足感就越强,而良好的心理素质和精神状态能提高机体的免疫能力,抵御病邪的入侵,能延缓衰老。因此,应当充分利用离退休难得的空余时间来充实自己的大脑,使晚年的生活丰富多彩。

（3）生活要有规律,早睡早起,参加体育锻炼:离退休的同志忌思想懒散,饱食终日,无所用心,以打发日子的方式虚度光阴。而应该在作息上合理安排,最好能早睡早起,尤其是早起。因为,清晨的空气最新鲜,每天一早起床,到美丽而清新的大自然中去,沐浴大自然赐予的新鲜空气,心旷神怡。同时,进行适宜的健身运动,如打太极拳、跳扇操、练剑、跳交谊舞、打门球等。门球运动有简便易学、安全经济、运动量小、兼体格锻炼和娱乐性于一体等特点,越来越被离退休的老人们所喜爱。打门球可使老年人全身各部分的肌肉、器官得到适当的锻炼,既动脑,又动手动脚;既有快步,也有慢步;既有精神集中,又有浓厚的群体乐趣,是一项值得推广的运动项目。此外,也可以三五个知己聚在一起打麻将。打麻将也可使大脑、眼、手得到运动。当然,切忌整天沉溺于"四方城"之中,那样会使大脑、眼、手过于疲劳而引起其他疾病。

(4)重视家庭环境的改善:家庭成员对于离退休人员要多给予关心、理解和宽容他们的心理变化,主动营造和睦的家庭气氛,让离退休人员体验到家庭的理解和温暖。儿女要尽量抽空与老年人聊天,了解他们的需要,尤其是心理上的需要;在节假日,主动携同他们上公园、欣赏音乐等,不使他们感到孤寂;要主动和他们商量家庭大事,让他们体会到自己在家中的地位,增强他们的信心;对于不愿被家务过多束缚的离退休人员,要支持和帮助他们参加社会活动,培养业余爱好,让他们从做饭、带小孩等烦琐的家务中解脱出来。

(5)乐观豁达,心胸开阔,保持良好的心理状态:人到老年都非常关心自己的健康,但健康包括心理健康和生理健康两个方面。健康的心理和健康的身体互为因果。也就是说,提高心理健康水平,将有利于身体健康,减少疾病的发生,能愉悦地度过幸福的晚年。

俗话说:"人生十有八九不如意"。人遇到不如意的事情时,应想办法去积极解决,如果非力所能及的事情,则可以通过从事其他具有浓厚兴趣的事情或活动,以分散精力、解除烦恼;或者干脆来点"阿Q精神",切不可将自己放进无法解决的牛角尖上去。

(6)参加社会活动:经常参加社会活动,不仅能增强体质,还能加速血液循环,使大脑经常处于活动之中,以增加大脑的活动,减缓老年性痴呆症的发生。

第四节　药物治疗

老年抑郁症的治疗主要是抗抑郁药物治疗和辅助心理治疗。要注意及时到专科医院就诊治疗,并在医师的指导下进行治疗。切勿拒绝治疗和自我用药。调查显示,仅有10%～40%的老年抑郁症患者接受了正规的药物治疗。目前的抗抑郁药起效较慢,一般要服用2周后症状才有所改善,有的要8周才能取得临床功效,在症状完全缓解后仍需维持治疗6～12个月,其目的是预防复发。患者及家属常抱侥幸心理不坚持服药巩固治疗,12%～24%的患者会复发。因此,治疗目的是控制急性发作和预防复发。另外,治疗的成功除正确诊断,合理选择药物外,疗程和剂量至关紧要。

第五节　中医治疗

中医强调辨证论治,对抑郁症的诊治同样也是如此。中医对抑郁症首先要辨明虚实,然后分别选用不同的方药进行治疗。抑郁症常见有肝气郁结、气郁化火上逆、痰气郁结、久郁伤神、阴虚火旺等。

1. 肝气郁结

主症:精神抑郁,胸闷胁痛,腹胀嗳气,不思饮食,脉多弦细。

治则:以疏肝理气为主。

方药:四逆散。炙甘草、炙枳实、柴胡、白芍各 3 克,粉碎为末,白开水调服,每日 1 剂,分 3 次服下。

方解:方中柴胡散热解表,疏肝解郁;白芍平肝潜阳,养血敛阴,缓急止痛;枳实破气消积,消痰除痞,可泻脾气之壅气而调中焦之运化;甘草补中益气,清热解毒,缓急止痛,又可调和诸药。此方能收透解郁热和疏肝理气之功。

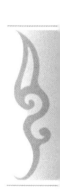

2. 气郁化火上逆

主症:头痛头晕,胸闷胁胀,口苦咽干,苔黄舌红,脉多弦数。

治则:清肝泻火。

方药:加味逍遥散。当归、白术、茯苓、甘草、白芍、柴胡各 6 克,栀子、牡丹皮各 3 克。每日 1 剂,水煎服。

方解:方中当归补血养血,活血止痛;白术补脾益气,健脾燥湿;茯苓健脾补中,宁心安神;栀子清热除烦,泻火凉血;牡丹皮清热凉血,活血散淤;柴胡、白芍、甘草功效已如上述。此方能清肝泻火,顺气解郁。

3. 痰气郁结

主症:咽中似有物梗阻,咯之不出,咽之不下。

治则:利气化痰。

方药:半夏厚朴汤。半夏、厚朴各 10 克,茯苓、生姜各 15 克,紫苏叶 6 克。每日 1 剂,水煎服。

方解:方中半夏燥湿去痰,降逆止呕,消痞散结;厚朴燥湿行气,化痰降逆;茯苓宁心安神;生姜温胃止呕,温肺止咳;紫苏叶理气宽中,善理脾胃之气。诸药互相配合,其利气化痰和宽中解郁之功更著。

4. 久郁伤神

主症:精神恍惚,悲忧善哭,疲乏无力。

治则:养心安神。

方药:加味甘麦大枣汤。炙甘草 10 克,小麦 30 克,大枣 5 枚,酸枣仁 15 克,远志、香附、柴胡、郁金、香橼皮各 10 克。每日 1 剂,水煎服。

方解:方中大枣补益脾胃,养血安神;小麦、酸枣仁、远志皆能养心安神,又可益阴敛汗,祛痰利窍;香附疏肝理气,解郁止痛;郁金行气活血,凉血清心;香橼皮能理气健脾化痰,柴胡可疏肝解郁。此方能养心安神,且有安眠作用,其疗效较为显著,药物可随证加减。

5. 阴虚火旺

主症:眩晕心悸,心烦易怒,失眠。

治则:滋阴清火,养血柔肝。

方药:滋水清肝饮。熟地黄、山药、山茱萸、茯苓、泽泻、柴胡、白芍、酸枣仁、当归各 10 克,牡丹皮、栀子各 6 克。每日 1 剂,水煎服。

方解:方中熟地黄补血养肝,滋肾育阴,敛汗固脱,其他诸药功效已如上述。此方能滋肾水而清肝火,并可养血宁心安神,因而对抑郁症和失眠症均有较好的治疗作用。

第六节 抑郁症防治的误区

1. 只是情绪问题,不是疾病

老李近一个月以来总感到心情不好,烦躁不安,没什么高兴时候,以前爱看报纸,爱听京剧,这些日子也觉得索然无味,不愿意说话,不想活动,总想一个人独处,吃不香,睡不好,体重也掉了十多斤。精神科医师诊断为抑郁症,可家里人觉得这只是情绪方面的小问题,还没到病的份儿上。

抑郁症是一种常见的精神疾病,患病率很高。人都有情绪不好的时候,但情绪不好到了一定程度,持续到一定时间,就可能是抑郁症,就不应该认为是通常的情绪不好,而应该以抑郁症来对待。

2. 老伴去世,悲伤过度,不是得了抑郁症

某女士的老伴半年前因病去世,她一直无法从悲伤中摆脱出来,心里非常难受,常想起这么多年来,夫妻互相陪伴,恩恩爱爱,如今只留下自己一个人形影孤

单。她整日以泪洗面，半年多时间心情一直好不起来，看见什么都觉得没意思，子女们专门来陪她，她也觉得心烦，不愿出门，整日唉声叹气，有时甚至想死。大家都觉得这是亲人去世的正常反应，根本不是病。

亲人去世后，亲属（居丧者）一定非常痛苦，情绪行为也一定与平常不同，医学上称为居丧反应。居丧反应是一种正常的悲痛反应，亲属经常向周围人诉说悲伤的心情，会有轻微的负罪感，如认为自己没有照顾好死者，会有轻微的体重减轻与睡眠紊乱，但在 2 个月内严重症状会消失。居丧者会试图重返工作和社会活动，如尽量与家庭成员在一起或去工作，居丧者主动通过这些方式来转移注意力，摆脱悲痛情绪，1 年内情绪逐渐平稳。而居丧者患的抑郁症是一种异常的悲痛反应，与居丧反应有多方面不同，抑郁症患者会有强烈的负罪感，认为自己有罪，会有强烈的无价值感，认为自己活得毫无意义，经常考虑或企图自杀，有明显的体重减轻和睡眠紊乱。这些严重的症状持续 2 个月以上，患者几乎不想也无法重新开始工作与社会活动，这种异常的情绪可持续 1 年以上。因此，切不可把抑郁症当成正常的居丧反应。

3. 退休后抑郁，是不适应

老刘以前在单位是局长，一呼百应，非常风光。今年到年龄退休了，回家后总觉得不适应，家里没什么大事让自己拍板，老伴也不听自己的，半年都过去了，老刘高兴的时候一直很少，总觉得特别没意思，不想说话不想动，吃不下饭，睡不好觉。周围人都说老刘只是适应不了退休后的生活，性格不够开朗，不是得了病。

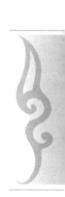

遇到不如意的生活事件，医学上称为不良生活事件或负性生活事件，每个人都需要一个适应过程。在这个过程中，可能会出现抑郁、焦虑的情绪。性格开朗、心理素质好的人能很快度过这一时期，接受现实，正确面对以后生活；性格不开朗、心理素质差的人则可能出现持续较长时期的抑郁、焦虑情绪。医师判断患者是否得了抑郁症，是根据前面所述的抑郁症临床诊断标准，不管有无重大刺激，不管是什么性格类型，只要满足标准，就诊断为抑郁症，进行抗抑郁治疗。当然，抑郁症与性格、与生活事件有密切联系，性格不开朗，不乐观的人，在不良生活事件发生后，更容易得抑郁症。中老年抑郁症患者发病前常有家庭矛盾、经济纠纷、身患重病等诱发因素。特别是在离退休后，由于离开工作岗位，社会活动圈子缩小，更容易产生孤独、无助、自卑等不良心理，很容易患抑郁症。

4. 只是身体不好，没有精神问题

老张这几个月来，总觉得身体不舒服，心慌气短，胸口发闷，疲乏无力，食欲减退，体重减轻。全家都担心老张得什么病了，陪老张多次到各大医院检查，也没查出什么问题。最后，精神科医师诊断为抑郁症，家里人都不解：这明明是身体上的

毛病,怎么是抑郁症呢?

有些中老年抑郁症患者,往往主诉最多的是躯体的各种不适,到多家大医院各个科室反复检查,但又找不到任何器质性的病因。其实,在这些躯体不适下常掩盖着患者内心抑郁的体验。遇到这种排除躯体疾病后的患者,经过专科医师的仔细询问,能发现患者内心存在着无愉快感、无兴趣、精力缺乏等抑郁体验。这种情况医学上称为隐匿性抑郁。经过抗抑郁治疗后,躯体不适将缓解。

5. 也就说说,不会真的自杀

老徐得了抑郁症,医师一再叮嘱家属,老徐有自杀观念,要严加防范,最好住院治疗。可家里人觉得没那么严重,认为老徐也就说说,不会真去自杀,家里人多陪着就行。结果,当天晚上,老徐趁家人熟睡后,把一瓶安眠药都给吃了。幸亏老伴及时发现,送到医院经过抢救后才脱险。事后,家人都后悔自己没有重视,差点出事。

抑郁症患者长期心情低落,愉快感丧失,觉得自己没用了,没有希望了,生不如死,经常出现自杀观念,自杀企图,甚至有自杀行为。与青壮年患者相比,老年抑郁症患者一旦下决心自杀,意志更加坚定,行为更加隐蔽,自杀的发生率更高。因此,抑郁症患者只要有自杀观念,就必须严加护理,千万不可忽视。

第七节　饮食调养

1. 药膳方

(1)养心安神粥:莲子、龙眼肉、百合各20克,大米150克。上述中药与大米洗净后加水适量同煮成粥状即可。每晚1次。有养心安神之功效。适用于抑郁症、失眠等。这款粥品味美香甜,不仅可作为抑郁症的食疗方之用,平时心情沉闷,偶有失眠者也可食用。

(2)远志枣仁粥:远志、炒酸枣仁、枸杞子各15克,大米150克。将上述中药与大米淘净加水适量共同煮成粥,即可每日1次,睡前1小时食用。具有解郁安神之功效。

(3)何首乌桑葚粥:何首乌20克,合欢、女贞子、桑椹子各15克,小米150克。将上述四味药加水煎煮,去渣取药汁300毫升再与小米粥同煮5分钟后即可。每日2次。有滋补肝肾之功效。不仅适用于抑郁症,对失眠、烦躁也有很好的改善作用。

(4)山药粥:猪瘦肉100克,山药30克。猪瘦肉、山药分别切小块备用,坐锅烧水,水开后放入肉块、山药块,撇去血沫,可加食盐、味精调味,每日1次。

（5）蒸百合枸杞子：百合 150 克，枸杞子 100 克，蜂蜜适量。将百合、枸杞子加蜂蜜拌匀，同蒸至百合烂熟。每晚临睡前食用 50 克。补肾养血，清热除烦，宁心安神。

（6）莲子百合粥：莲子、百合、粳米各 30 克，同煮粥，每日早晚各食 1 次。适用于绝经前后伴有心悸不寐、怔忡健忘、肢体乏力、皮肤粗糙者。

（7）甘麦饮：小麦 30 克，大枣 10 枚，甘草 10 克，水煎代茶饮。每日早晚各 1 次。适用于绝经前后伴有潮热出汗、烦躁心悸、忧郁易怒、面色无华者。

（8）杞枣汤：枸杞子、桑椹子、大枣各等分，水煎代茶饮，早晚各 1 次；适用于更年期有头晕目眩、饮食不香、困倦乏力及面色苍白者。

（9）赤豆薏苡仁红枣粥：赤小豆、薏苡仁、粳米各 30 克，大枣 10 枚。熬粥食之，每日 3 次。适用于更年期有肢体水肿、皮肤松弛、关节酸痛者。

（10）枸杞子肉丝冬笋：枸杞子、冬笋各 30 克，猪瘦肉 100 克，猪油、食盐、味精、酱油、淀粉各适量。炒锅放入猪油烧热，投入肉丝和笋丝炒至熟，放入其他作料即成。佐餐食用，每日 1 次。适用于头目昏眩、心烦易怒、经血量多、面色晦暗、手足心热等。

2. 宜吃食物

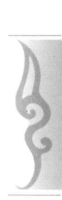

（1）深海鱼：研究发现，全世界住在海边的人都比较快乐。这不只是因为大海让人神清气爽，还是因为住在海边的人常吃鱼。哈佛大学的研究指出，海鱼中的 ω-3 脂肪酸与常用的抗忧郁药（如碳酸锂）有类似作用，能阻断神经传导路径，增加血清素的分泌量。

（2）香蕉：香蕉中含有一种称为生物碱的物质，可以振奋人的精神和提高信心。而且香蕉是色氨酸和维生素 B_6 的来源，这些都可帮助大脑制造血清素。

（3）葡萄柚：葡萄柚里高量的维生素 C 不仅可以维持红细胞的浓度，使身体有抵抗力，而且维生素 C 也可以抗压。最重要的是，在制造多巴胺、肾上腺素时，维生素 C 是重要成分之一。

（4）全麦面包：糖类可以帮助血清素增加。麻省理工学院的研究人员就说："有些人把面食、点心这类食物当作可以吃的抗忧郁剂是很科学的。"

（5）菠菜：研究人员发现，缺乏叶酸会导致脑中的血清素减少，导致忧郁情绪，而菠菜是富含叶酸的食材。

（6）樱桃：樱桃被西方医师称为自然界的阿司匹林。因为樱桃中有一种叫作花青素的物质，能够制造快乐。美国密歇根大学的科学家认为，人们在心情不好的时候吃 20 颗樱桃比吃任何药物都有效。

（7）大蒜：大蒜虽然会带来不好的口气，却会带来好心情。德国一项针对大蒜的研究发现，焦虑症患者吃了大蒜制剂后，感觉不那么疲倦和焦虑，也更不容易发怒。

(8)南瓜:南瓜之所以和好心情有关,是因为它们富含维生素 B_6 和铁,这两种营养素都能帮助身体所储存的血糖转变成葡萄糖,葡萄糖正是脑部唯一的燃料。

(9)低脂牛奶:纽约西奈山医药中心研究发现,让有经前综合征的妇女吃 1000 毫克的钙片 3 个月后,3/4 的人都感到更容易快乐,不容易紧张、暴躁或焦虑了。而日常生活中,钙的最佳来源是牛奶、酸奶和奶酪。幸运的是,低脂或脱脂牛奶含有最多的钙。

(10)鸡肉:英国心理学家给参与测试者吃了 100 微克的硒后,他们普遍反映觉得心情更好。而硒的丰富来源就包括鸡肉。

3. 常用食物禁忌

(1)避免富含饱和脂肪的食物,猪肉或油炸食物,如汉堡、薯条,会导致行动缓慢、思考迟钝及疲劳。

(2)辛辣腌熏食物忌过量,忌食过量辛、辣、腌、熏类等有刺激性食物,因引发失眠的病因较多,所以患者应按自己的体质有选择地选用适合自己的食物。

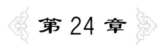

第 24 章

肿　瘤

　　肿瘤是机体在各种致瘤因素作用下,局部组织的细胞异常增生而形成的新生物,一般分为良性和恶性两大类。恶性肿瘤总称为癌症。

　　恶性肿瘤有一个共同之处,那就是正常细胞发生变异。肿瘤细胞的增殖能力,远远超过正常细胞并在患者体内形成瘤块。肿瘤细胞的寿命比正常细胞长,不能自行衰老消亡。肿瘤细胞不但在原发灶之处不断增殖形成团块,还很容易从团块脱落而迁徙到远处,再固定在远处增殖形成新的团块,如果发现和治疗不及时,癌细胞还可以转移到全身各处生长繁殖,最后导致人体消瘦、无力、贫血、食欲缺乏、发热及脏器功能受损等,其后果极为严重。

第一节　病　因

　　引起肿瘤发生的原因非常复杂,既涉及外界因素(如化学致癌物质、电离辐射、病毒等)多种多样的环境致癌因素,又与机体细胞的 DNA 改变、遗传特性、免疫功能、激素水平的变化等密切相关。

1. 化学致癌物

　　化学致癌物,如亚硝胺、重金属、香烟、槟榔、人工合成物、工业产物、日常生活环境等。化学致癌物可以通过消化道、呼吸道和皮肤接触,直接诱发肿瘤。

2. 生物性致癌因素

　　生物性致癌因素包括病毒、真菌、寄生虫等。其中以病毒引起人体肿瘤最常见,如艾滋病、乳头瘤病毒(引起宫颈癌)、EB 病毒(鼻咽癌)、肝炎病毒(肝癌)。黄曲霉毒素(诱发肝癌)、寄生虫与膀胱癌、大肠癌等均有一定的关联。

3. 物理致癌物

　　电离辐射、放射线较常引起的肿瘤有白血病、乳腺癌、甲状腺肿瘤、肺癌、骨肿瘤、皮肤癌、多发性骨髓瘤、淋巴瘤等。紫外线与皮肤肿瘤的发生有一定的关系。

4. 肿瘤遗传因素

肿瘤与遗传因素有一定的关系,某些肿瘤的发生有明显的遗传和家庭因素。

5. 心理因素与肿瘤

长期过度的抑郁悲伤、紧张与焦虑不安的情绪,应激的反应和沉重的精神压力,可以成为癌症的诱因。

6. 整体学说

癌症发生的一个最重要因素是患者身体在整体水平上发生了不利于细胞正常生存,而有利于癌细胞发生与发展的内环境变化。这种内环境的变化从整体看来就是机体各种功能失常,也就是中医学所说的"阴阳失调,升降失常,气化失常",给肿瘤提供一个的增殖环境,利于肿瘤细胞的生长和生存,而发生肿瘤。

第二节　诊断要点

1. 临床症状

(1)局部表现

①肿块:位于体表或浅在的肿瘤,肿块常是第一症状。

②疼痛:肿块的膨胀性生长、破溃或感染等,可出现局部刺痛、跳痛、灼热痛、隐痛或放射痛,常难以忍受,尤以夜间更明显。

③溃疡:体表或胃肠道的肿瘤,若生长过快,血供不足而继发坏死,或因继发感染可致溃烂发生溃疡。

④出血:体表及与体表相交通的肿瘤发生破溃、血管破裂可致出血,如消化道出血、尿血、咯血痰。

⑤梗阻:肿瘤可导致空腔器官阻塞,随部位不同而出现不同症状。

⑥浸润及转移:肿瘤的发生易于出现周围的浸润,如肺癌、肝癌等可致癌性或血性胸腔积液、腹水等。肿瘤细胞的转移是恶性肿瘤的另一个特征,转移后在转移部位发生相应的症状等。

(2)全身症状:良性及早期恶性肿瘤,多无明显的全身症状,随着病情的进展,可出现明显的全身症状。恶病质常是恶性肿瘤晚期全身衰竭的表现,消化系位肿瘤者可较早出现。

(3)系统症状

①呼吸系统:多表现为失声、咳嗽、咯血、喘症、胸痛、肺性肥大性骨病等。

②消化系统:多表现为呕吐、腹泻、便秘、食欲缺乏、口渴、呕血、血便、腹痛等。

③泌尿生殖系统:多表现为排尿不畅、血尿、阴道出血、泌乳、男性乳房发育、水肿等。

④皮肤及四肢:多表现为多汗、黄疸、黑棘皮病、杵状指(趾)等。

⑤积液:表现为胸腔积液、腹水、心包积液等。

⑥肿块:表现为淋巴结肿大、乳腺肿物、腹部肿物、四肢肿物等。

⑦其他:表现为癌痛、头痛、发热、上腔静脉综合征、贫血等。

2. 实验室检查

实验室检查是肿瘤诊断的重要辅助手段,有些检查甚至是肿瘤诊断的必要依据。

(1)非肿瘤标志物的检查:如消化道肿瘤的便隐血检查,白血病的外周血白细胞增高,膀胱和输尿管肿瘤的血尿,鼻咽癌的 EB 病毒检查,肝癌的肝功能改变,碱性磷酸酶增高与骨转移的关系。

(2)肿瘤标志物检查:由肿瘤细胞因基因异常表达产生,可在肿瘤患者的组织、体液或排泄物中检测出来的生物活性物质。肿瘤标志物可反映肿瘤的存在。如甲胎蛋白(AFP)的检查与肝癌有明显的关系等。

3. 影像学检查

(1)超声检查:多用于实质脏器的检查,能提供血流情况,对良恶性病变的特点具有一定的鉴别意义。

(2)X 线:平片经济、简便,但提供的是组织重叠影像,早期也用于颅内肿瘤的检查;体层造影常用于消化道、泌尿道检查,最早也用于鼻咽部肿瘤检查。

(3)CT:螺旋 CT 的三维重建对肿瘤侵犯范围的确定、肿瘤的三维形状有着重要意义。

(4)MRI:软组织的分辨率优于 CT,尤其对于脑转移病变的检出敏感性高于 CT。

(5)同位素核素检查:根据组织对放射性核素的吸收差异显影,在肿瘤诊断中常用于骨转移病灶的检查。

(6)PET、PET-CT:^{18}F 标记的脱氧葡萄糖功能成像,同位素标记的蛋氨酸功能成像,对于分辨良恶性病变有着重要意义。结合 CT 可弥补其定位缺陷。

4. 病理学检查

诊断病理学发展至今已经历了近百年的历史。病理检查在肿瘤的诊断中起着决定性的作用。

第三节　分类和分期

1. 分类

通常以组织发生为依据,每一类别又按其分化成熟程度及其对机体影响的不同而分为良性肿瘤和恶性肿瘤两大类。良性肿瘤与恶性肿瘤的区别:良性肿瘤和恶性肿瘤的生物学特点明显不同,因而对机体的影响也不同。区别良性肿瘤与恶性肿瘤对于肿瘤的诊断与治疗具有重要意义。

良性肿瘤与恶性肿瘤之间有时并无绝对的界限,某些肿瘤的组织形态介于两者之间,称为交界性肿瘤。即使是恶性肿瘤其恶性程度亦各不相同。有些良性肿瘤可发生恶性变化,个别恶性肿瘤也可停止生长,甚至消退。

2. 分级和分期

肿瘤的分级和分期一般只用于恶性肿瘤。

(1)肿瘤的分级:Ⅰ级为分化良好,属低度恶性;Ⅱ级为分化中等,属中度恶性;Ⅲ级为分化很差,属高度恶性。

(2)肿瘤的分期:根据原发肿瘤的大小、浸润深度、范围及是否累及邻近器官、有无淋巴结转移、有无血源性或其他远处转移确定肿瘤发展的程度或早晚。临床上根据肿瘤发生的情况,随着淋巴结受累及的程度和范围的扩大,依次用 N1—N3 表示;无远处转移者用 M0 表示,有远处转移用 M1 表示。

恶性肿瘤从组织学上可以分为两类:一类由上皮细胞发生恶变的称为癌,如肺癌、胃癌等;另一类由间叶组织发生恶变的称为肉瘤,如平滑肌肉瘤,纤维肉瘤等。

第四节　治　疗

1. 常规治疗

随着对肿瘤本质认识的不断深入,更由于肿瘤局部治疗方法的停滞不前,恶性肿瘤逐渐地被看成为一种全身性疾病。由此而来,肿瘤治疗观念便发生了明显的转向,肿瘤综合治疗观应运而生。

从治疗效应看,外科手术和放射治疗都为局部治疗的方法。治疗的重点自然放在局部上,也即是控制局部生长和局部扩散,特别是淋巴结的转移上。药物治疗属于全身效应的方法。因此,肿瘤化学治疗除了重视局部肿瘤外,更多地把着眼点放在恶性肿瘤的扩散和转移上。对肿瘤的治疗为杀灭肿瘤细胞,故强调了多疗程、足剂量的用药方法,以期能彻底杀灭绝大部分的肿瘤细胞。

肿瘤治疗历经手术、放射治疗、化学治疗及生物治疗。近年众多学者又提出肿瘤综合治疗的概念。所谓肿瘤综合治疗是指:根据患者的机体状况、肿瘤的病理类型、侵犯范围(病期)和发展趋势,有计划地、合理地应用手术、化学治疗、放射治疗及生物治疗,依照不同病例特点,进行有机组合,以期达到最佳的治疗效果。人们在综合治疗癌瘤时,大多先切除原发病灶,再辅以化学治疗,这不仅有利于病情分期,同时又可防止那些对化学治疗不敏感肿瘤手术切除的时机。其治疗的目的在于清除和杀灭肿瘤。对于人体整体功能和内环境的改善较为忽视,更忽略了对肿瘤的预防。因此,多年的研究发展,肿瘤的治疗仍没有一个真正的好方法。

2. 肿瘤治疗的困惑

在肿瘤的治疗中,人们有许多的困惑。

(1)经手术、放学治疗、化学治疗以后对于肿瘤患者的生存质量和生命的延长没有明显的改善。

(2)经手术、放射治疗、化学治疗后对人体本身的损害远远超过治疗带来的损害。经治疗以后肿瘤"缩小或消失",但人的体质更差,生命缩短。

(3)经治疗以后肿瘤的转移和复发。

(4)精神因素对肿瘤发生发展的影响,甚至对生命的不利影响,目前仍无较好的防治方法。

(5)被动的治疗方法带来严重的医疗负担和医疗资源的消耗、浪费等,给肿瘤的治疗带来了严峻的挑战。

因此,近年人们不得不重新思考肿瘤的治疗。人们认识到,肿瘤的治疗必须把预防放在首位,而治疗肿瘤的真正目的应该是调整人体的整体功能,提高患者的生存质量,延长患者的生命时间。

3. 整体治疗与中医治疗

(1)整体治疗的思路:整体治疗肿瘤的方法已越来越被人们重视。通过调节人体的整体功能,提高人体的正气(正常生理功能、免疫功能、抗病能力、监视能力、修复能力等),使人体达到一个新的整体平衡,从而消除肿瘤细胞生存的环境,而达到治疗作用。中医学在几千年来所采取的治疗疾病的方法和思路,正是这种整体治疗的理论和经验的精髓。中医学的治疗目的不仅是为了消除致病因素,祛除病理产物,以及减轻患者的主观痛苦。治病的终极目的是要通过各种方法改变正邪双方力量的对比,使疾病朝着有利于人体的方向转化,从而重新恢复到过去的"阴平阳秘"状态。这种方法在肿瘤的治疗中取得了较好的临床效果。

整体治疗的关键在于其对正气有什么样的影响,能不能使疾病朝着有利于人体的方向转化。如果能确保这一转化,则杀死癌细胞作为最直接的祛邪方法,当然可以使用,因此"扶正祛邪"的治疗方法在肿瘤的治疗中广为运用。因此,审察正气的存在状态,明确整体水平上的正邪关系,才是治疗的核心问题。关注正气、守常复常的治疗观是治疗肿瘤的重要原则。

(2)中医治疗:中医学是一种体现以人为本的治疗医学。其治疗疾病的最终原则是"阴阳平衡",也就纠正人体的偏差,使人体恢复和处于一种正常的生理状态。整体治疗是以人为本。而目前使用的提高人的生存、生活质量、带瘤生存、延长人的生命时间等,均是以人为本的治疗。中医学的整体治疗、辨证治疗等以人为本的治疗方法,给肿瘤的治疗提供了非常先进的思路和方法,为肿瘤的预防、治疗提供了非常好的研究方向。

第五节　预　防

肿瘤的形成似乎与环境、饮食及心理等因素有关。当患者改变饮食习惯,并补充维生素及矿物质以后,有些人的肿瘤变小,甚至消失了。这是因为适当的饮食能增强免疫系统,进而抑制肿瘤的生长。

1. 常规预防方法

(1)世界卫生组织预言,如果人们都不再吸烟,5 年之后世界上的癌症将减少1/3。其次,不酗酒。

(2)不要过多地吃咸而辣的食物,不吃过热、过冷、过期及变质的食物;年老体弱或有某种疾病遗传基因者酌情吃一些防癌食品和含碱量高的碱性食品,保持良好的精神状态。

(3)有良好的心态应对压力,劳逸结合,不要过度疲劳。中医学认为,压力、过劳、体虚引起免疫功能下降、内分泌失调,压力也可导致精神紧张引起气滞血瘀、毒火内陷等。有的患者存在着严重的恐癌心理,在不明真实病情时疑心重重,一旦得知患了癌症后精神又完全垮下去,这种精神状态对治疗很不利。

(4)加强体育锻炼,增强体质,提高耐寒能力和机体抵抗力。冬天坚持用冷水洗脸、洗手,睡前按摩脚心、手心,都有一定帮助。

(5)生活习惯不规律的人,如彻夜唱卡拉 OK、打麻将、夜不归宿等生活无规律,容易患癌症。应当养成良好的生活习惯,从而保持体质健康,使各种癌症疾病远离自己。

(6)不要食用被污染的食物,如被污染的水、农作物、家禽、鱼、蛋及发霉的食品等。要吃一些绿色有机食品,要防止病从口入。

2. 肿瘤的整体调节

（1）肿瘤的自然消退现象：通常人们对患有恶性肿瘤及其预后持消极悲观态度，殊不知恶性肿瘤也有自然消退的，癌症患者甚至可以在未用任何"正规"治疗的情况下，自动地由患者变成健康者。这种恶性肿瘤的"自行消退"，是指已经确诊为恶性肿瘤的患者，未经针对性的治疗而肿瘤自然痊愈的现象。

（2）自行消退的可能原因

①内分泌作用：内分泌功能的紊乱会导致激素的平衡失调，从而影响机体的生理功能及抵御肿瘤的能力。

②发热与感染：感染与发热给机体带来了特有的致病原，这些致病原也许能改变肿瘤细胞的特异抗原性，从而增加了机体反应能力。同时，感染本身可刺激机体网状内皮系统和造血系统，导致白细胞增高，使抗体生成和干扰素的合成增加。

③机体自动脱癌：肿瘤来源于机体正常细胞，当外界各种致癌因素和促癌因素作用于机体时，就变成异常的癌细胞。机体在内外环境发生异常的情况下，可以发生肿瘤，而当这种异常转化为正常时，又会使异常的癌细胞发生"脱癌"现象。

④致癌因素的解除：由于没有致癌因素的继续作用，体内功能与内环境的调节，促使剩余肿瘤细胞的自行死亡，从而使肿瘤消退。

⑤心理因素的作用：恶劣和情绪不良的心理可以降低机体的免疫功能，从而减弱免疫系统的识别消灭癌细胞的"免疫监视"作用；相反，良好的心理情绪，可以调整和平衡机体的免疫功能，不但可以防止恶性肿瘤的发生，同时还可使已有的恶性肿瘤处于"自限"的状态，或最终被机体强有力的免疫作用所消灭。

（3）人体整体与肿瘤：我们以整体观念来看待癌症的共同特点和它的自愈现象，就不难发现，癌细胞是机体发生个体细胞病变，但这种病变是因为人体整体的功能发生异常的变化，这种变化就是机体多种功能的异常或失调，改变了人体的正常生存的内环境，这种环境适合人体细胞的变异、变性，产生肿瘤并发生异常的增生。于是人体就发生了肿瘤，产生疾病。如果我们能够在肿瘤未发生、发生初期或已经发生的时候，及时地调整好人体整体功能，造成一个让人体正常细胞生长而不利于肿瘤生长的内环境，对肿瘤的预防、治疗、恢复将会起到关键性的作用。这表明在整体水平上使机体不再产生使细胞癌变的原因，消除癌变细胞的产生及生存环境，才是消除癌变的有效途径。仅仅采用消除、杀死癌细胞的方法并不能控制新的癌变发生。由此可知，现行的以无瘤程度为目标的手术治疗、放射治疗和化学治疗等目前主要的治癌方法，是直接在癌细胞这一结果上着手消除，这实在是极其被动的。并且其在治疗方向上是错误的。因为这种治疗为了消除癌细胞，可以不惜杀死正常细胞，是把唯一的赌注押在患者体质足够强这一条件上，治疗的过程同时也是对人体正气的严重损伤过程。而损伤正气的方法怎么能给病人带来健康呢？

有多少患者在已经发现了成形的癌变组织后还具有足够正气经得住这样的损伤呢？因此，整体治疗是值得我们重视和深入研究的治疗方法，也应该是治疗肿瘤的最好方法之一。

第六节　饮食调养

饮食调养可以扶正固本，提高机体免疫力，防止癌症的复发和患其他癌症的可能。饮食治疗的另一优势在于它的长期性和安全性，患者易于接受，无痛苦，而且方便快捷，加减灵活。如果调配得当，会减少很多致癌因素，降低癌症的发病率。

中华民族是个拥有着优秀文化传统与博大精深的医药宝藏的优秀民族。中华饮食治疗的历史源远流长，中医食疗是以整体观念为指导，强调辨证论治，以期阴平阳秘。早在2000年前就有着药膳的记载，《后汉书·列女传》典籍中记载："母亲调药膳，思情笃密"。我国现存最早的医籍《黄帝内经》中对于食物营养全身及其代谢途径做了阐明。

《素问·脏气法时论篇》中提出："毒药攻邪，五谷为养，五果为助，五畜为益，五菜为充，气味合而服之，以补益精气。"说明用药物治病攻邪，还要注意应用谷、果、肉、菜等饮食调养道理。

1. 肿瘤患者的营养需求

肿瘤患者经过手术、放射治疗、化学治疗等治疗，对人体带来较大的损害，加之肿瘤患者本身易于出现恶病质，常处于一种营养不良的状态，因此，肿瘤患者的饮食要营养均衡、丰富，加强饮食营养特别重要，其需要的营养物质包括蛋白质、糖类、脂肪、水、维生素和矿物质。

（1）蛋白质：人体需要蛋白质来维持生长，修复机体组织，保持免疫系统健康。如果机体摄入的蛋白质不够，那么疾病恢复时间会延长，并且对感染的抵抗能力降低。肿瘤患者通常比平时需要更多的蛋白质。手术，化学治疗或放射治疗之后，机体需要更多的蛋白质来修复组织和预防感染。好的蛋白质来源包括瘦肉、鱼类、家禽、乳制品、坚果、菜豆、豌豆、扁豆等。

（2）脂肪：在营养学中脂肪发挥着很重要的作用，脂类和油类是机体很重要的能量来源。它们能储存能量，隔离组织，通过血液运送维生素。在烹调食物时脂肪也有很重要作用，它们能使食物更香，更嫩，并且传导热能。我们最好选择那些含不饱和脂肪酸的油，适量含饱和脂肪酸动物油，保持脂肪摄入的均衡。

（3）糖类：糖类为机体体力活动和器官功能的维持提供燃料。糖类也有好坏之分。好的糖类（水果、蔬菜和谷物）为机体细胞提供维生素、矿物质、纤维素等。其他糖类包括面包、土豆、粳米、面条、生面团、谷物、菜豆、小麦、豌豆等。

（4）水：水和液体对人体健康非常重要。所有人体细胞的功能都需要水维持。如果人体没有喝足够的液体，当人体正在呕吐或腹泻，那么就有可能发展为脱水。一般来说，一个人每天应该饮用 8～10 杯水，以此来维持机体细胞需要。

（5）维生素和矿物质：维生素和矿物质是机体生长和发育必需的。它们也有助于机体利用食物中的能量。一个人的平衡饮食中通常包含足够的糖类和蛋白质，也包含大量的维生素和矿物质。

（6）抗氧化剂：抗氧化剂是一类保护机体细胞免受自由基损伤的物质，包括维生素 C、维生素 E、维生素 A（β 胡萝卜素）和硒。各种不同水果、蔬菜都是抗氧化剂的很好来源。

2. 饮食原则

肿瘤患者不能一概而论，要因人、因地、因时而异，在辨病、辨证的基础上，要遵行以下原则。

（1）固护胃气：由于肿瘤的直接侵犯，手术的损伤，放射治疗、化学治疗的不良反应，以及肿瘤患者常有的情绪变化，都能影响和损伤脾胃的消化功能，造成营养障碍。此外，饮食不节、苦寒中药也易使脾胃功能受损。如果脾胃虚弱或者"胃气"衰败，营养的消化吸收减退，对治疗和疾病的恢复带来极大的影响。

（2）平衡膳食：古人说："毒药攻邪，五谷为养，五果为助，五畜为益，五菜为充，气味合而服之，以补益精气。"因此，癌症患者的食谱应当多样化，使每个患者摄入的营养物质尽可能完备和平衡，以利于疾病的修复。

3. 常用饮食调养方法

（1）肿瘤患者的营养治疗原则：适当的营养治疗既可改善患者的营养状况，使患者的免疫能力、抗癌能力增强，提高生活质量，又能提高肿瘤患者对手术治疗、放射治疗、化学治疗的耐受性，减轻其不良反应，减少或避免手术后的感染。

（2）肿瘤患者的膳食营养：对于能够进食的肿瘤患者，根据身体情况、营养状况、食物本身的四气五味和归经、天时气候、地理环境、生活习惯等变化，实行辨证择食，选食配膳宜因病而异、因人而异、因地而异、因季而异、因治疗方法而异。一般将膳食分为蛋白质类、谷物类、蔬菜水果类和乳品类。蛋白质类包括猪肉类、牛肉类、羊肉类、鱼类、禽肉类、豆类和豆制品类，无论动物蛋白还是植物蛋白，主要提供蛋白质及维生素 B 和微量元素（如锌、硒和钙）等。谷物类指主食，即米饭、馒头、面条、粥、饼等，主要提供糖类、B 族维生素、铁质等，是人体不可缺少的营养成分。蔬菜水果可以供给维生素及矿物质，且大多数呈碱性，对维持人休内环境的酸碱平衡起着一定的作用。乳品类制品，如牛奶、羊奶、炼乳、酸奶、奶酪等，是维生素 A、维生素 B、维生素 D 和钙的主要来源。

(3)放射治疗、化学治疗的膳食营养:放射治疗患者在治疗期间往往出现口干、咽痛、咽下困难等,可采用半流质饮食,主食如稀饭、大枣粥、面包、馄饨、面条等,配以营养丰富的肉、鱼、蛋、豆类、蔬菜,一天可用 1~2 次点心,如牛奶冲蛋、菠菜肉末面片、藕粉、白木耳汤等。化学治疗患者容易出现消化道反应(如恶心、呕吐、腹泻),有的还有肝肾功能损害,可采用少渣半流质饮食,也可以配以营养丰富的副食,不吃甜食、含有过多油腻、脂肪及油煎的食物,烹调时少放调味料,两餐之间可饮用一些清凉而有营养的饮料,食物要尽量温而不烫。如伴有腹泻,要避免食用容易引起腹绞痛或胀气的食物,腹泻严重时可多食含钾高的食物,如土豆、杏等。

(4)手术前后的饮食:术前一段时期,患者应加强营养,增强体质,为手术做好准备。手术后饮食的选择可根据患者胃肠道功能恢复的情况,先采用流食,如牛奶、果汁、糖水等,逐步过渡到半流食、软食及普食,膳食中各类营养素的配比也从简单逐步过渡到全面。

4. 分期饮食调养

(1)肿瘤初期:为防止邪气扩张,疾病发展,治当以攻邪为主,采用活血化瘀、软坚散结、化痰、清热解毒等方法治疗。选用食物当以清淡为主,可以选新鲜蔬菜,如胡萝卜、苋菜、油菜、菠菜、韭菜、芹菜、芦笋、菜花、南瓜、西红柿、红薯等为食。

(2)肿瘤中期:当以祛邪的同时,采用益气、养血、滋阴、助阳等法助之。此期饮食当以清淡,偏于温补。气虚者,宜食用大枣、莲子;血虚者,宜食用花生、核桃;阴虚者,宜食猕猴桃、芦笋;阳虚者,宜食用长刀豆子、生姜等。

(3)肿瘤晚期:邪气大盛,正气极衰,正虚至极,汤药难入,强攻难效。饮食当以大剂滋补为主,可采用蚕蛹、猕猴桃、大枣、香菇、猴头菇、海带、带鱼、银耳、牛奶等。吃的合适意味着患者吃的食物能提供给机体足够的营养来保护患者健康,与癌症斗争。

(4)疾病恢复期饮食调养:这一时期主要指已接受了手术、放射治疗、化学治疗等抗癌治疗后,出院后在家休养阶段。这个阶段通常持续时间较长,患者的治疗方面的压力明显下降,所要面临的是如何尽快地恢复正常生活、工作。多食用具有抗癌作用的食品,对于防止肿瘤的复发和转移也是有益的。

5. 常用食疗方

(1)韭菜大蒜汁:韭菜 100 克,大蒜 30~50 克。榨汁,温开水调和备用,取汁少量,缓缓饮用。辛香解毒,通关开闭。

(2)玉米淮山猴头菇肉汤:玉米 2 个,山药 40 克,猴头菇 80 克,猪肉 80 克,陈皮 1 角,食盐适量。文火煲 3 小时左右,喝汤,吃肉。健脾益胃,清除余毒。

(3)柿霜麦冬甘蔗雪梨饮:柿霜饼 20 克,麦冬 20 克,甘蔗 500 克,陈皮 1 角,冰糖适量。将上述诸品放入炖盅内,加适量水、甘蔗汁和冰糖水放入,隔水炖 90 分钟。清热化痰,生津润燥,理气和胃。

(4)归参炖乌鸡:当归 20 克,吉林参 6 克,龙眼肉 30 克,乌鸡 1 只,黄酒、葱、姜各适量。上述诸品可适当加入黄酒、葱、姜等,文火煲 1 小时,吃鸡肉喝汤。益气养血,增强抵抗力。

(5)冬菇鸡肉玉米羹:冬菇 5 个,玉米粉 30 克,葱 1 根,鸡肉适量。将玉米粉放入水中,煮沸 5 分钟,放入鸡肉丁、冬菇煮 3 分钟,放入调味品即可。功效:补脾养胃,益气养血。

(6)半枝莲蛇舌草汤:半枝莲 50 克,白花蛇舌草 60 克,蜂蜜 15～30 克。将水加 15 碗,文火煮 2 小时,煮汤后用蜂蜜调服,多次饮用。清热解毒,活血祛瘀,抗癌。

(7)紫草薏苡仁粥:紫草 10 克,白芍 15 克,薏苡仁 50 克,红糖适量。前两药煮取汁,与薏苡仁同煮为粥,加红糖调味。早晚食用。养肝调胃,活血柔肝。

(8)香菇黑豆泥鳅汤:香菇 80 克,黑豆 80 克,泥鳅 500 克,生姜 2 片,猪瘦肉 120 克,食盐适量。将上方放入瓦煲内放水适量,文火煲 3 小时左右即可。养肝健脾,滋阴解毒,利尿祛湿。

(9)灵芝(虫草)紫河车泥鳅汤:灵芝 10 克(冬虫夏草 2～5 条),紫河车 1 个,陈皮 10 克,泥鳅 50～100 克,猪瘦肉 160 克,食盐适量。上方放适量清水,文火煲 3 小时左右,食盐调味。健脾和胃,滋阴补肾,益阴理气。